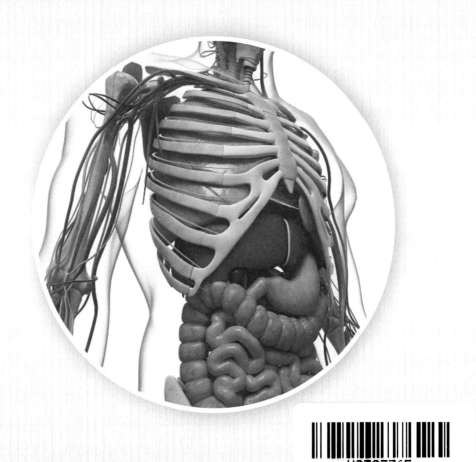

医学职业教育立体化精品教材

人体解剖学教程

主编 金文艳 陶晓燕 赵 仙

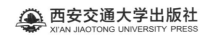

西安交通大学出版社
XI'AN JIAOTONG UNIVERSITY PRESS

图书在版编目(CIP)数据

人体解剖学教程 / 金文艳,陶晓燕,赵仙主编. —西安：
西安交通大学出版社,2023.8
医学职业教育立体化精品教材
ISBN 978 - 7 - 5693 - 3376 - 3

Ⅰ. ①人…　Ⅱ. ①金… ②陶… ③赵…　Ⅲ. ①人体解
剖学 - 职业教育 - 教材　Ⅳ. ①R322

中国国家版本馆 CIP 数据核字(2023)第 147769 号

书　　名	人体解剖学教程	
主　　编	金文艳　陶晓燕　赵　仙	
责任编辑	秦金霞	
责任校对	郭泉泉	

出版发行　西安交通大学出版社
　　　　　(西安市兴庆南路 1 号　邮政编码 710048)
网　　址　http://www.xjtupress.com
电　　话　(029)82668357　82667874(市场营销中心)
　　　　　(029)82668315(总编办)
传　　真　(029)82668280
印　　刷　陕西思维印务有限公司

开　　本　889mm×1194mm　1/16　　印张　13　　字数　389 千字
版次印次　2023 年 8 月第 1 版　2023 年 8 月第 1 次印刷
书　　号　ISBN 978 - 7 - 5693 - 3376 - 3
定　　价　92.00 元

编委会

主　编　金文艳　陶晓燕　赵　仙

副主编　杨祖良　魏成超　胡润月

编　委（按姓氏笔画排序）

王　曼　　王艳萍　　冯　己　　吕　迪

多泰雨欣　李　倩　　李　蕊　　杨祖良

杨艳萍　　陈永福　　金　杰　　金文艳

赵　仙　　胡润月　　陶晓燕　　常娇娇

梁冰雪　　韩敬亮　　魏成超

前　　言

2019年初,国务院印发了《国家职业教育改革实施方案》(以下简称《方案》),对职业教育提出了全方位的改革设想,把职业教育摆在教育改革创新和经济社会发展中更加突出的位置,要求完善职业教育和培训体系、完善学历教育与培训并重的现代职业教育体系,畅通技术技能人才成长渠道。根据《方案》精神,更新教育观念,深化教育教学改革,大力推进课程体系改革是我们编写本教材的指导思想。同时,我们依据专业培养目标,围绕专业大纲要求和岗位能力需求,努力开发实用、够用、有用,具有一定科学性、启发性和创新性的人体解剖学教材。

本教材分为十章,全面系统地描述了正常人体的形态结构和发展规律,注重知识的整体性,遵循知识的认知规律,按照人体结构从宏观到微观的逻辑顺序进行了内容编排,对重、难点进行了全面梳理、归纳,辅以思维导图总结每章的主要内容,有助于学生对人体结构的整体性理解、学习和迁移应用。同时,本教材借助职业教育教学资源库,植入了课件,通过二维码扫描的方式读取,方便学习者提前预习、及时学习、后期复习、理解知识和扩展知识,对医药卫生类职业教育教学发挥了一定的引导作用。

本教材的编写团队是由教学经验丰富的一线教师组成,他们在编写过程中同心协力、精诚合作,付出了大量的心血和劳动。在此,我们向为本教材的出版付出辛勤劳动的全体编委表示诚挚的感谢。

由于编写时间仓促,编者水平有限,书中难免有不足之处,敬请专家、同行、读者提出宝贵意见,以供修订时参考。

金文艳　陶晓燕

2023 年 7 月

目　　录

第一章 绪 论

(1)熟记人体的组成、分部和解剖学姿势。
(2)描述解剖学的方位术语及人体的轴和面。
(3)描述胸部标志线和腹部分区。
(4)了解人体解剖学学习的基本观点和方法。

一、人体解剖学概述

人体解剖学是研究正常人体形态结构的学科,属生物科学中形态学的范畴。人体解剖学是一门重要的医学基础课程,学习人体解剖学的主要任务是理解和掌握人体各器官、各系统的形态结构、位置毗邻及相关联系(包括功能和临床意义),是学习其他基础医学和临床医学课程的基石。只有掌握了人体解剖学知识,才能充分理解人体的生理现象和病理发展过程,准确分析病因病机,从而对疾病进行正确的临床诊断与治疗。

二、人体的组成和分部

人体可分为四大部分,即头部、颈部、躯干和四肢(图1-1)。系统解剖学将人体分为9个系统,即运动系统、消化系统、呼吸系统、泌尿系统、生殖系统、脉管系统、感觉系统、内分泌系统和神经系统,其中,消化系统、呼吸系统、泌尿系统及生殖系统的大部分器官都位于胸、腹、盆腔内,并借一定的孔道与外界相通,总称为内脏。

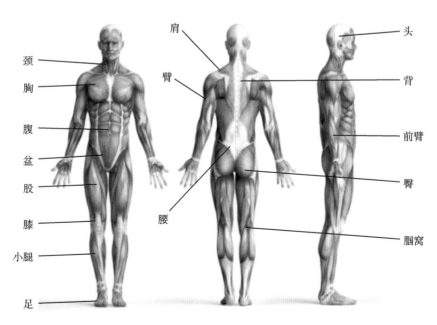

图1-1 人体的组成和分部

三、人体解剖学的常用术语

（一）解剖学姿势

解剖学姿势即标准姿势，是为准确描述人体各器官的形态结构和位置关系而规定的一种姿势。解剖学姿势是指身体直立，面向前，两眼平视正前方，两足并拢，足尖向前，上肢下垂于躯干的两侧，掌心向前（图1-2）。描述人体任何结构时，均以此姿势为标准，即使被观察的客体、标本或模型是俯卧位、仰卧位、横位、倒置，或只是身体的一部分，都应以解剖学姿势进行描述。

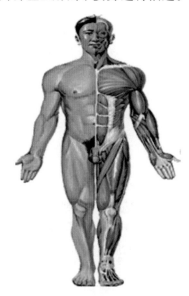

图1-2　解剖学姿势

（二）方位术语

按照解剖学姿势规定的表示方位的名词，可以正确地描述各器官或结构的相互位置关系，这些名词均有对应关系。

1. 上和下

近颅者为上，近足者为下，如眼位于鼻的上方，口位于鼻的下方。

2. 前和后

近腹者为前，又称腹侧；近背者为后，又称背侧。

3. 内侧和外侧

近人体正中面的为内侧，远离正中面的为外侧，如眼位于鼻的外侧、耳的内侧。

4. 浅和深

离皮肤近者为浅，离皮肤远而距人体内部中心近者为深。

5. 近侧和远侧

在四肢，距肢体根部近者为近侧，距肢体根部远者为远侧。

6. 胫侧和腓侧

小腿的内侧称胫侧，外侧称腓侧。

7. 尺侧和桡侧

前臂的内侧称尺侧，外侧称桡侧。

8. 掌侧和背侧

手的前面为掌侧，手的后面为背侧。

9. 跖侧和背侧

足的下面为跖侧，足的上面为背侧。

(三)轴和面

1. 轴

为了分析关节的运动,对人体设计了相互垂直的3条轴(图1-3)。

(1)垂直轴:为上下方向,垂直于水平面,是与人体长轴平行的轴。

(2)矢状轴:为前后方向,与水平面平行,是与人体长轴相垂直的轴。

(3)冠状轴:为左右方向,是与前两个轴相垂直的轴,也称额状轴。

2. 面

人体或任一局部均可作互相垂直的3个切面(图1-3)。

(1)矢状面:是按前后方向,将人体分成左、右两部的纵切面,此切面与水平面垂直。通过人体正中的矢状面,称正中矢状面,它将人体分为左、右对称的两半。

(2)冠状面:也称额状面,是按左右方向,将人体分为前、后两部的纵切面,此面与水平面及矢状面相垂直。

(3)水平面:也称横切面,是与上述两个平面相垂直,将人体分为上、下两部的切面。在描述器官的切面时,以自身的长轴为准,与长轴平行的切面称纵切面,与长轴垂直的切面称横切面。

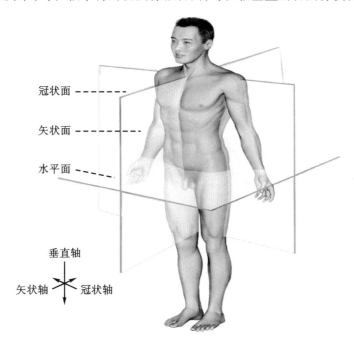

图1-3 人体的轴和面

(四)胸部标志线

胸部的各标志线见图1-4、图1-5。

前正中线:为沿身体前面正中线所作的垂直线。

胸骨线:为沿胸骨外侧缘最宽处所作的垂直线。

锁骨中线:为经锁骨中点所作的垂直线。

胸骨旁线:为经胸骨线与锁骨中线之间连线的中点所作的垂直线。

腋前线:为经腋前襞所作的垂直线。

腋后线:为经腋后襞所作的垂直线。

腋中线:为经腋前、后线之间连线的中点所作的垂直线。

肩胛线:为经肩胛骨下角所作的垂直线。

后正中线:为经身体后正中所作的垂直线(相当于各棘突间的连线)。

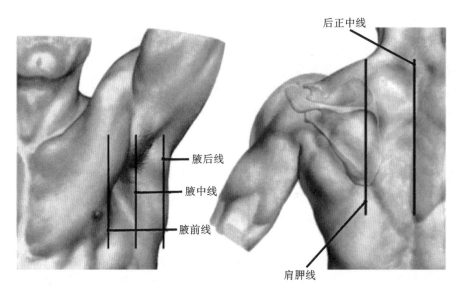

图 1-4　胸部标志线

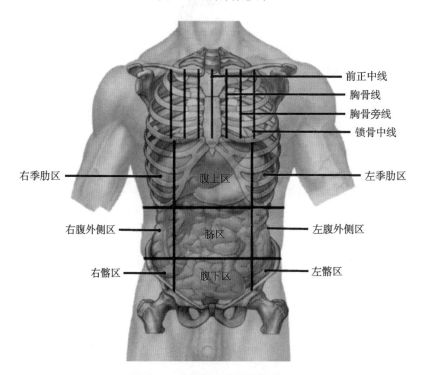

图 1-5　胸部标志线和腹部分区

（五）腹部分区

通常用 2 条水平线和 2 条垂直线将腹部划分为 9 个区,该方法称为"九分法"。上水平线为经两侧肋弓最低点（第 10 肋最低点）的连线,下水平线为经两侧髂结节的连线,由此将腹部分为上腹部、中腹部和下腹部。2 条垂直线为经左、右两侧腹股沟韧带中点所作的垂线。腹部 9 个区包括上腹部的腹上区和左、右季肋区,中腹部的脐区和左、右腹外侧（腰）区,下腹部的腹下区和左、右髂区（图 1-5）。

临床上也常采用"四分法",即通过脐的垂直线和水平线将腹部分为左上腹、右上腹、左下腹和右下腹 4 个区。

四、学习方法及考试

人体解剖学是一门形态科学,要想全面了解和掌握人体各器官、各系统的形态结构,必须建立形态与功能相联系的观点、理论与实际相结合的观点、局部与整体相统一的观点及进化与发展的观点,学习方法可归纳为以下几点。

（1）理论联系实际:即利用图、文、实物标本、模型等,建立认知结构,有助于理解和运用。

（2）结构联系功能:形态结构与功能联系紧密,且二者相互依赖、相互影响,互渗式学习有助于理解临床类知识和考题。

（3）局部结合整体:职业教育高考前的学习是在已有基础上完成的,虽为按系统进行,但要求学习者要有有效的预习和一定的归纳能力,将各系统的知识放入解剖学整体中去,这也是近年来考纲的要求。

本章小结

绪论
- 解剖学姿势:身体直立,面向前,两眼平视正前方,两足并拢,足尖向前,上肢下垂于躯干的两侧,掌心向前
- 轴和面
  - 轴
    - 垂直轴:为上下方向,垂直于水平面,是与身体长轴平行的轴
    - 矢状轴:为前后方向,与水平面平行,是与身体长轴相垂直的轴
    - 冠状轴:为左右方向,是与前两个轴相垂直的轴
  - 面
    - 矢状面:为前后方向,将人体分成左、右两部的纵切面
    - 冠状面:为左右方向,将人体分为前、后两部的纵切面
    - 水平面:与上述两个平面相垂直,将人体分为上、下两部的切面
- 腹部分区
  - 九分法:两侧肋弓最低点、两侧髂结节的连线,左、右两侧腹股沟韧带中点所作的垂线
  - 四分法:通过脐的垂直线和水平线

精选试题

1. 经过人体前、后正中线所作的切面,称为（　　　）
   A. 额状面　　　　　B. 水平面　　　　　C. 冠状面　　　　　D. 正中矢状面　　　　　E. 横切面

2. 以体表为准的方位术语是（　　　）
   A. 上和下　　　　　B. 前和后　　　　　C. 浅和深　　　　　D. 内和外　　　　　E. 近和远

3. 人体分布中属于躯干的是（　　　）
   A. 颅部　　　　　B. 颈部　　　　　C. 腰部　　　　　D. 前臂　　　　　E. 下肢

4. 用于描述四肢各部位相互位置关系的术语是（　　　）
   A. 内侧　　　　　B. 近侧　　　　　C. 内和外　　　　　D. 浅和深　　　　　E. 上和下

5. 在躯体两点中,近正中面的一点为（　　　）
   A. 内侧　　　　　B. 外侧　　　　　C. 近侧　　　　　D. 远侧　　　　　E. 内

6. 判断内侧、外侧方位,以（　　　）为准。
   A. 体表　　　　　B. 四肢的附着部　　　C. 正中矢状切面　　　D. 腹、背　　　　　E. 器官

7. 前后方向经人体的水平线称（　　　）
   A. 垂直轴　　　　　B. 水平轴　　　　　C. 冠状轴　　　　　D. 矢状轴　　　　　E. 冠状面

8. 关于解剖学姿势的描述,不正确的是（　　　）
   A. 上肢自然下垂于体侧　　　　　B. 下肢并拢　　　　　C. 掌心相对
   D. 足尖向前　　　　　E. 掌心向前

9. 不属于腹部四分法的是（　　　）
   A. 左上腹　　　　　B. 右上腹　　　　　C. 左下腹　　　　　D. 右下腹　　　　　E. 腹上区

10. 胃大部位于（　　　）
    A. 腹上区　　　　　B. 右季肋区　　　　　C. 左季肋区　　　　　D. 腹下区　　　　　E. 以上都不对

参考答案
1. D　2. C　3. C　4. B　5. A　6. C　7. D　8. C　9. E　10. C

第二章　运动系统

学习目标

（1）熟记骨的形态、分类、构造及全身骨的分部。

（2）描述椎骨的一般形态及各部椎骨的形态特点，即椎体、椎弓、椎孔、椎弓根、椎弓板、横突、棘突、上关节突、下关节突、椎间孔、椎管、颈椎、胸椎、腰椎、骶骨的形态特点。

（3）识记肋骨及胸骨的形态、分部，即肋头、肋颈、肋体、肋沟、胸骨柄、胸骨体、剑突、胸骨角、颈静脉切迹、锁切迹的形态。

（4）说出上肢骨的组成、位置，锁骨、肩胛骨、肱骨、尺骨、桡骨的形态结构。

（5）说出下肢骨的组成、位置，髋骨、股骨、胫骨、腓骨的形态结构。

（6）描述脑颅骨的组成，各骨的名称、位置、数量。

（7）描述面颅骨的组成，各骨的名称、位置、数量。

（8）识记下颌骨的形态结构。

（9）识记颅底内面观的主要结构，即主要的窝、孔、管、沟、裂；识记颅底外面观的主要结构，即枕骨大孔、枕髁、下颌窝、关节结节、枕外隆凸。

（10）识记颅侧面观的主要结构，即颞窝、颞下窝、翼点。

（11）说出颅前面观的主要结构，即眼眶的结构，骨性鼻腔的组成，鼻旁窦的名称、位置、开口部位。

（12）描述颅顶外面观的主要结构，即3条骨缝的名称、位置，新生儿颅囟的名称、位置。

（13）描述骨连结的定义、分类，关节的基本结构和辅助结构，关节的分类，关节的运动形式。

（14）熟记躯干骨的连结，即椎间盘的组成、特点，前纵韧带，后纵韧带，棘上韧带，棘间韧带，黄韧带，关节突关节，脊柱的整体观，胸廓的组成、功能。

（15）熟记四肢骨的连结，即肩关节、肘关节、桡腕关节、髋关节、膝关节、踝关节的组成、结构特点、运动方式，骨盆的构成。

（16）说出头肌的分群、功能。

（17）熟记颈肌的分群，胸锁乳突肌的位置、起止、作用，舌骨上、下肌群的作用，颈深肌的组成、通过的结构。

（18）识记躯干肌，即背肌的组成，斜方肌、背阔肌、竖脊肌的位置、起止、作用，胸肌的分群，胸上肢肌、胸固有肌的组成，胸大肌、前锯肌、肋间内肌、肋间外肌的位置、起止、作用，膈肌的位置、分部、功能，膈肌上3个裂孔的名称、位置、通过的结构，腹前外侧壁3层阔肌的组成、层次、作用，腹后壁肌的组成，腹股沟管的位置、两口的组成、通过的结构。

（19）识记上肢肌，即肩肌、臂肌、前臂肌、手肌的分群、各群肌的作用，三角肌、肱二头肌、肱三头肌的位置、起止、作用。

（20）识记下肢肌，即髋肌、大腿肌、小腿肌的分群、各群肌的作用，臀大肌、股四头肌、缝匠肌、股二头肌、半腱肌、半膜肌、小腿三头肌的位置、起止、作用。

运动系统由骨、骨连结和骨骼肌三部分组成，占人体全身重量的60%～70%。全身各骨借骨连结相连构成骨骼，构成人体的支架，赋予人体基本形态，支持体重，保护内脏。骨骼肌附着于骨，在神经系统支配下有序地收缩和舒张,带动关节产生各种运动。在运动过程中,骨起杠杆的作用,关节为运动的枢纽,骨骼肌为运动的动力器官。因此,骨和骨连结是运动系统的被动部分,骨骼肌是运动系统的主动部分。

在体表能看到或摸到的骨和骨骼肌的隆起或凹陷,称为肌性标志或骨性标志(体表标志)。在临床医疗实践工作中,这些体表可被识别或触到的肌性标志或骨性标志可作为确定器官位置、判定神经和血管走向、穿刺、注射和选择手术切开等部位的依据。

第一节　骨　学

骨是人体内最坚硬的结缔组织(图2-1)。每块骨由骨细胞、胶原纤维和骨基质构成,随着年龄的增长和活动状况的不同而发生变化,骨外包被骨膜,内容骨髓,富含血管、淋巴管及神经,不断进行新陈代谢和生长发育,并有修复、再生和重塑的能力。经常活动锻炼的人骨发育粗壮而坚实,而长期不活动(长期废用)时易出现骨质疏松、骨萎缩。骨基质中沉积着大量钙盐和磷酸盐,是人体钙、磷的储存库,参与体内钙、磷代谢。骨髓具有造血功能,因此骨也是造血器官。

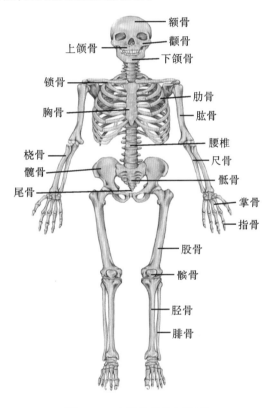

图2-1　人体的骨骼(前面)

一、总论

(一)骨的分类和构造

1.骨的分类

成人共有206块骨,按部位可分为颅骨、躯干骨和四肢骨三部分,按形态可以分为长骨、短骨、扁骨和不规则骨(图2-2)。

(1)长骨:呈长管状,分布于四肢,如尺骨和掌骨等。长骨分为一体两端,一体又称骨干,内部的空腔称髓腔,容纳骨髓。两端膨大称骺,有一光滑的关节面,与相邻关节面构成关节。骨干与骺相邻的部分称干骺端,幼年时保留一片软骨,称骺软骨,骺软骨细胞不断分裂繁殖和骨化,使骨加长。成年后,骺软骨骨化,骨干与骺融为一体,遗留骺线。

（2）短骨：形似立方体，其内没有骨髓腔，多成群分布于连结牢固且较灵活的部位，如腕骨和跗骨。

（3）扁骨：呈板状，主要参与构成某些骨性腔隙的壁，起保护内部器官的作用，如顶骨、胸骨和肋骨等。

（4）不规则骨：形状不规则，如椎骨。有些不规则骨内有腔洞称含气骨，如上颌骨。

考点提示：骨的分类会涉及考点，要注意理解是按部位还是按形态分类的，同时要识记分布的常见部位。

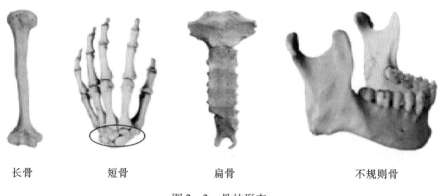

| 长骨 | 短骨 | 扁骨 | 不规则骨 |

图 2-2　骨的形态

2. 骨的构造

骨由骨质（骨组织）、骨膜和骨髓构成（图 2-3）。

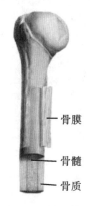

——骨膜

——骨髓

——骨质

图 2-3　骨的构造

（1）骨质：分骨密质和骨松质。骨密质分布于骨的表面，质地致密，耐压性强。骨松质呈海绵状，由相互交织的骨小梁排列而成，分布于骨的内部。

（2）骨膜：被覆于新鲜骨的表面（关节面除外），主要由纤维结缔组织构成，含有丰富的血管、淋巴管和神经，对骨的营养、再生和感觉有重要作用。骨膜有成骨细胞和破骨细胞，具有产生新骨质、破坏原骨质和重塑骨的功能。发生骨折时，若骨膜剥离太多或损伤过大，则骨折愈合困难。

（3）骨髓：是充填于骨髓腔和骨松质间隙内的软组织，富含血管，分为红骨髓和黄骨髓。

考点提示：识记骨的构造，容易涉及的考点是骨髓的分类，5 岁以后长骨骨干内的红骨髓逐渐被脂肪替代，呈黄色，称为黄骨髓，失去造血能力，但在慢性失血过多或重度贫血时，黄骨髓可转化为红骨髓，恢复造血功能。在椎骨、髂骨、肋骨、胸骨、肱骨和股骨等长骨的骺内终生都存在红骨髓，临床常选髂前上棘或髂后上棘等处进行骨髓穿刺，检查骨髓象。

（二）骨的化学成分和物理特性

骨的化学成分十分复杂，总体上主要由有机质和无机质组成。有机质赋予骨弹性和韧性；无机质使骨具有硬度。幼儿时期骨的有机质和无机质各占一半，故弹性较大，柔软，易发生变形，在外力作用下不易骨折或折而不断，称青枝骨折。成年人骨有机质和无机质的比例约为 3:7，最为合适。老年人骨无机质所占比例较大，但因激素水平下降，影响钙、磷的吸收和沉积，骨质出现孔隙，骨组织总量减少，表现为骨质疏松,此时骨的脆性较大,易发生骨折。

二、躯干骨

躯干骨包括24块椎骨、12对肋、1块胸骨、1块骶骨和1块尾骨,它们分别参与脊柱、骨盆和骨性胸廓的构成。

(一)椎骨

椎骨在幼年时为32或34块,包括7块颈椎、12块胸椎、5块腰椎、5块骶椎及3~5块尾椎。成年后5块骶椎融合成1块骶骨,3~5块尾椎融合为1块尾骨。

1.椎骨的一般形态

典型的椎骨由前方呈短柱状的椎体和后方呈板状的椎弓组成。椎体是椎骨负重的主要部分,上、下面皆粗糙,借椎间盘与邻近椎骨相接。椎体后面微凹陷,与椎弓共同围成椎孔。各椎孔贯通,构成容纳脊髓的椎管。椎弓是弓形骨板,连结椎体的缩窄部分称椎弓根;根的上、下缘各有一切迹,分别称为椎上切迹、椎下切迹。相邻椎骨的椎上切迹、椎下切迹共同围成椎间孔,有脊神经和血管通过。两侧椎弓根向后内扩展变宽的部分,称椎弓板,两侧在中线会合。由椎弓发出7个突起:①棘突1个,伸向后方或后下方,尖端可在体表扪及。②横突1对,伸向两侧。③关节突2对,在椎弓根与椎弓板结合处分别向上、下方突起,即上关节突和下关节突。(图2-4)

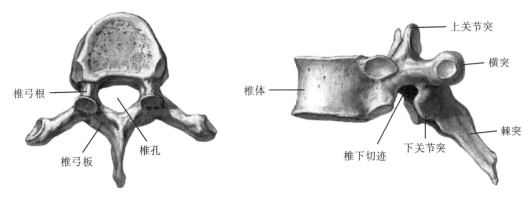

图2-4 椎骨的一般形态

2.各部椎骨的主要特征

(1)颈椎(图2-5):椎体较小,横断面呈椭圆形,上、下关节突的关节面近似水平位。第3~7颈椎体上面侧缘向上突起称椎体钩。椎体钩与上位椎体下面的两侧唇缘相接,形成钩椎关节。颈椎椎孔较大,呈三角形。横突有孔,称横突孔,有椎动脉和椎静脉通过。第6颈椎横突末端前方有明显的隆起,称颈动脉结节,有颈总动脉经其前方。第2~6颈椎的棘突较短,末端分叉。

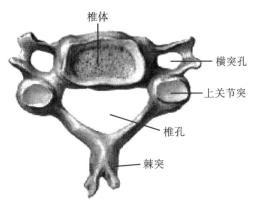

图2-5 颈椎

第1颈椎:又称寰椎(图2-6),呈环状,无椎体、棘突和关节突,由前弓、后弓及侧块组成。前弓较短,后面正中有齿关节凹(齿突凹),与枢椎的齿突相关节。下面有圆形关节面与枢椎上关节面相关节。后弓较长,上面有横行的椎动脉沟,有椎动脉通过。

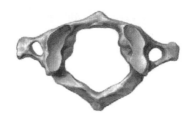

图2-6 寰椎

第2颈椎:又称枢椎(图2-7),特点是椎体向上伸出齿突,与寰椎齿突凹相关节。齿突原为寰椎发育过程中脱离寰椎而与枢椎体融合。

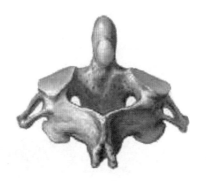

图2-7 枢椎

第7颈椎:又称隆椎(图2-8),棘突特长,末端不分叉,活体易于触及,为计数椎骨序数的重要标志。

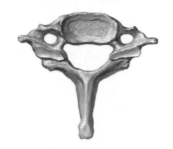

图2-8 隆椎

考点提示:识记椎骨的组成及一般形态,常考颈椎的特征,要注意区分各颈椎的特征,尤其是寰椎、枢椎和隆椎的特点。

(2)胸椎(图2-9):椎体自上向下逐渐增大,横断面呈心形,关节突的关节面呈冠状位。在椎体两侧面后份接近上缘和下缘处各有一半圆形肋凹,横突末端的前面有横突肋凹,它们分别与肋头及肋结节构成关节。棘突较长,斜向后下方,呈叠瓦状排列。

(3)腰椎(图2-10):椎体粗壮,横断面呈肾形。椎孔呈卵圆形或三角形。上、下关节突粗大,关节面呈矢状位,棘突宽而短,呈板状,水平伸向后方。各棘突的间

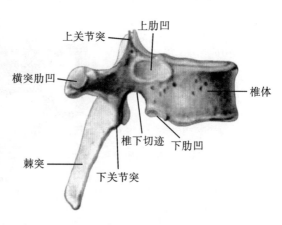

图2-9 胸椎

隙较宽,临床上常选择第3~5腰椎棘突间隙作为腰椎穿刺的部位。

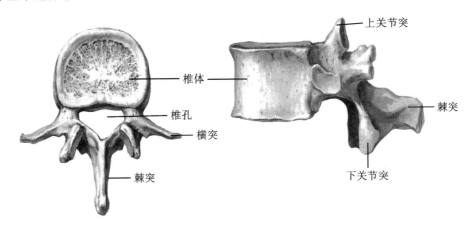

图 2 - 10　腰椎

(4)骶骨(图2-11):由5块骶椎融合而成,呈三角形,底向上,尖朝下,盆面(前面)凹陷,上缘中份向前隆凸,称岬。骶管由骶椎的椎孔贯通而成,上通椎管,下端的裂孔称骶管裂孔,裂孔两侧有向下突出的骶角,是骶管麻醉的标志。骶骨外侧部上宽下窄,上份有耳状面,与髂骨的耳状面构成骶髂关节。

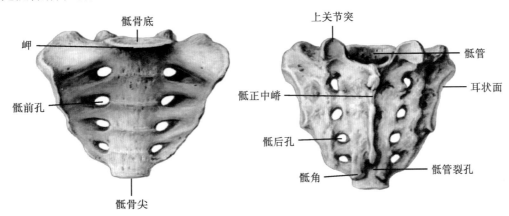

图 2 - 11　骶骨

(5)尾骨(图2-12):由3~5块尾椎融合而成;上接骶骨,下端游离为尾骨尖。

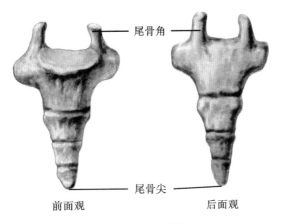

图 2 - 12　尾骨

考点提示:识记椎骨的形态,考点容易涉及各椎骨的辨别要点,临床上常选择第3~5腰椎棘突间隙作为腰椎穿刺的部位。

（二）胸骨

胸骨（图2－13）为长方形扁骨,位于胸前壁正中,前凸后凹,可分胸骨柄、胸骨体和剑突三部分。胸骨柄上宽下窄,上缘中份为颈静脉切迹,两侧有锁切迹与锁骨相连结。柄外侧缘上份接第1肋。柄与体连结处微向前突的横嵴,称胸骨角,可在体表扪及,两侧平对第2肋软骨,是计数肋的重要标志。胸骨角向后平对第4胸椎体下缘。胸骨角部位又相当于左、右主支气管分叉处,主动脉弓下缘水平,心房上缘,上、下纵隔交界部。胸骨体呈长方形,外侧缘接第2～7肋软骨。剑突薄而细长,形状变化较大,下端游离,剑突尖相当于第10胸椎下缘。

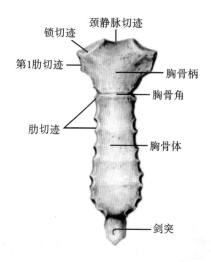

图2－13　胸骨

考点提示:识记胸骨的组成,胸骨角是计数肋的重要标志。

（三）肋

肋由肋骨（图2－14）和肋软骨组成,共12对。第1～7对肋前端直接与胸骨连结,称真肋;其中,第1对肋与胸骨柄间为软骨结合;第2～7对肋与胸骨构成微动的胸肋关节。第8～12对肋不直接与胸骨相连,称假肋;其中,第8～10对肋前端与上位肋借肋软骨构成软骨间关节,形成肋弓;第11、12对肋前端游离于腹壁肌层中,称浮肋。肋的后端与胸椎构成肋椎关节。

1. 肋骨

肋骨属扁骨,分为体和前、后两端。后端膨大,称肋头,有关节面与胸椎上、下肋凹相关节。肋头外侧稍细,称肋颈。颈外侧的粗糙突起,称肋结节,与相应的胸椎横突肋凹相关节。肋体长而扁,分内、外两面和上、下两缘。内面近下缘处有肋沟,肋间神经和血管走行其中。体的后份急转处称肋角。前端稍宽,与肋软骨相接。第1肋骨扁宽而短,分上、下面和内、外缘,无肋角和肋沟。

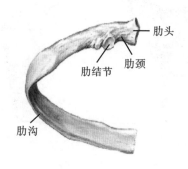

图2－14　肋骨

2. 肋软骨

肋软骨位于各肋骨前端,由透明软骨构成,终生不骨化。

三、颅骨

颅骨(图2-15)有23块(中耳的3对听小骨未计入),多为扁骨或不规则骨。除下颌骨和舌骨以外,其他的颅骨借缝或软骨牢固连结。

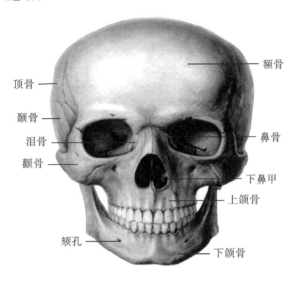

图2-15 颅骨

(一)颅骨的组成

颅骨以眶上缘、外耳门上缘和枕外隆凸的连线为界,分为后上部的脑颅骨和前下部的面颅骨。

1.脑颅骨

脑颅骨位于颅后上部,由8块颅骨构成。脑颅骨包括不成对的额骨、蝶骨、筛骨和枕骨,成对的顶骨和颞骨,它们共同构成颅腔。颅腔的顶为穹隆形的颅盖,由额骨、枕骨和顶骨构成。颅腔的底由中央的蝶骨、后方的枕骨、两侧的颞骨、前方的额骨和筛骨构成。筛骨有一少部分参与构成脑颅骨,大部分参与构成面颅骨。

2.面颅骨

面颅骨共15块,构成面部的支架并围成骨性眼眶、骨性鼻腔和口腔,容纳视觉、听觉和味觉器官。下方呈马蹄形前凸并具有牙槽的是下颌骨,其上方有牙槽的一对为上颌骨,紧靠上颌骨后方成对分布的一对为腭骨,两上颌骨之间形成鼻背的一对为鼻骨,上颌骨外上方向上外方凸出的一对是颧骨,眼眶内侧壁分布着一对小而不规则的泪骨,上颌骨内侧面是薄而卷曲的一对下鼻甲,鼻腔正中组成鼻中隔后份呈斜方形的犁骨。喉上方

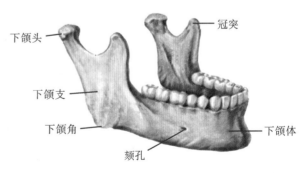

图2-16 下颌骨

还有一块舌骨。下颌骨(图2-16)分为中部的下颌体和两侧的下颌支,二者相交处为下颌角。下颌体呈凸向前的弓形,下缘圆钝,称为下颌体,上缘为牙槽弓,体外面正中处有突向前的颏隆凸,体的前外侧面有一对颏孔,体内面正中有颏棘。下颌支向上有两个突起,前方尖锐称冠突,后方宽大称髁突。髁突又分为上端膨大的下颌头及其下方缩细的下颌颈。下颌支内面中央有下颌孔,有下牙槽血管和神经出入。

考点提示:脑颅骨共8块,不成对的有额骨、蝶骨、筛骨和枕骨,成对的有顶骨和颞骨。面颅骨共15块,成对的有上颌骨、腭骨、鼻骨、颧骨、泪骨、下鼻甲,不成对的有下颌骨、犁骨、舌骨。

(二)颅的整体观

1. 顶面观

从顶面观,颅呈卵圆形,前窄后宽,光滑隆凸(图2-17)。顶骨中央最隆凸处,称顶结节。额骨与两侧顶骨之间的缝称冠状缝。两侧顶骨之间的缝称矢状缝。两侧顶骨与枕骨之间的缝称人字缝。矢状缝前与冠状缝、矢状缝后与人字缝的顶点分别相交会。

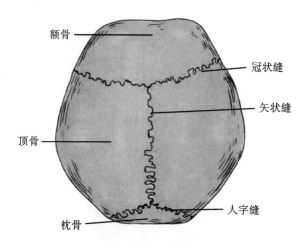

图2-17 颅的顶面观

2. 后面观

从后面观,可见人字缝和枕骨,枕骨中央有较突出的枕外隆凸。隆凸向两侧延伸至乳突根部的骨嵴称上项线,其下方与之平行的是下项线。

3. 侧面观

从侧面观,可见额骨、顶骨、枕骨、颞骨、蝶骨、颧骨、上颌骨及下颌骨等颅骨(图2-18)。侧面中部有外耳门,外耳门后方为乳突,前方是颧弓,二者在体表均可触及。颧弓将颅侧面分为上、下两部。颧弓上部的浅窝称颞窝,其内侧壁前部有额骨、顶骨、颞骨、蝶骨相交形成的"H"形骨缝,称翼点,此处为颅腔侧壁的薄弱处,其内面有脑膜中动脉前支经过(常有血管沟),此处骨折极易损伤动脉,临床行X线检查及手术时应注意。颧弓以下的空隙称颞下窝,是上颌体和颧骨后方的不规则间隙,容纳咀嚼肌及血管、神经等。窝内侧三角形的间隙称翼腭窝,借助孔道分别通向鼻腔、眼眶、口腔和颅腔。

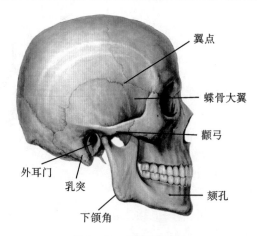

图2-18 颅的侧面观

4. 颅底内面观

颅骨的内表面光滑而不平坦,有许多脑沟回及血管分支的压迹(图2-19)。在与颅外矢状缝相对应的正中线上,有一条浅沟称上矢状窦沟。颅底内面高低不平,呈阶梯状,孔裂较多,大体与脑的下面形态一致,可分为颅前、中、后窝。

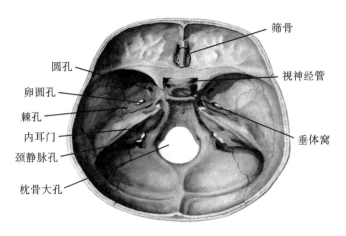

图2-19　颅底内面观

（1）颅前窝：最浅，容纳大脑额叶。两侧部的下方为眶腔，中央部由筛骨筛板构成，上有筛孔通鼻腔。

（2）颅中窝：较颅前窝深，容纳大脑颞叶，由蝶骨、颞骨等围成，中间狭窄，两侧宽广。中央是蝶骨体，上面有垂体窝，窝前方有横行的交叉沟，交叉沟两端经视神经管通入眶。垂体窝前方圆形的骨隆起称鞍结节，后方横位的骨隆起称鞍背，垂体窝和鞍背统称蝶鞍。其两侧浅沟为颈动脉沟，沟后端有孔称破裂孔，后外侧壁有颈动脉管内口。蝶鞍两侧，由前内向后外，依次有圆孔、卵圆孔和棘孔。颞骨岩部中央的明显隆起称弓状隆起，其前下方较薄的骨板为鼓室盖，颞骨岩部尖端的浅窝称三叉神经压迹。

（3）颅后窝：主要由枕骨和颞骨岩部构成。窝中央有枕骨大孔，孔前上方的斜形骨面称为斜坡。孔前外缘有舌下神经管内口，孔后上方有呈"十"字形的隆起，其交会处称枕内隆凸。由此向上的浅沟称上矢状窦沟，该沟向下续于枕内嵴，向两侧续于横窦沟，横窦沟继转向前下内走行改称乙状窦沟，末端终于颈静脉孔。颞骨岩部后面有内耳门，通内耳道。

5. 颅底外面观

颅底高低不平，大体可分前、中、后三部（图2-20）。从前向后可见，前部主要是牙槽弓和骨腭。骨腭正中有腭中缝，其前端有切牙孔，经切牙管通口腔，后缘两侧有腭大孔。中部深陷，位置较高，由枕骨基底部与蝶骨体直接连结，是咽腔的顶部。鼻后孔两侧的垂直骨板，即翼突内侧板。翼突外侧板根部后外方，可见较大的卵圆孔和较小的棘孔。鼻后孔后方中央可见枕骨大孔，孔两侧有枕髁，髁前外侧有舌下神经管外口，髁后方有不恒定的髁管开口。枕髁外侧有一不规则的孔，称颈静脉孔，其前方的圆形孔为颈动脉管外口。颈静脉孔的后外侧有细长的茎突，茎突根部后方有茎乳孔，面神经经此孔出颅。颧弓根部后方有下颌窝。蝶骨、枕骨基底部和颞骨岩部会合处围成不规则的破裂孔，活体为软骨所封闭。后区为枕骨大孔后方的枕外隆凸及其两侧横行的上项线。

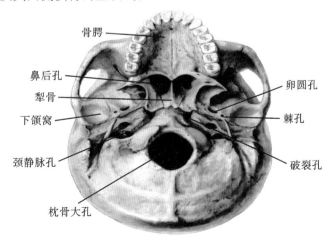

图2-20　颅底外面观

6. 前面观

从前面观,颅分为额区、眶、骨性鼻腔和骨性口腔(图2-21)。

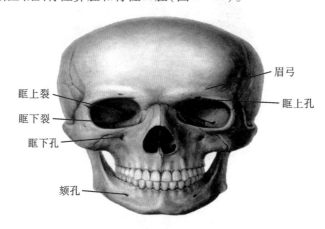

图2-21 颅的前面观

(1)额区:为眶以上的部分,由额骨构成。两侧可见隆起的额结节,结节下方有与眶上缘平行的弓形隆起,称眉弓。左、右眉弓间的平坦部,称眉间。眉弓与眉间均为重要的体表标志。

(2)眶:为底朝前外、尖向后内的一对锥形腔体,分上、下、内侧、外侧四壁,容纳眼球及其附属结构。①眶尖向后内,有视神经管与颅中窝相通。②底即眶口,略呈四边形,向前下外倾斜。眶上缘中、内1/3交界处有眶上孔或眶上切迹,眶下缘中份下方有眶下孔。③上壁前外侧份的深窝称泪腺窝,容纳泪腺。④内侧壁最薄,前下份纵行分布的长圆形窝称泪囊窝,容纳泪囊,此窝向下经鼻泪管通鼻腔。⑤下壁主要由上颌骨构成,壁下方为上颌窦。下壁和外侧壁交界处后份有眶下裂向后通颞下窝和翼腭窝,裂中部有向前行的眶下沟,该沟向前续于眶下管,管开口于眶下孔。⑥外侧壁较厚,由颧骨和蝶骨大翼构成。外侧壁与上壁交界处的后份有眶上裂,向后通颅中窝。

(3)骨性鼻腔:位于面颅骨中央,介于两眶和上颌骨之间,由犁骨和筛骨垂直板构成的骨性鼻中隔将其分为左、右两半。鼻腔的顶主要由筛板构成,有筛孔通颅前窝。底为骨腭,前端有切牙管通口腔。外侧壁由上而下有3个向下弯曲的骨片,分别称上、中、下鼻甲;前二者属于筛骨,后者为下鼻甲骨。每个鼻甲下方为相应的鼻道,分别称上、中、下鼻道。上鼻甲后上方与蝶骨之间的间隙,称蝶筛隐窝;下鼻道有鼻泪管开口。鼻腔前方开口称梨状孔;后方开口称鼻后孔,通咽腔。在鼻腔周围,有些骨内有含气的腔,称鼻旁窦,与鼻腔相通,共有4对(详见呼吸系统)。

(4)骨性口腔:由上颌骨、腭骨及下颌骨构成。顶为骨腭,由两侧上颌骨腭突与腭骨水平板组成。底由软组织封闭。前壁及外侧壁由上、下颌骨的牙槽突围成,前方正中有切牙孔,后外方有腭大孔。

考点提示:识记颅骨的结构,容易涉及的考点是颅骨各面观的结构特点。

(三)新生儿颅骨的特征

胎儿时期由于脑及感觉器官发育较早,而咀嚼器官和呼吸器官(尤其是鼻旁窦)尚不发达,因此脑颅骨比面颅骨大得多。新生儿面颅骨占全颅的1/8(成人为1/4)。额骨的正中缝尚未愈合,额窦尚未发育,眉弓及眉间不明显。颅顶(图2-22)各骨尚未完全发育,骨缝间充满纤维组织膜,在多骨交接处,间隙的膜较大,称颅囟。前囟(额囟)最大,呈菱形,位于矢状缝与冠状缝相接处;后囟(枕囟)位于矢状缝与人字缝会合处,呈三角形。前囟在出生后1~2岁时闭合,后囟于出生后3个月左右闭合。前囟闭合的早晚可作为婴儿发育的标志和颅内压力变化的测试窗口。

考点提示:新生儿颅骨会涉及考点,要注意理解新生儿颅骨的特征。

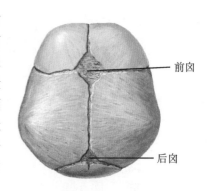

图2-22 新生儿的颅(上面)

四、四肢骨

上、下肢骨均由肢带骨和自由肢骨组成。上、下肢骨的数目和排列方式基本相同。由于人体直立，上肢成为灵活的劳动器官，下肢起着支持和移位的作用。因而，上肢骨纤细轻巧，下肢骨粗大坚固。

（一）上肢骨

1. 上肢带骨

（1）锁骨（图 2－23）：位于颈部和胸部之间，全长于皮下均可摸到，是重要的骨性标志，为横位"～"形弯曲的骨，分为一体两端，架于胸廓前上方。锁骨内侧端粗大，为胸骨端，有关节面与胸骨柄相关节；外侧端扁平，为肩峰端，有小关节面与肩胛骨肩峰相关节。锁骨全长可在体表扪及，上面光滑，下面粗糙，内侧 2/3 凸向前，外侧 1/3 凸向后，锁骨中、外 1/3 交界处较细，骨折多发生于此处。

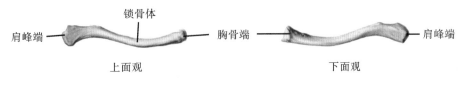

图 2－23　锁骨

（2）肩胛骨（图 2－24、图 2－25）：为三角形的扁骨，贴于胸廓的后外面，介于第 2 肋与第 7 肋之间。肩胛骨有两面、三缘和三角。腹侧面或肋面与胸廓相对，为一大的浅窝，称肩胛下窝。背侧面有一横嵴，称肩胛冈。冈上、下方的浅窝，分别称冈上窝和冈下窝。肩胛冈向外侧延伸的扁平突起，称肩峰，与锁骨的肩峰端相接。上缘短而薄，外侧份有肩胛切迹，切迹外侧向前的指状突起称喙突。内侧缘薄而锐利，临近脊柱，故又称脊柱缘。外侧缘肥厚，邻近腋窝，又称腋缘。上角为上缘与脊柱缘会合处，平对第 2 肋。下角为脊柱缘与腋缘会合处，平对第 7 肋，为计数肋的标志。外侧角为腋缘与上缘会合处，最肥厚，为朝向外侧方的梨形浅窝，称关节盂，与肱骨头相关节。关节盂上、下方各有一粗糙隆起，分别称盂上结节和盂下结节。肩胛冈、肩峰、肩胛骨下角、内侧缘及喙突都可在体表扪及。

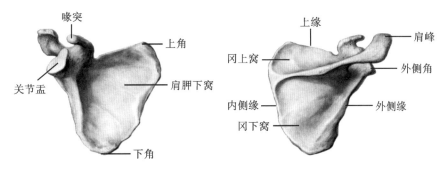

图 2－24　肩胛骨前面观　　　　图 2－25　肩胛骨后面观

2. 自由上肢骨

（1）肱骨（图 2－26）：左、右各一，分一体及上、下两端，为典型的长骨。

上端有半球形的肱骨头，与肩胛骨的关节盂相关节。头周围的环状浅沟，称解剖颈。肱骨头的外侧和前方分别有隆起的大结节和小结节，它们向下各延伸的骨嵴称大结节嵴和小结节嵴。两结节间的纵沟，称结节间沟。上端与体交界处稍细，称外科颈，易发生骨折。肱骨体中部外侧面有粗糙的三角肌粗隆，为三角肌附着处。后面中部有一自内上斜向外下的浅沟，称桡神经沟，桡神经和肱深动脉由此沟经过，故肱骨中部骨折易损伤桡神经。下端较扁，外侧部前面有半球状的肱骨小头，与桡骨相关节，内侧部有滑车状的肱骨滑车,与尺骨形成关节。滑车前上方及后上方的深窝分别为冠突窝及鹰嘴窝。小头外侧和滑车内侧各有一突起,分别称外上髁和内上髁,在体表可扪及。内上髁后下方有一浅沟,称尺神经沟,尺神经由此经过。下端与体交界处,即肱骨内、外上髁稍上方,骨质较薄弱,受暴力可发生肱骨髁上骨折。

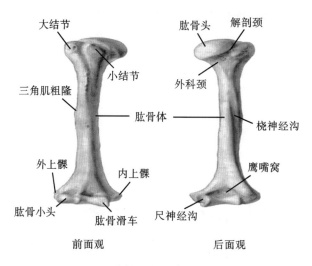

图 2 - 26　肱骨

(2)尺骨(图 2 - 27):为长骨,居前臂内侧部,分一体两端。上端粗大,前面有一半圆形深凹,称滑车切迹,与肱骨滑车相关节。切迹后上方的突起称鹰嘴,前下方的较小突起称冠突。冠突外侧有桡切迹,与桡骨头相关节;冠突前下方的粗糙隆起称尺骨粗隆。尺骨体呈三棱柱形,外缘为锐利的骨间缘,下段较细、易骨折。下端为尺骨头,其前、外、后有环状关节面与桡骨尺切迹相关节,下面借三角形的关节盘与腕骨隔开。头后内侧的锥状突起,称尺骨茎突,在正常情况下,尺骨茎突比桡骨茎突约高 1cm。鹰嘴、后缘全长、尺骨头和茎突在体表均可触及。

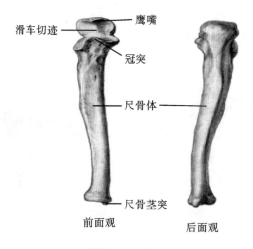

图 2 - 27　尺骨

(3)桡骨(图 2 - 28):为长骨,位于前臂外侧部,分一体两端。上端膨大称桡骨头,头上面的关节凹与肱骨小头相关节,头周缘的环状关节面与尺骨相关节。桡骨头下方略细,称桡骨颈,颈下前内侧的突起称桡骨粗隆。桡骨体呈三棱柱形,内侧缘为薄锐的骨间缘,下端较宽扁肥大,前凹后凸,外侧向下突出,称桡骨茎突。下端内面有尺切迹,与尺骨头相关节,下面有腕关节面与腕骨相关节。桡骨茎突和桡骨头在体表可扪及。

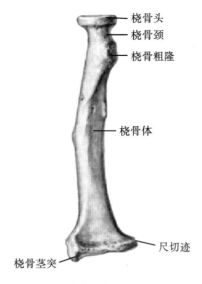

图 2 - 28 桡骨

（4）手骨（图 2 - 29）：包括腕骨、掌骨和指骨三部分。①腕骨位于腕部，均属于短骨，共 8 块，排成近、远两列。近侧列由桡侧向尺侧依次为手舟骨、月骨、三角骨和豌豆骨；远侧列由桡侧向尺侧依次为大多角骨、小多角骨、头状骨和钩骨。8 块腕骨构成后方凸、前方凹扁的腕骨沟。相邻各骨之间形成腕骨间关节。②掌骨属长骨，共 5 块。由桡侧向尺侧依次为第 1～5 掌骨。③指骨属长骨，共 14 块。拇指有 2 节，分别为近节指骨和远节指骨；其余各指为 3 节，分别为近节指骨、中节指骨和远节指骨。

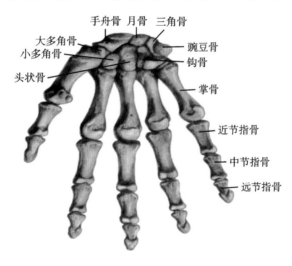

图 2 - 29 手骨

考点提示：识记上肢骨的形态特征，容易涉及的考点是骨的特征及临床意义。如锁骨骨折部位多发生在锁骨的中、外侧 1/3 交界处；外科颈骨折易伤及腋神经，腋神经损伤可致"方形肩"；肱骨中段骨折易伤及桡神经，桡神经损伤可致"垂腕征"；肱骨内上髁骨折易伤及尺神经，尺神经损伤可致"爪形手"。

（二）下肢骨

1. 下肢带骨

髋骨（图 2 - 30）属不规则骨，由髂骨、耻骨和坐骨组成，交会处朝外的深窝为髋臼，16 岁前 3 块骨以软骨结合，此后完全融合。髋骨上部扁阔，中部窄厚，下部有耻骨和坐骨围成的闭孔。左、右髋骨与骶骨、尾骨围成骨盆。

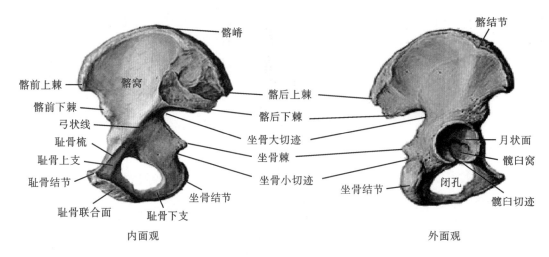

图 2 - 30　髋骨

（1）髂骨：构成髋骨上部，分为体、翼两部。上部扁阔为髂骨翼，翼上缘肥厚，形成弓形的髂嵴。髂嵴前端为髂前上棘，后端为髂后上棘，髂前上棘后方 5～7cm 处髂嵴外唇向外的突起称髂结节，均为重要的体表标志。髂前上棘、髂后上棘的下方各有一薄锐突起，分别称髂前下棘和髂后下棘。髂后下棘下方有深陷的坐骨大切迹，髂骨翼内面的浅窝称髂窝，髂窝下界有圆钝骨嵴，称弓状线。髂骨翼外面称为臀面，有臀肌附着。下部窄厚处为髂骨体，构成髋臼的上 2/5。

（2）坐骨：构成髋骨后下部，分坐骨体和坐骨支。坐骨体组成髋臼的后下部，坐骨体的后缘有尖形的坐骨棘，棘下方有坐骨小切迹。坐骨体下后部向前上、内侧延伸出较细的坐骨支，其末端与耻骨下支结合。坐骨体与坐骨支移行处后部的粗糙隆起为坐骨结节，是坐骨最低部，其可在体表扪及。

（3）耻骨：构成髋骨前下部，分体和上支、下支三部分。耻骨体组成髋臼前下部，与髂骨体结合处骨面粗糙，称髂耻隆起。由此向前内伸出耻骨上支，其末端急转向下方延伸为耻骨下支。上支上缘锐利，称耻骨梳，向后移行于弓状线，向前终于耻骨结节，是重要的体表标志。耻骨结节到中线的粗钝上缘为耻骨嵴，也可在体表扪及。耻骨上、下支相互移行处内侧的椭圆形粗糙面，称耻骨联合面，两侧联合面借软骨相接，构成耻骨联合。耻骨下支伸向后下外，与坐骨支结合，耻骨与坐骨共同围成闭孔。

（4）髋臼：由髂骨、坐骨和耻骨融合而成。窝内半月形的关节面称月状面。窝的中央未形成关节面的部分，称髋臼窝。髋臼下缘的缺口称髋臼切迹。

2. 自由下肢骨

自由下肢骨包括大腿骨、小腿骨和足骨三部分。下肢骨的主要功能是支持体重和运动，以及维持身体的直立姿势。下肢骨的形态结构为适应功能需要而变得更粗大、强壮，适用于支撑和抗拒机械重力，内部的骨小梁构造也呈现出特殊的重力线排列模式。

（1）股骨（图 2 - 31）：位于大腿内，是人体最长、最粗的长骨，长度约为身长的 1/4，分一体两端。上端有朝向内上的股骨头，与髋臼相关节。头中央微凹称股骨头凹。头下方较狭细部分称股骨颈，易发生骨折。颈与体交界处的上方处和后内侧各有一突起，分别称为大转子和小转子，两转子之间前面有转子间线，后面有转子间嵴相连。大转子可在体表摸到，是一个重要的骨性标志。股骨体略弓凸向前，上段呈圆柱形，中段呈三棱柱形，下段前后略扁。体后面有纵行骨嵴，称粗线，其上端分叉，向上外延续于粗糙的臀肌粗隆，向上内侧延续为耻骨肌线。粗线下端也分为内、外两线，二线间的骨面为腘面。下端左、右膨大形成内侧髁和外侧髁，两髁之间的深窝称髁间窝，两髁前方的关节面彼此相连，形成髌面。两髁侧面最突起处，分别为内上髁和外上髁。

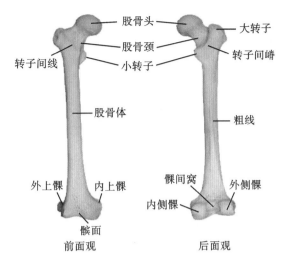

图 2 - 31　股骨

（2）髌骨（图 2 - 32）：是人体最大的籽骨,位于股骨下端前面,在股四头肌腱内,呈上宽下尖的三角形。髌骨前面粗糙,后面为关节面,与股骨髌面相关节。髌骨可在体表扪及。

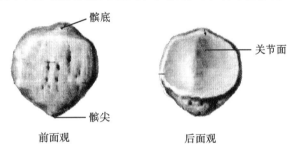

图 2 - 32　髌骨

（3）胫骨（图 2 - 33）：是位于小腿内侧的粗大长骨。上端膨大,向两侧突出,形成内、外侧髁,髁上面各有一关节面,与股骨髁相关节。两上关节面之间的粗糙小隆起,称髁间隆起。外侧髁后下方有腓关节面与腓骨头相关节。上端前面的隆起称胫骨粗隆。胫骨体呈三棱柱形,较锐的前缘和平滑的内侧面直接位于皮下。胫骨下端稍膨大,其内下方的突起称内踝。内侧髁、外侧髁、胫骨粗隆及内踝均可在体表扪及。

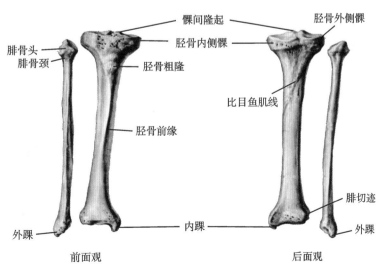

图 2 - 33　胫骨、腓骨

（4）腓骨（图2-33）：是位于胫骨外后方的细长骨。上端稍膨大，称腓骨头；头下方缩细部分称腓骨颈。下端膨大形成外踝，其内侧有外踝关节面，与距骨相关节。腓骨头和外踝都可在体表扪及。

（5）足骨（图2-34）：包括跗骨、跖骨和趾骨。①跗骨共7块，属短骨，分前、中、后三列。后列包括上方的距骨和下方的跟骨，中列为位于距骨前方的足舟骨，前列为内侧楔骨、中间楔骨、外侧楔骨及跟骨前方的骰骨。②跖骨属长骨，共5块，由内侧向外侧依次为第1~5跖骨，形状和排列大致与掌骨相当，但比掌骨粗大。第5跖骨底外侧有明显的突出，称第5跖骨粗隆，可于体表触及。③趾骨属长骨，共14块。除踇趾为2节外，其余各趾均为3节。形态和命名与指骨相同。踇趾骨粗壮，其余趾骨细小。远节趾骨末端的下面粗糙，称趾骨粗隆。

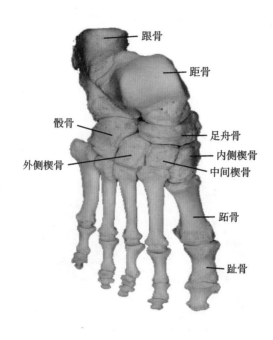

图2-34 足骨

考点提示：下肢骨会涉及考点，要识记下肢骨的形态特征及其临床意义。

第二节 骨连结

一、概述

骨与骨之间借纤维结缔组织、软骨和骨相连结，称骨连结。按连结形式的不同，可分为直接连结和间接连结两种（图2-35）。

（一）直接连结

骨与骨之间借纤维结缔组织、软骨或骨直接相连，其连结之间无间隙，称直接连结，这类连结运动范围极小或完全不能活动。根据连结组织不同，直接连结可

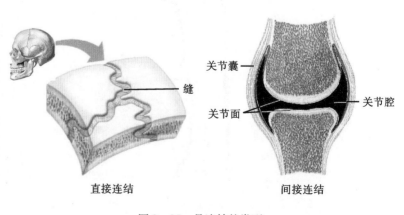

图2-35 骨连结的类型

分为纤维连结、软骨连结和骨性结合三种类型。

1. 纤维连结

骨与骨之间借纤维结缔组织相连,形成纤维连结。其间无间隙,连结比较牢固,一般无活动性或仅有少许活动,常有两种连结形式。

(1)韧带连结:连结两骨的纤维结缔组织比较长,呈条索状或膜状,富有弹性,称为韧带或膜。如椎骨棘突之间的棘间韧带,胫、腓骨下端的胫腓骨间韧带,前臂尺、桡骨之间的骨间膜等。

(2)缝:骨与骨之间借很薄的纤维结缔组织(缝韧带)相连,称之为缝,如颅的冠状缝、矢状缝等。这种连结往往随年龄的增加,可出现结缔组织骨化,成为骨性结合。

2. 软骨连结

骨与骨之间借软骨相连,可缓冲震荡。软骨是一种特殊分化的结缔组织,由软骨细胞、软骨基质及埋藏于基质中的纤维共同组成,按基质中纤维成分的含量和性质可分为透明软骨、弹性软骨和纤维软骨。

3. 骨性结合

两骨之间借骨组织相连,形成骨性结合,其一般由纤维连结或透明软骨结合骨化而成。骨性结合使两骨融合为一块,如长骨的干与骺的结合,各椎骨之间的结合等。

(二)间接连结

间接连结又称关节或滑膜关节,是骨连结的最高分化形式,骨与骨之间借结缔组织相连成"袖套状"结构,此连结间有明显的间隙,充以滑液,一般具有较大的活动性。关节的结构有基本结构和辅助结构。

1. 关节的基本结构

关节的基本结构(图 2-36)包括关节面、关节囊和关节腔,这些结构为每个关节都具有的结构。

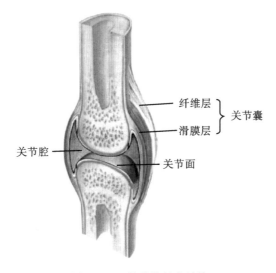

图 2-36　关节的基本结构

(1)关节面:是构成关节各相关骨的接触面,每一关节至少包括两个关节面,一般为一凸一凹,凸的称关节头,凹的称关节窝。关节面上覆有关节软骨。关节软骨多数由透明软骨构成,少数为纤维软骨,表面光滑,深部与关节面紧密相连。关节软骨具有弹性,能承受压力和吸收震荡,减轻运动时的震荡和冲击。关节软骨表面光滑,覆以少量滑液,可减少摩擦,有利于活动。关节软骨无血管、神经和淋巴管,营养由滑液和关节囊滑膜层的血管供应。

(2)关节囊:由致密结缔组织构成,附着于关节面周围的骨面,并与骨膜融合,像"袖套"把构成关节的各骨连结起来,密闭关节腔。关节囊的松紧和厚薄因关节的不同而异,活动度较大的关节,关节囊较松弛而薄,反之亦然。关节囊可分为内、外两层。①外层为纤维层,由致密结缔组织构成,富有血管、淋巴管和神经。在某些部位,纤维层增厚形成韧带,可增强骨与骨之间的连结,并限制关节的过度运动,纤维层的厚薄、韧带强弱与关节的运动和负重大小有关。如下肢关节负重较大,其关节囊的纤维层厚而紧张;上肢关节负重较小,则纤维层薄而松弛。②内层为滑膜层,由平滑光亮、薄而柔润的疏松结缔组织膜构成,衬贴于纤维层的内面,其边缘附着于关节软骨的周缘,包被着关节内除关节软骨、关节唇和关节盘以外的所有结构。

(3)关节腔:是由关节软骨和关节囊滑膜层共同围成的密闭腔隙,腔内有少量滑液,关节腔内呈负压,对维持关节的稳定性有一定的作用。

2. 关节的辅助结构

关节除具备上述基本结构外,某些关节为适应特殊功能的需要而分化出一些特殊结构,以增加关节的灵活性或增强关节的稳固性。

(1)韧带:是连于相邻两骨之间的致密纤维结缔组织束,可加强关节的稳固性。位于关节囊外的称囊外韧带,有的囊外韧带为关节囊的局部增厚,如髋关节的髂股韧带;有的独立于关节囊,不与囊相连,如膝关节的腓侧副韧带;有的是关节周围肌腱的延续,如膝关节的髌韧带。位于关节囊内的称囊内韧带,被滑膜包裹,如膝关节的交叉韧带。韧带和关节囊有丰富的感觉神经分布,故关节疾患极为疼痛。

(2)关节内软骨:为存在于关节腔内的纤维软骨,有关节盘、关节唇两种。①关节盘是位于两关节面之间的纤维软骨,其周缘附着于关节囊内面,将关节腔分为两部。关节盘多呈圆形,中央稍薄,周缘略厚,膝关节中的关节盘呈半月形,称关节半月板。关节盘使两关节面更为适合,以减少冲击和震荡,并可增加关节的稳固性。此外,两个腔可产生不同的运动,从而增加运动的形式和范围。②关节唇是附着于关节窝周缘的纤维软骨环,它可加深关节窝,增大关节面,增加关节的稳固性,如肩关节的盂唇和髋关节的髋臼唇。

(3)滑膜襞和滑膜囊:有些关节的滑膜层面积大于纤维层,以致滑膜重叠卷折,并突向关节腔而形成滑膜襞。有时襞内含有脂肪和血管,则形成滑膜脂垫。在关节运动时,关节腔的形态、容积、压力发生改变,滑膜脂垫可起到调节或充填的作用,同时也扩大了滑膜的面积,有利于滑液的分泌和吸收。在有些关节,滑膜从纤维层缺如或薄弱处膨出,充填于肌腱与骨面之间,形成滑膜囊,它可减少肌肉活动时与骨面之间的摩擦。

3. 关节的运动

关节面的形态决定运动轴的多少和方向,决定着关节的运动形式和范围。其运动形式基本上可依照关节的三个轴分为三组拮抗性运动(图2-37)。

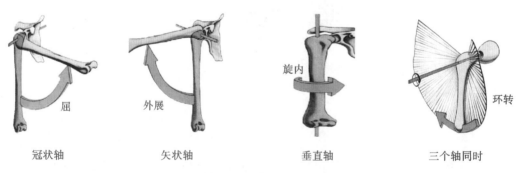

图2-37 关节的运动

(1)屈和伸:是关节沿冠状轴进行的一组运动。运动时,组成关节的两骨相互靠拢,角度减小称为屈;相反,角度增大称为伸。一般情况下,关节的屈是指向腹侧面靠拢或成角,但膝关节则相反,小腿向后贴近大腿的运动为屈,反之为伸。在手部,由于拇指几乎与其他四指垂直,拇指背面朝向外侧,故拇指腕掌关节的屈伸是围绕矢状轴进行,拇指与手掌面的角度减小为屈,反之为伸。在踝关节,足尖上抬,足背向小腿前面靠拢为踝关节的伸,亦称背屈;足尖下垂为踝关节的屈,亦称跖屈。

(2)收和展:是关节沿矢状轴进行的运动。运动时,骨向正中矢状面靠拢,称为内收或收;反之,远离正中矢状面,称为外展或展。手指的收展是以中指为准的靠拢、散开运动,而拇指的收展围绕冠状轴进行,拇指向示指靠拢称收,反之称展。足趾则是以第2趾为准的靠拢、散开运动。

（3）旋内和旋外：是关节沿垂直轴进行的运动，统称旋转。骨向前内侧旋转，称为旋内；反之，向后外旋转，称为旋外。在前臂，桡骨是围绕通过桡骨头和尺骨头的轴旋转，将手背转向前的运动，称为旋前；将手掌恢复到向前或手背转向后的运动，称旋后。有些关节还可进行环转运动，即关节头在原位转动，骨的远侧端做圆周运动，运动时全骨描绘出一圆锥形的轨迹。它不同于旋转运动构成一圆柱形的轨迹，环转运动实为屈、伸、展、收的依次连线运动。只要能做屈、伸、展、收的两轴关节和三轴关节均可完成环转运动。

考点提示：骨连结的概述会涉及考点，要识记关节的基本结构、辅助结构及其运动形式。

二、躯干骨的连结

由 24 块椎骨、1 块骶骨和 1 块尾骨借骨连结形成脊柱，构成人体的中轴，上承托颅，下接下肢。12 块胸椎、12 对肋和 1 块胸骨借骨连结共同形成胸廓。

（一）脊柱

1. 椎骨间的连结

各椎骨之间借韧带、软骨和滑膜关节相连，可分为椎体间连结和椎弓间连结。

（1）椎体间连结：相邻各椎体之间借椎间盘、前纵韧带和后纵韧带相连结。

椎间盘（图 2-38）：亦称椎间纤维软骨，是连结相邻两个椎体之间的纤维软骨盘（第 1 颈椎与第 2 颈椎之间除外）。椎间盘由两部分构成，中央部是柔软而富于弹性的胶状物质称髓核，它是胚胎期脊索的残余物；周围部是由多层纤维软骨按同心圆排列组成的纤维环，富于坚韧性，牢固连结相邻两个椎体，保护髓核并限制髓核向周围膨出。椎间盘坚韧，富有弹性，承受压力时被压缩，除去压力后复原，具有"弹性垫"样作用，可缓冲外力对脊柱的震动。椎间盘共有 23 个，其总长度约为除寰椎、枢椎之外脊柱长度的 1/5。各部椎间盘厚薄不一，胸部最薄，颈部较厚，腰部最厚，所以颈、腰部活动度较大。纤维环破裂时髓核容易向后外脱出，突入椎管和椎间孔，压迫脊髓和脊神经根引起牵涉痛，临床上称为椎间盘脱出症。

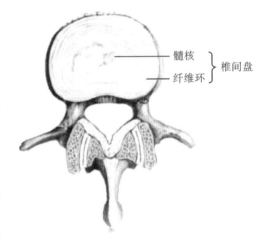

图 2-38 椎间盘

前纵韧带（图 2-39）：位于椎体前面，宽而坚韧，上至枕骨大孔前缘，下至第 1 或第 2 骶椎椎体。其纤维与椎体和椎间盘牢固连结，有防止脊柱过度后伸和椎间盘向前脱出的作用。

后纵韧带（图 2-39）：位于椎体后面，细而坚韧，起自枢椎并与覆盖枢椎椎体的覆膜相续，向下至骶骨。后纵韧带与椎体上、下缘和椎间盘紧密连结，而与椎体连结较疏松，有限制脊柱过度前屈的作用。

（2）椎弓间连结（图 2-39）：包括椎弓板之间和各突起之间的连结。①黄韧带为连结相邻两椎弓板间的韧带，由黄色的弹力纤维构成，坚韧而富有弹性。黄韧带协助围成椎管，有限制脊柱过度前屈并维持脊柱于直立姿势的作用。②棘间韧带位于相邻各棘突之间，前接黄韧带，后方移行为棘上韧带和项韧带。③棘上韧带为连结胸、腰、骶椎各棘突之间的纵行韧带，其前方与棘间韧带融合，与棘间韧带都有限制脊柱过度前屈的作用。在颈部，从颈椎棘突尖向后扩展成三角形板状的弹性纤维膜，称项韧带。项

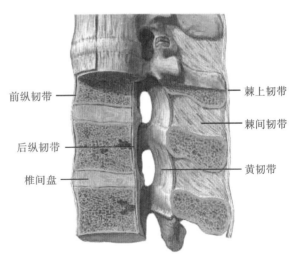

图 2-39 椎骨间的连结

前纵韧带　后纵韧带　椎间盘　棘上韧带　棘间韧带　黄韧带

韧带向上附着于枕外隆凸与枕外嵴,向下至第7颈椎棘突并续于棘上韧带。④横突间韧带是连结相邻椎骨横突之间的韧带,部分与横突间肌混合,有限制脊柱侧屈的作用。⑤关节突关节由相邻椎骨的上、下关节突构成,关节面有透明软骨覆盖,关节囊附着于关节面周缘,属于平面关节,只能做轻微滑动,但各椎骨之间的运动总和却很大,两侧的关节突关节属联合关节。

2.脊柱的整体观及其运动

(1)脊柱的整体观(图2-40):成人男性脊柱长约70cm,女性略短。其长度可因姿势不同而略有差异,静卧比站立时可长出2~3cm,这是由于站立时椎间盘被挤压所致。所有椎间盘的总厚度约占脊柱全长的1/4。老年人因椎间盘变薄、骨质疏松,脊柱也可变短。

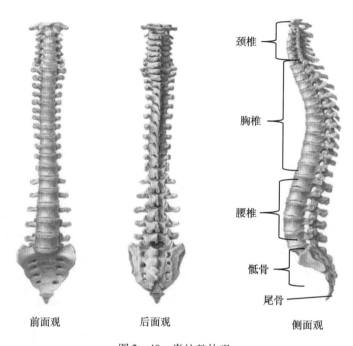

图2-40　脊柱整体观

前面观　　　　　　后面观　　　　　　　侧面观

脊柱前面观:从前面观察脊柱,可见椎体由上向下依次加宽,到第2骶椎为最宽,这与承受重力不断增加有关。骶骨耳状面以下,由于重力经髋骨传至下肢骨,椎体已不负重,体积逐渐减小。从前面观察脊柱,正常人的脊柱有轻度的侧屈。

脊柱后面观:从后面观察脊柱,可见所有椎骨棘突连贯形成纵嵴,其两侧各有一纵行的脊椎沟。颈椎棘突短而分叉,近水平位。胸椎棘突细长,斜向后下方,呈叠瓦状排列。腰椎棘突呈板状,水平伸向后方。

脊柱侧面观:从侧面观察脊柱,可见颈、胸、腰、骶4个生理性弯曲。其中,颈曲和腰曲凸向前,胸曲和骶曲凸向后。脊柱的这些弯曲增大了脊柱的弹性,对维持人体的重心稳定和减轻震荡有重要意义。胸曲和骶曲在胚胎时已形成,也称原发性弯曲;颈曲和腰曲是出生后获得的,也称继发性弯曲。婴儿开始抬头时,出现颈曲;婴儿开始坐和站立时,出现腰曲。脊柱的每一个弯曲都有它的功能意义,颈曲支持头抬起;腰曲使身体重心线后移,以维持身体的前后平衡,保持直立姿势,加强稳固性;而胸曲和骶曲在一定意义上扩大了胸腔和盆腔的容积。

(2)脊柱的运动:脊柱除支持身体,保护脊髓、脊神经和内脏外,还有一定的运动功能。相邻椎骨间的连结稳固,活动范围很小,但各椎间盘和关节突关节运动范围的总和很大,可做屈、伸、侧屈、旋转和环转运动。脊柱各部的运动性质和范围主要取决于椎间盘的厚度、关节突关节的方向和形状、韧带的位置及厚薄等,同时也与年龄、性别和锻炼程度有关。在颈部,颈椎关节突的关节面略呈水平位,关节囊松弛,椎间盘较厚,故屈伸和旋转幅度较大。在胸部,胸椎与肋骨相连,椎间盘较薄,关节突关节面呈冠状位,棘突呈叠瓦状,这些因素限制了胸椎的运动,故胸椎的活动范围较小。在腰部,椎间盘最厚,屈伸运动灵活,关节突关节几乎呈矢状位,限制了旋转运动。由于颈、腰部运动灵活,故损伤多出现于颈、腰部。

（二）胸廓

1.胸廓的构成

胸廓（图2-41）由12块胸椎、12对肋、1块胸骨借骨连结共同构成。胸廓的主要关节有肋椎关节和胸肋关节。

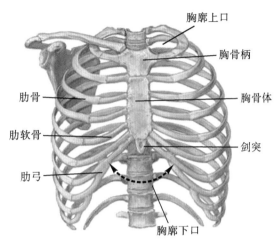

胸廓上口
胸骨柄
肋骨
胸骨体
肋软骨
剑突
肋弓
胸廓下口

图2-41　胸廓

（1）肋椎关节：肋椎关节为肋后端与胸椎之间构成的关节，包括肋头关节和肋横突关节。

（2）胸肋关节：胸肋关节由第2～7肋软骨与胸骨相应的肋切迹构成，关节的前后有韧带加强，属微动关节。第1肋与胸骨柄之间为软骨结合，第8～10肋软骨的前端不直接与胸骨相连，而依次与上位肋软骨形成软骨连结，构成左、右肋弓，第11、12肋的前端游离于腹壁肌肉中，不与胸骨相连结。

2.胸廓的整体观及其运动

成人胸廓近似圆锥形，前后径小于横径，上窄下宽。胸廓有上、下两口和前、后、外侧壁。胸廓上口较小，由胸骨柄上缘、第1肋和第1胸椎体构成，是胸腔与颈部的通道。上口的平面与第1肋的方向一致，即向前下倾斜，胸骨柄上缘约平对第2胸椎体下缘。胸廓下口宽而不规则，由第12胸椎、第11及12肋前端、肋弓和剑突共同围成，两侧肋弓在中线构成向下开放的胸骨下角。角的尖部有剑突，剑突尖约平对第10胸椎下缘。胸前壁最短，由胸骨、肋软骨和肋骨前端构成；后壁较长，由胸椎和肋角内侧的部分肋骨构成；外侧壁最长，由肋骨体构成。相邻两肋之间的间隙称肋间隙。

胸廓具有保护、支持和运动的功能，胸廓的运动主要是参与呼吸。吸气时，在肌的作用下，肋的前部抬高，肋体向外扩展，伴有胸骨上升，使胸廓的前后径和横径增大，胸腔容积增加；呼气时，在重力和肌的作用下，胸廓做相反的运动，使胸腔容积减少。

三、颅骨的连结

颅骨的连结分直接连结和间接连结两种，以直接连结为主。

（一）颅骨的直接连结

各颅骨之间多借缝、软骨和骨相连结，连结极为牢固。颅盖骨是膜化骨成骨，在发育过程中，骨与骨之间遗留有薄层结缔组织膜称缝，有冠状缝、矢状缝、人字缝和蝶顶缝等。随着年龄的增长，缝可发生骨化而形成骨性结合。颅底诸骨是软骨化成骨，骨与骨之间是软骨连结，如蝶枕结合，蝶岩、岩枕软骨结合等。随着年龄的增长，软骨连结也可骨化为骨性结合，但破裂孔处软骨终身不骨化。舌骨与颞骨茎突之间则以茎突舌骨韧带相连。

（二）颞下颌关节

颞下颌关节（图2-42），又称下颌关节，由下颌骨的下颌头与颞骨的下颌窝和关节结节构成。其关节面覆盖有纤维软骨，关节囊松弛，上方附着于关节结节和下颌窝周缘，下方附着于下颌颈，囊外有自颞弓根部至下颌颈的外侧韧带加强。囊内有纤维软骨构成的关节盘,关节盘前部凹向上,后部凹向下,与关节结节和下颌窝的形状相对应。关节盘的周缘与关节囊相融合,将关节腔分为上、下两部。关节囊前部较薄弱,因此,颞下颌关节易向前脱位。

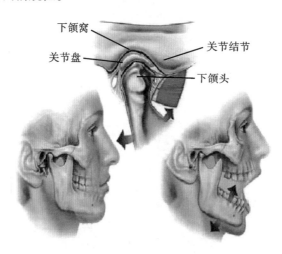

图2-42 颞下颌关节

关节的运动:颞下颌关节属于联合关节,两侧必须同时运动。下颌骨可做上提、下降、前进、后退及侧方运动。其中,上提和下降运动发生于下关节腔,前进和后退发生于上关节腔,侧方运动是一侧的下颌头对关节盘做旋转运动,而对侧的下颌头和关节盘一起对关节窝做前进的运动。张口是下颌骨下降并伴向前的运动,故张大口时,下颌骨体下降向下后方,而下颌头随同关节盘滑至关节结节的下方。闭口则是下颌骨上提并伴有下颌头和关节囊一起滑回关节窝的运动。

四、上肢骨的连结

上肢骨的连结包括上肢带骨连结和自由上肢骨连结。

(一)上肢带骨连结

1.胸锁关节

胸锁关节(图2-43)是上肢骨与躯干骨之间的唯一关节。由锁骨的胸骨端与胸骨的锁切迹和第1肋软骨上缘构成,属多轴关节。关节囊坚韧,由前方的胸锁前韧带、后方的胸锁后韧带和上方的锁间韧带加强。关节囊有纤维软骨构成的关节盘,并将关节腔分为外上和内下两部分。胸锁关节沿矢状轴使锁骨向上、向下做约60°的运动,绕垂直轴可使锁骨外侧端做向前、向后20°~30°的运动,还可绕冠状轴做轻微的旋转和环转运动。

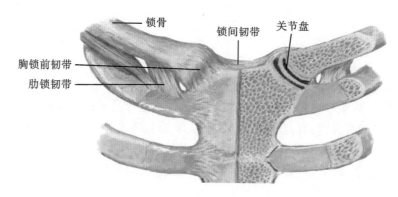

图2-43 胸锁关节

2.肩锁关节

肩锁关节是由锁骨的肩峰端与肩峰的关节面构成,属平面关节。关节囊的周围有韧带加强,关节的上方有肩锁韧带加强,关节囊和锁骨的下方有强韧的喙锁韧带连于喙突,关节活动度小。

3.喙肩韧带

喙肩韧带连于肩胛骨的喙突与肩峰之间,它与喙突、肩峰共同构成喙肩弓,可防止肱骨头向上脱位。

(二)自由上肢骨连结

1.肩关节

肩关节(图 2 - 44)由肱骨头与肩胛骨关节盂构成,属球窝关节,是全身运动最灵活的关节。关节盂小而浅,关节头大,关节盂周围有纤维软骨构成的盂唇,使之略微加深,仅能容纳关节头的 1/4 ~ 1/3。因此,肩关节的运动幅度较大。关节囊薄而松弛,向上附着于关节盂的周缘,向下附着于肱骨解剖颈,其内侧份可达外科颈,在某些部位,滑膜层可形成滑液鞘或滑膜囊以利于肌腱的活动。关节囊内有起自盂上结节的肱二头肌长头腱通过,腱的表面包绕滑膜,形成结节间滑液鞘,经结节间沟穿出后滑膜附着于囊外。关节囊周围的韧带少而弱,囊的上壁有喙肱韧带,连于喙突与肱骨大结节之间,其部分纤维融入关节囊的纤维层;囊的前壁和后壁也有许多肌腱纤维加入囊的纤维层,以增加关节的稳固性。

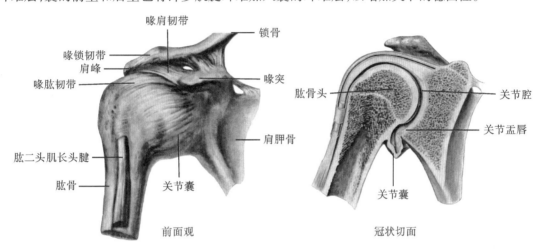

图 2 - 44　肩关节

肩关节是全身最灵活的关节,可做三轴运动,即绕冠状轴做屈、伸,屈与伸总和为 110° ~ 140°,屈大于伸;绕矢状轴做收、展,臂外展可超过 40° ~ 60°;绕垂直轴做旋内、旋外,旋内与旋外总和为 90° ~ 120°,旋内大于旋外,并能做环转运动。

2.肘关节

肘关节(图 2 - 45)是由肱骨下端与尺、桡骨上端构成的复关节,包括 3 个关节。

(1)肱尺关节:由肱骨滑车和尺骨滑车切迹构成,属滑车关节。

(2)肱桡关节:由肱骨小头和桡骨头关节凹构成,属球窝关节。

(3)桡尺近侧关节:由桡骨环状关节面和尺骨桡切迹构成,属车轴关节。

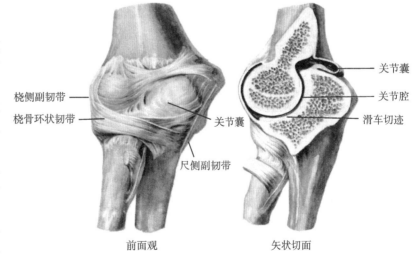

图 2 - 45　肘关节

上述 3 个关节共同包在一个关节囊内,囊的前、后壁薄而松弛;两侧壁厚而紧张,并有韧带加强。囊的后壁最为薄弱,故肘关节常见的脱位是后脱位,此时,桡、尺骨向肱骨的后上方移位。

肘关节的韧带有以下几种。

（1）尺侧副韧带：位于关节囊的尺侧，呈扇形，由肱骨内上髁向下扩展，止于尺骨滑车切迹内侧缘。

（2）桡侧副韧带：位于关节囊的桡侧，由肱骨外上髁向下扩展，止于桡骨环状韧带。

（3）桡骨环状韧带：位于桡骨环状关节面的周围，附着于尺骨桡切迹的前、后缘，与尺骨桡切迹共同构成一个上口大、下口小的漏斗形骨纤维环，使桡骨头在环内旋转而不易脱出。

肘关节的运动以肱尺关节为主，肱尺关节主要在冠状轴上做屈、伸运动。由于肱骨滑车的内侧唇较外侧唇向前下方突出，使滑车的轴斜向内下，前臂沿此斜向的冠状轴屈曲时，手可至胸前而非与前臂折叠。伸前臂时，前臂偏向外侧，构成约10°的外偏角，称提携角。桡尺近侧关节与桡尺远侧关节联合，共同使前臂做旋前和旋后的运动。

考点提示：容易涉及的考点为上肢骨的连结及其临床意义。肱骨内、外上髁和尺骨鹰嘴可在体表扪及，当肘关节伸直时，此三点在一条直线上；当肘关节屈曲至90°时，此三点的连线构成一个尖朝下的等腰三角形。肘关节发生后脱位时，尺骨鹰嘴向后上移位，三点位置关系发生改变。肘关节前方和内侧有血管、神经经过，临床上肘关节的穿刺和手术入路多在后方和后内侧进行。

3. 前臂骨连结

前臂骨连结包括前臂骨间膜、桡尺近侧关节和桡尺远侧关节的连结（图2-46）。

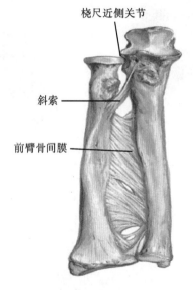

图2-46　前臂骨连结

（1）前臂骨间膜：连结于尺骨与桡骨的骨间缘之间，是一层坚韧的纤维膜，纤维方向主要是从桡骨斜向下内达尺骨。

（2）桡尺近侧关节：见"肘关节"。

（3）桡尺远侧关节：由尺骨头的环状关节面构成关节头，桡骨尺切迹及其下缘至尺骨茎突根部的关节盘共同构成关节窝。关节盘为一个呈三角形的纤维软骨板，并将尺骨头与腕骨隔开。关节囊松弛，附着于关节面和关节盘周缘。关节活动时，尺骨不动，而是关节窝围绕尺骨头转动。桡尺近侧关节和桡尺远侧关节是联合关节，属于车轴关节。前臂可沿旋转轴做旋转运动，其旋转轴为通过桡骨头中心至尺骨头中心的连线。运动时，桡骨头在原位自转，而桡骨下端连同关节盘围绕尺骨头旋转。当桡骨转至尺骨前，并与之相交叉时，手背向前，称为旋前；与此相反的运动，即桡骨转回至尺骨外侧，而使手掌向前，称为旋后。

4. 手关节

手关节（图2-47）包括桡腕关节、腕骨间关节、腕掌关节、掌骨间关节、掌指关节和指骨间关节。

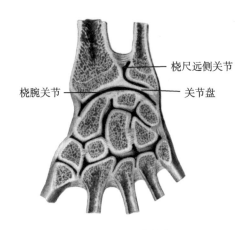

图2-47 手关节

桡腕关节,又称腕关节,是典型的椭圆关节,由桡骨下端的腕关节面和尺骨下方的关节盘构成关节窝,手舟骨、月骨和三角骨的近侧关节面构成关节头。关节囊松弛,关节腔宽广,关节囊外各面都有韧带加强,其中掌侧韧带较坚韧,因而腕的后伸运动受到限制。腕关节可做屈、伸运动和内收、外展运动,收大于展,亦能做环转运动。

五、下肢骨的连结

下肢骨的连结包括下肢带骨连结和自由下肢骨连结。

(一)下肢带骨连结

1.骶髂关节

骶髂关节由骶骨与髂骨耳状面构成,关节面凹凸不平,但彼此结合紧密。关节囊紧张,附着于关节面周缘,其前、后方分别有韧带加强,分别为骶髂前、后韧带,后上方的骶髂骨间韧带连于骶骨粗隆与髂骨粗隆之间(图2-48)。骶髂关节结构牢固,活动性极小,以适应下肢支持体重的功能。在妊娠后期其活动度可略增大,以适应分娩。

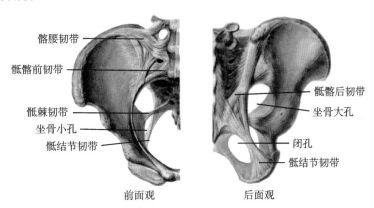

图2-48 骨盆的韧带

2.耻骨联合

耻骨联合是由两侧耻骨联合面借纤维软骨构成的耻骨间盘连结而成,属软骨结合。耻骨间盘在10岁以后,其内部正中常出现一矢状位的裂隙,女性较男性的厚,裂隙也较大,孕妇和经产妇尤为明显。在耻骨联合的上方有连结两侧耻骨的耻骨上韧带,下方有耻骨弓状韧带。耻骨联合的活动甚微,但在分娩时,耻骨间盘的裂隙可适度增宽,以增加骨盆的径线。

3.髋骨与脊柱间的韧带连结

髋骨与脊柱之间有下列韧带加强。

（1）髂腰韧带：坚韧肥厚，由第5腰椎横突横行放散至髂嵴的后上部，有防止腰椎向下脱位的作用。

（2）骶结节韧带：位于骨盆后方，起自骶、尾骨侧缘，纤维束斜向下外集中，附着于坐骨结节内侧缘。

（3）骶棘韧带：位于骶结节韧带的前方，起自骶、尾骨侧缘，呈三角形，纤维束斜向下外集中，附着于坐骨棘，其起始部被骶结节韧带所遮盖。骶棘韧带与坐骨大切迹围成坐骨大孔，骶棘韧带、骶结节韧带和坐骨小切迹围成坐骨小孔，有肌肉、血管和神经等从盆腔穿此二孔至臀部和会阴部。

4.髋骨的固有韧带

髋骨的固有韧带，即闭孔膜，封闭闭孔并供盆内、外肌附着。膜上部与闭孔沟围成闭膜管，有闭孔血管、神经通过。

5.骨盆

骨盆（图2-49）是由左、右髋骨和骶、尾骨借骨连结构成。人体直立时，骨盆向前倾斜，两髂前上棘与两耻骨结节位于同一冠状面内，此时，尾骨尖与耻骨联合上缘居同一平面上。骨盆以界线为界，分为上方的大骨盆和下方的小骨盆。界线是由骶岬向两侧经骶骨侧部上缘、弓状线、耻骨梳、耻骨结节至耻骨联合上缘构成的环形线。小骨盆分为骨盆上口、骨盆下口和骨盆腔。骨盆上口即由上述界线围成；骨盆下口由尾骨、骶结节韧带、坐骨结节、坐骨支、耻骨支和耻骨联合下缘围成，呈菱形。两侧坐骨支与耻骨下支连成耻骨弓，其间的夹角称耻骨下角，男性为70°～75°，女性为90°～100°，骨盆上、下口之间的腔称骨盆腔，它是一前壁短、侧壁及后壁长的弯曲的管道，其中轴为骨盆轴，是胎儿娩出的通道（表2-1）。

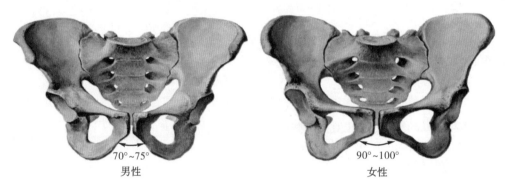

70°～75° 男性　　　　90°～100° 女性

图2-49　骨盆

表2-1　男、女性骨盆的差异

区别点	男性	女性
骨盆外形	高、窄	矮、宽
骨盆上口	较小、近心形	较大、近圆形
骨盆下口	较窄小	较宽大
骨盆腔	高、窄，呈漏斗形	矮、宽，呈卵圆形
耻骨下角	70°～75°	90°～100°
髂窝	较深	较浅
骶骨	较狭长、曲度较大	较短、曲度较小

（二）自由下肢骨连结

1.髋关节

髋关节（图2-50）由髋臼与股骨头构成，是典型的杵臼关节。髋臼的周缘有纤维软骨构成的髋臼唇，以增加髋臼的深度，髋臼切迹被髋臼横韧带封闭，使髋臼内半月形的关节面扩大为环形关节面，增大了髋臼与股骨头的接触面。股骨头的关节面约为圆球面积的 2/3,几乎全部纳入髋臼内,髋臼窝内充填有股骨头韧带和脂肪组织。

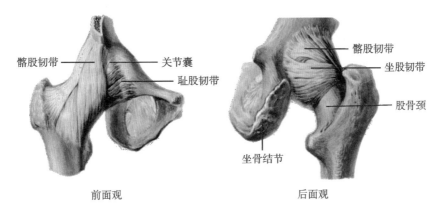

图 2 - 50 髋关节

髋关节囊紧张而坚韧,关节囊周围的韧带多而强韧,分囊外韧带和囊内韧带(图 2 - 51)。①髂股韧带:覆盖于关节囊前方,自髂前下棘向下扩展成"人"字形,附着于转子间线,最为坚韧,可限制大腿过伸。②耻股韧带:位于髋关节前下方及后方,起于耻骨上支,向下外与关节囊前下壁融合,可限制大腿的外展与旋外。③坐股韧带:位于关节囊后方,起于坐骨体,斜向外上与关节囊融合,附着于股骨大转子根部,可限制大腿旋内。④轮匝带:为关节囊深层纤维环绕股骨颈增厚而成,可限制股骨头向外脱出。⑤股骨头韧带:为囊内韧带,连结于股骨头凹与髋臼横韧带之间,内含有营养股骨头的血管。

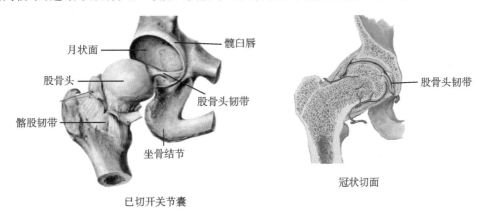

图 2 - 51 髋关节及其韧带

髋关节可做三轴运动,沿冠状轴做前屈、后伸,沿矢状轴做内收、外展,沿垂直轴做旋内、旋外以及环转运动。由于股骨头深藏于髋臼内,关节囊紧张而坚韧,囊内、外有各种韧带限制,故其运动幅度较肩关节小,但稳固性比肩关节高,以适应其支持体重和下肢行走的功能。

考点提示:识记髋关节的结构特点,髋关节周围有肌和韧带加强,稳固性好,但其后下方薄弱,当髋关节内收屈曲时,股骨头位于薄弱的关节囊后部,如受暴力易发生后脱位。关节囊向上附着于髋臼周缘,向前下面附着于转子间线,后面附着于距转子间嵴约 1.5cm 处。股骨颈在后面只有内侧 2/3 位于关节囊内,外侧 1/3 位于囊外,故股骨颈的骨折,临床上分为囊内骨折和囊外骨折。

2. 膝关节

膝关节(图 2 - 52)是人体最大、最复杂的关节,由股骨下端、胫骨上端和髌骨构成。股骨的内、外侧髁与胫骨的内、外侧髁相对,髌骨与股骨髌面相接。

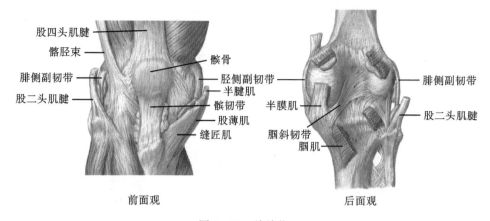

前面观　　　　　　　　　　　　　后面观

图 2 - 52　膝关节

膝关节囊薄而松弛,各部位厚薄不一,囊的前壁不完整,由附着于股四头肌腱的髌骨填补。膝关节有囊内、外韧带加强,限制关节的活动,增加关节的稳固性(图 2 - 53)。

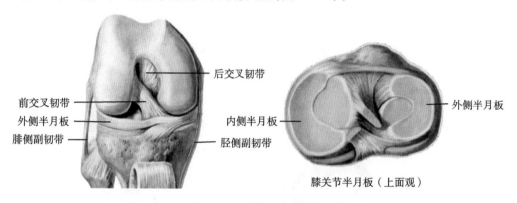

膝关节半月板(上面观)

图 2 - 53　膝关节内部结构

(1)髌韧带:位于囊的前壁,起于髌骨下缘,止于胫骨粗隆。它是股四头肌腱的延续部分。

(2)腓侧副韧带:位于囊的外侧,呈索状,上方附着于股骨外上髁,下方附着于腓骨头,与关节囊之间留有间隙。

(3)胫侧副韧带:位于囊的内侧,呈宽扁束状,起于股骨内上髁,向下止于胫骨内侧髁的内侧面,与关节囊和半月板紧密结合。胫侧副韧带和腓侧副韧带在伸膝时紧张,屈膝时最为松弛,故半屈膝时允许膝关节做少许内旋和外旋运动。

(4)腘斜韧带:起自胫骨内侧髁,斜向外上方与关节囊后壁融合,止于股骨外上髁,可防止膝关节过度前伸。在关节囊内还有被滑膜衬覆的膝交叉韧带,膝交叉韧带有前、后两条,前交叉韧带起自胫骨髁间隆起的前方,斜向后上外方,止于股骨外侧髁的内侧面;后交叉韧带起自胫骨髁间隆起的后方,斜向前上内方,止于股骨内侧髁的外侧面。膝交叉韧带牢固地连结股骨和胫骨,可防止胫骨沿股骨向前、向后移位。前交叉韧带在伸膝时紧张,能防止胫骨前移;后交叉韧带在屈膝时紧张,可防止胫骨后移。

在股骨内、外侧髁与胫骨内、外侧髁的关节面之间,垫有两块由纤维软骨构成的半月板。半月板下面平坦,上面凹陷,外缘厚,内缘薄,两端借韧带附着于胫骨髁间隆起。内侧半月板较大,呈"C"形,前端窄,后端宽,外缘与关节囊和胫侧副韧带紧密相连。外侧半月板较小,近似"O"形,外缘与关节囊相连,但关节囊和腓侧副韧带之间隔有腘肌腱。半月板的存在,使关节面更加适合,增加了关节窝的深度,使膝关节稳固,又可使股骨髁一起对胫骨做旋转运动。同时还具有缓冲压力,吸收震荡,起到弹性垫的作用。因半月板随膝关节的运动而发生形态改变和位置移动,在骤然发生强烈运动时,易造成半月板损伤或撕裂。

关节囊的滑膜宽阔,附着于各关节面周缘,覆盖关节内除关节面和半月板外的所有结构。因此,滑膜层或突至纤维层外形成滑膜囊,或折叠成皱襞。滑膜在髌骨上缘上方,沿股骨下端的前面,向上突出于股四头肌腱的深面达 5cm 左右,形成髌上囊,是膝关节最大的滑膜囊,与关节腔相通。另外,还有不与关节腔相通的滑膜囊,如位于髌韧带与胫骨上端之间的髌下深囊。在髌骨下方两侧,滑膜层部分突向关节腔内,形成一对翼状襞,襞内含有脂肪组织,充填于关节腔内的空隙。

膝关节属屈戍关节,主要做屈、伸运动。膝在半屈位时,小腿尚可做旋转运动,即胫骨髁沿垂直轴对半月板和股骨髁的运动。半月板的形态和位置随膝关节的运动而改变,屈膝时半月板滑向后方,伸膝时滑向前方;屈膝旋转时,一个半月板滑向后,另一个滑向前。例如,伸膝时,胫骨两髁连同半月板沿股骨两髁的关节面由后向前滑动。由于股骨两髁关节面后部的曲度较下部大,所以在伸的过程中,股骨两髁与胫骨两髁的接触面积逐渐增大,与此相应,两半月板逐渐向前方滑动。

3.距小腿关节

距小腿关节,亦称踝关节,由胫、腓骨下端与距骨滑车构成。关节囊附着于各关节面的周围,其前、后壁薄而松弛,两侧有韧带加强。内侧有内侧韧带(或称三角韧带),内侧韧带很坚韧,起自内踝尖,向下呈扇形展开,止于距骨内侧、跟骨和足舟骨。外侧由 3 条独立的韧带组成:①前方为距腓前韧带,在外踝与距骨颈之间;②中间为跟腓韧带,从外踝向下至跟骨的外侧面;③后方为距腓后韧带,从外踝内侧至距骨后突。踝关节属屈戍关节,能做背屈(伸)和跖屈(屈)的运动。由于胫、腓骨下端的关节窝和距骨滑车都是前部较宽,后部较窄,背屈时,较宽的滑车前部嵌入关节窝内,关节较稳定;而跖屈时,由于较窄的滑车后部进入关节窝内,此时踝关节可稍做展、收运动,但关节不够稳定,故踝关节扭伤多发生在跖屈的情况下。(图 2 - 54)

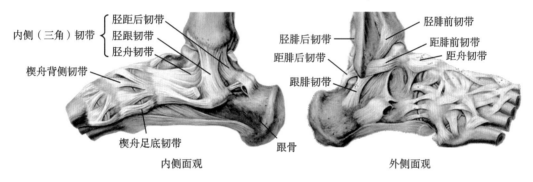

图 2 - 54　距小腿关节及其韧带

考点提示:膝关节、踝关节会涉及考点,要识记膝关节和踝关节的结构特点。

第三节　肌　学

一、概述

人体的肌根据构造与功能不同可分为平滑肌、心肌和骨骼肌三类。平滑肌主要分布在内脏中空性器官和血管壁;心肌为心所特有,构成心壁的主要部分;骨骼肌主要分布于躯干和四肢。在显微镜下观察,心肌和骨骼肌有横纹,均属横纹肌。心肌与平滑肌受内脏神经支配,不直接受意志的管理,属于不随意肌,舒缩缓慢而持久,不易疲劳。骨骼肌受躯体神经支配,直接受人的意志控制,称为随意肌,收缩迅速有力,但易疲劳。

骨骼肌是运动的动力部分,在人体内分布极为广泛,有 600 多块,约占体重的40%。每块肌均有一定的形态、结构、位置和辅助装置,有丰富的血管和淋巴分布,并受神经的支配,具有特定的功能,故每块肌都可视为一个器官。

(一)肌的构造和形态

1.肌的构造

骨骼肌由肌腹和肌腱构成。肌腹主要由肌纤维(肌细胞)组成,色红柔软,具有收缩功能。肌腱位于肌的两端,连结肌腹与骨,主要由平行致密的胶原纤维结缔组织束构成,色白坚韧,传导肌腹收缩所产生的力,牵拉骨使之产生运动。肌腱本身不具备收缩能力,但能抵抗很大的张力。扁肌的腱性部分呈薄膜状,称腱膜。

2. 肌的形态

肌的形态(图2-55)多种多样,按其外形大致可分为长肌、短肌、扁肌和轮匝肌四种。长肌的肌束通常与肌的长轴相平行,收缩时肌显著缩短,可产生大幅度的运动,多见于四肢。短肌小而短,具有明显的节段性,收缩幅度较小,多见于躯干深层。扁肌宽阔呈薄片状,多见于胸、腹壁,除运动功能外还兼有保护内脏的作用。轮匝肌主要由环形的肌纤维构成,位于孔裂周围,收缩时可以关闭孔裂。

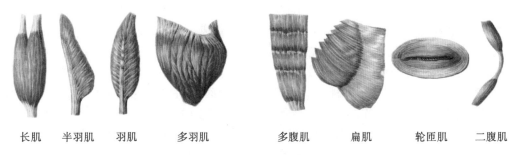

| 长肌 | 半羽肌 | 羽肌 | 多羽肌 | 多腹肌 | 扁肌 | 轮匝肌 | 二腹肌 |

图2-55 肌的形态

(二)肌的起止和作用

1. 肌的起止

绝大多数肌通常以两端附着在两块或两块以上的骨面上,中间跨过一个或多个关节。肌收缩时使两骨彼此靠近而产生运动。一般来说,运动时两块骨总有一块骨的位置相对固定,而另一块骨相对移动。通常把接近躯干正中面、四肢靠近侧的附着点看作为肌的起点或定点,另一端则看作为止点或动点。肌的定点在一定条件下可以相互转换,如胸大肌起于胸廓,止于肱骨,通常收缩时使上肢向胸廓靠拢,但在做引体向上动作时,胸大肌的动、定点易位,止于肱骨的一端被固定,而附着于胸廓的一端作为动点,收缩时使胸廓向上肢靠拢,故能做引体向上(图2-56)。

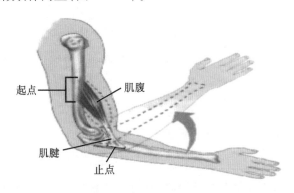

图2-56 肌的起止点

2. 肌的作用

肌收缩牵引骨而产生关节的运动,其原理犹如杠杆装置,有三种基本形式。①平衡杠杆运动,其支点在重点和力点之间,如寰枕关节进行的仰头和低头运动。②省力杠杆运动,其重点位于支点和力点之间,如起步抬足跟时踝关节的运动。③速度杠杆运动,其力点位于重点和支点之间,如举重物时肘关节的运动。

(三)肌的命名原则

了解肌的命名原则有助于学习、理解和记忆。肌的命名原则有多种:①按形状,如斜方肌、三角肌;②按位置,如冈上肌、冈下肌、胫骨前肌、肋间肌等;③按起止点,如胸锁乳突肌、胸骨舌骨肌等;④按位置和大小,如胸大肌、胸小肌、腰大肌等;⑤按作用,如旋后肌、大收肌、屈肌、伸肌等;⑥按构造,如半腱肌、半膜肌等;⑦按结构和部位,如肱二头肌、股四头肌等;⑧按部位和纤维方向,如腹外斜肌、腹横肌等。

(四)肌的辅助装置

肌的辅助装置有筋膜、滑膜囊和腱鞘等。它们具有协助肌的活动,保持肌的位置,减少运动时的摩擦和保护等功能。

1. 筋膜

筋膜遍布全身,分浅筋膜和深筋膜两种。

(1)浅筋膜:又称皮下组织,位于真皮之下,包被全身,由疏松结缔组织构成,富含脂肪。浅动脉、皮下静脉、皮神经、浅淋巴管行于浅筋膜内,有些局部还可有乳腺和皮肌。浅筋膜对位于其深部的肌、血管和神经有一定的保护作用,如手掌和足底的浅筋膜均较发达,能对加压起缓冲作用。

(2)深筋膜:又称固有筋膜,由致密结缔组织构成,位于浅筋膜的深面,它包被体壁、四肢的肌、血管和神经等。深筋膜与肌的关系非常密切。在四肢,深筋膜伸入肌群之间,并附着于骨,构成肌间隔;与包绕肌群的深筋膜构成筋膜鞘;深筋膜还包绕血管、神经形成血管神经鞘;还可提供肌的附着或作为肌的起点。

2. 滑膜囊

滑膜囊为封闭的结缔组织小囊,壁薄,内有滑液,多位于肌腱与骨面相接触处,以减少两者之间的摩擦。有的滑膜囊在关节附近与关节腔相通。滑膜囊炎症可影响肢体局部的运动功能。

3. 腱鞘

腱鞘是包围在肌腱外面的结缔组织鞘管,存在于活动性较大的腕、踝、手指和足趾等活动多的部位。腱鞘可分纤维层和滑膜层两部分。纤维层又称腱纤维鞘,位于外层,为深筋膜增厚所形成的骨性纤维管道,对肌腱起滑车和约束作用。滑膜层又称腱滑膜鞘,位于腱纤维鞘内,是由滑膜构成的双层圆筒形的鞘。腱滑膜鞘分为脏层和壁层,脏层包绕肌腱,壁层紧贴腱纤维鞘的内面。脏、壁两层之间含少量滑液,所以肌腱能在鞘内自由滑动。若手指不恰当地做长期、过度而快速的活动,可导致腱鞘损伤,产生疼痛并影响肌腱的滑动,称为腱鞘炎,其为临床常见病。

二、头肌

头肌(图2-57、表2-2)分为面肌和咀嚼肌两部分。

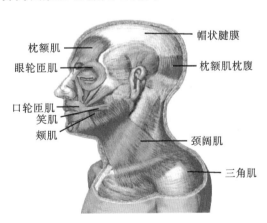

图2-57　头肌

(一)面肌

面肌为面部扁薄的皮肌,位置表浅,起自颅骨的不同部位,止于面部皮肤,主要分布于面部眼裂、口裂和鼻孔周围,可分为环形肌和辐射状肌两种,有闭合或开大上述孔裂的作用,同时牵动面部皮肤表达喜、怒、哀、乐等各种表情,故面肌又称表情肌。

表2-2　头肌的起止点、主要作用和神经支配

肌群	肌名		起点	止点	主要作用	神经支配
面肌	枕额肌	额腹	帽状腱膜	眉部皮肤	提眉,形成额部皱纹	面神经
		枕腹	枕骨	帽状腱膜	向后牵拉帽状腱膜	
	眼轮匝肌		位于眼裂周围		闭合眼裂	
	口轮匝肌		环绕口裂周围		闭合口裂	
咀嚼肌	咬肌		颧弓	咬肌粗隆	上提下颌骨(闭口),使下颌骨向前或向后运动	三叉神经
	颞肌		颞窝	下颌骨冠突		
	翼内肌		翼突窝	下颌骨内面的翼肌粗隆		
	翼外肌		翼突外侧面,蝶骨大翼下面	下颌颈	一侧收缩使下颌向对侧运动,两侧同时收缩做张口运动	

1.颅顶肌

颅顶肌,又称枕额肌,阔而薄,由两个肌腹和中间的帽状腱膜构成。前方的肌腹位于额部皮下称额腹,后方的肌腹位于枕部皮下称枕腹。颅顶肌与头皮紧密结合,而与深部的骨膜则隔以疏松的结缔组织。枕腹起自枕骨,额腹止于眉部皮肤。枕腹可向后牵拉帽状腱膜,额腹收缩可提眉并使额部皮肤出现皱纹。

2.眼轮匝肌

眼轮匝肌位于眼裂周围,呈扁椭圆形,分眶部、睑部、泪囊部。其作用是使眼裂闭合。泪囊部纤维可扩张泪囊,有利于泪液的引流。

3.口周围肌

口周围肌包括辐射状肌和环形肌。辐射状肌分别位于唇的上、下方,能上提上唇,降下唇或拉口角向上、向下或向外。在面颊深部有一对颊肌,此肌紧贴口腔侧壁,可外拉口角使唇、颊紧贴牙齿,帮助咀嚼和吸吮,与口轮匝肌共同作用,可做吹口哨动作,故又称吹奏肌。环绕口裂的环形肌称口轮匝肌,收缩时可关闭口裂(闭嘴)。

(二)咀嚼肌

咀嚼肌(图2-58)共4对,均分布于颞下颌关节周围,参与咀嚼运动。

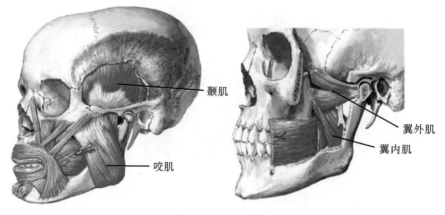

图2-58　咀嚼肌

1.咬肌

咬肌起自颧弓的下缘和内面,斜向后下止于咬肌粗隆。其作用是上提下颌骨。

2.颞肌

颞肌起自颞窝,肌束呈扇形向下汇聚,通过颧弓的深方,止于下颌骨的冠突。其作用是上提下颌骨,

后部纤维拉下颌骨向后。

3. 翼内肌

翼内肌起自翼窝,向下外方止于下颌角内面的翼肌粗隆。其作用是上提下颌骨,并使其向前运动。

4. 翼外肌

翼外肌位于下颌窝内,起自翼突外侧面和蝶骨大翼下面,向后外止于下颌颈。其作用是一侧收缩使下颌向对侧方向移动,两侧同时收缩做张口运动。

三、颈肌

颈肌(图2-59、表2-3)依其所在位置分为颈浅肌、颈前肌和颈深肌三群。

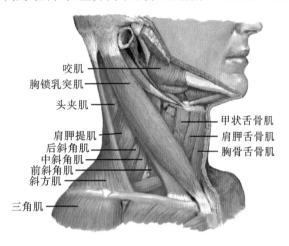

图2-59 颈肌

表2-3 颈肌的起止点、主要作用和神经支配

肌群		肌名	起点	止点	主要作用	神经支配
颈浅肌与颈外侧肌		颈阔肌	胸大肌和三角肌的筋膜	口角、下颌骨下缘及面下部皮肤	拉口角及下颌向下	面神经
		胸锁乳突肌	胸骨柄前面、锁骨的胸骨端	颞骨的乳突	一侧收缩使头向同侧倾斜;两侧收缩使头后仰	副神经
颈前肌	舌骨上肌群	二腹肌	前腹:下颌体内面	舌骨	上提舌骨,可使舌升高;当舌骨固定时,可张口	前腹:三叉神经
			后腹:乳突			后腹:面神经
		下颌舌骨肌	下颌体内面			三叉神经
		茎突舌骨肌	茎突			面神经
		颏舌骨肌	下颌骨颏棘			第1颈神经前支
	舌骨下肌群	胸骨舌骨肌	与肌名称一致		下降舌骨和喉	颈襻
		肩胛舌骨肌				
		胸骨甲状肌				
		甲状舌骨肌				
颈深肌外侧群		前斜角肌	颈椎横突	第1肋上面	一侧收缩使颈侧屈或前屈,两侧收缩上提第1、2肋助深吸气	颈神经前支
		中斜角肌				
		后斜角肌		第2肋上面		

（一）颈浅肌

1. 颈阔肌

颈阔肌位于颈部浅筋膜中，为一薄而宽阔的皮肌，起自胸大肌和三角肌表面的筋膜，向上止于口角、下颌骨下缘及面下部皮肤。其作用是拉口角及下颌向下，并使颈部皮肤出现皱褶。

2. 胸锁乳突肌

胸锁乳突肌位于颈部两侧，大部分被颈阔肌所覆盖，是一对强有力的肌；起自胸骨柄前面和锁骨的胸骨端，两头会合斜向后上方，止于颞骨的乳突。其作用是一侧肌收缩使头向同侧倾斜，脸转向对侧；两侧肌收缩可使头后仰。一侧肌挛缩时，可出现斜颈。

（二）颈前肌

颈前肌包括舌骨上肌群和舌骨下肌群。

1. 舌骨上肌群

舌骨上肌群位于舌骨和下颌骨之间，包括二腹肌、茎突舌骨肌、下颌舌骨肌和颏舌骨肌。其作用是上提舌骨，使舌升高，协助推进食团入咽。当舌骨固定时，下颌舌骨肌、颏舌骨肌和二腹肌前腹均能拉下颌骨向下而张口。

2. 舌骨下肌群

舌骨下肌群位于颈前部、舌骨下方正中线的两侧，居喉、气管和甲状腺的前方，包括胸骨舌骨肌、肩胛舌骨肌、胸骨甲状肌、甲状舌骨肌。其作用是下降舌骨和喉。甲状舌骨肌在吞咽时可提喉向上。

（三）颈深肌

颈深肌（图2-60）位于脊柱颈段的两侧，有前斜角肌、中斜角肌和后斜角肌，均起自颈椎横突，其中，前、中斜角肌向下止于第1肋，后斜角肌则止于第2肋。前、中斜角肌与第1肋之间的间隙称为斜角肌间隙，有臂丛神经和锁骨下动脉通过，故临床上可将麻醉剂注入此间隙施行臂神经丛阻滞麻醉。如果此间隙病理性狭窄，可引起臂丛神经或锁骨下动脉受压。其作用是一侧肌收缩可使颈侧屈，两侧肌同时收缩可上提1、2肋助深吸气。如肋骨固定，则可屈颈。

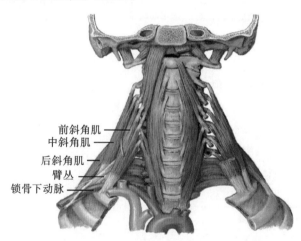

前斜角肌
中斜角肌
后斜角肌
臂丛
锁骨下动脉

图2-60　颈深肌

四、躯干肌

躯干肌可分为背肌、胸肌、膈肌、腹肌和会阴肌。

（一）背肌

背肌（图2-61、表2-4）为位于躯干后面的肌群，可分为浅、深两层。

1. 斜方肌

斜方肌位于项部和背上部的浅层，为三角形的扁肌，左、右两块合在一起呈斜方形，起自上项线、枕外隆凸、项韧带、第 7 颈椎和全部胸椎的棘突,上部的肌束斜向外下方,中部的平行向外,下部的斜向外上方,止于锁骨外侧 1/3、肩峰和肩胛冈。其作用是使肩胛骨向脊柱靠拢,上部肌束可上提肩胛骨,下部肌束使肩胛骨下降。如果肩胛骨固定,一侧肌收缩使颈向同侧屈、脸转向对侧,两侧同时收缩可使头后仰。该肌瘫痪时可出现"塌肩"。

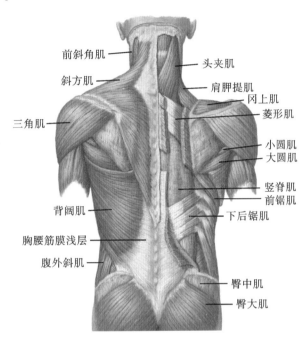

图 2 - 61 背肌

表 2 - 4 背肌的起止点、主要作用和神经支配

肌群	肌名	起点	止点	主要作用	神经支配
背浅肌群	斜方肌	上项线、枕外隆凸、项韧带、第 7 颈椎和全部胸椎棘突	锁骨外侧 1/3、肩峰和肩胛骨	使肩胛骨向脊柱靠拢;如果肩胛骨固定,作用同胸锁乳突肌	副神经
	背阔肌	下 6 个胸椎的棘突、全部腰椎的棘突、骶正中嵴和髂嵴后部等	肱骨小结节嵴	使肩关节后伸、内收及旋内	胸背神经
	肩胛提肌	上位颈椎横突	肩胛骨上角和内侧缘上部	上提肩胛骨	肩胛背神经
	菱形肌	下位 2 个颈椎和上位 4 个胸椎的棘突	肩胛骨的内侧缘	牵引肩胛骨向内上并使其向脊柱靠拢	
背深肌群	竖脊肌	骶骨背面、髂嵴后部和腰椎棘突	肋骨、椎骨及颞骨乳突等	两侧同时收缩使脊柱后伸和仰头;一侧收缩使脊柱向同侧屈	脊神经后支
	夹肌	项韧带下半、下位颈椎棘突、上位胸椎棘突及棘上韧带	上位 2 或 3 个颈椎横突、颞骨乳突和上项线	一侧收缩使头向同侧旋转,两侧同时收缩使头后仰	颈神经后支

2. 背阔肌

背阔肌为全身最大的扁肌,位于背的下半部及胸的后外侧,以腱膜起自下 6 个胸椎的棘突、全部腰椎的棘突、骶正中嵴和髂嵴后部等处,肌束向外上方集中,以扁腱止于肱骨小结节嵴。其作用是使肩关节后伸、内收和旋内。当上肢上举固定时,可引体向上。

3. 肩胛提肌

肩胛提肌位于项部两侧、斜方肌的深面,起自上位颈椎横突,止于肩胛骨上角和内侧缘上部。其作用是上提肩胛骨。如肩胛骨固定,可使颈向同侧屈曲。

4. 菱形肌

菱形肌位于斜方肌的深面,为菱形的扁肌,起自下位 2 个颈椎和上位 4 个胸椎的棘突,止于肩胛骨的内侧缘。其作用是牵引肩胛骨向内上并使肩胛骨向脊柱靠拢。

5. 竖脊肌

竖脊肌为背肌中最长、最大的肌,纵列于躯干的背面、脊柱两侧的沟内,居背肌浅层肌的深面。竖脊肌起自骶骨背面、髂嵴后部和腰椎棘突,向上分出 3 组肌束,沿途止于肋骨、椎骨和颞骨乳突等。其作用是两侧肌同时收缩使脊柱后伸和仰头,一侧肌收缩使脊柱向同侧屈。

6. 夹肌

夹肌位于上后锯肌深面,起自项韧带下半、下位颈椎棘突、上位颈椎棘突及棘上韧带,向外上止于上位 2 或 3 个颈椎横突、颞骨乳突和上项线。其作用为一侧肌收缩可使头向同侧旋转,两侧肌同时收缩可使头后仰。

7. 胸腰筋膜

被覆于斜方肌和背阔肌表面的深筋膜较薄弱,但在竖脊肌周围的筋膜特别发达,称胸腰筋膜。

(二)胸肌

胸肌(图 2-62、表 2-5)可分为胸上肢肌和胸固有肌。

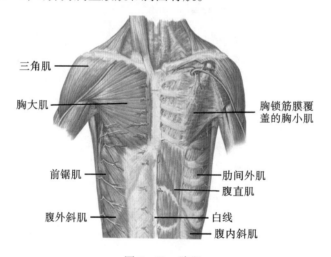

图 2-62　胸肌

表 2-5　胸肌与膈肌的起止点、主要作用和神经支配

肌群	肌名	起点	止点	主要作用	神经支配
胸上肢肌	胸大肌	锁骨内侧 2/3 段、胸骨前面、第 1~6 肋软骨前面等	肱骨大结节嵴	使肩关节内收、旋内和前屈	胸内、外侧神经
	胸小肌	第 3~5 肋骨	肩胛骨喙突	拉肩胛骨向前下方	胸内侧神经
	前锯肌	上 8 或 9 个肋骨外面	肩胛骨内侧缘和下角	拉肩胛骨向前并紧贴胸廓	胸长神经
胸固有肌	肋间外肌	上位肋骨下缘	下位肋骨上缘	提肋助吸气	肋间神经
	肋间内肌	下位肋骨上缘	上位肋骨下缘	降肋助呼气	
	肋间最内肌				
	胸横肌	胸骨下部	第 2~6 肋内面		

续表 2 - 5

肌群	肌名	起点	止点	主要作用	神经支配
膈肌	胸骨部	剑突后面	中心腱	助呼吸、增加腹压	膈神经
	肋部	下 6 对肋			
	腰部	上 2 或 3 个腰椎			

1. 胸上肢肌

胸上肢肌均起自胸廓外面,止于上肢带骨或肱骨。

(1)胸大肌:位于胸廓前上部的浅层,呈扇形,宽而厚,起自锁骨内侧 2/3 段、胸骨前面和第 1～6 肋软骨前面等处。各部肌束聚合向外,以扁腱止于肱骨大结节嵴。其作用是使肩关节内收、旋内和前屈。如上肢固定,可上提躯干,提肋助吸气。

(2)胸小肌:位于胸大肌深面,呈三角形,起自第 3～5 肋骨,向外上止于肩胛骨的喙突。其作用是拉肩胛骨向前下方。当肩胛骨固定时,可上提肋助吸气。

(3)前锯肌:位于胸廓侧壁,以数个肌齿起自上 8 或 9 个肋骨外面,肌束斜向后上内,经肩胛骨的前方,止于肩胛骨内侧缘和下角。其作用是拉肩胛骨向前并紧贴胸廓,下部肌束使肩胛骨下角旋外,助臂上举。当肩胛骨固定时,可上提肋助深吸气。若此肌瘫痪,肩胛骨下角离开胸廓而突出于皮下,可出现"翼状肩"。

2. 胸固有肌

胸固有肌参与构成胸壁,如位于 11 个肋间隙内的肋间内、外肌。

(1)肋间外肌:位于各肋间隙的浅层,起自上位肋骨下缘,肌束斜向前下,止于下位肋骨上缘,其前部肌束仅达肋骨与肋软骨的结合处,在肋软骨间隙处,移行为片状结缔组织膜,称肋间外膜。其作用是提肋助吸气。

(2)肋间内肌:位于肋间外肌的深面,起自下位肋骨上缘,止于上位肋骨下缘,肌束方向与肋间外肌相反,前部肌束达胸骨外侧缘,后部肌束只到肋角,自此向后为肋间内膜所代替。其作用是降肋助呼气。

(3)肋间最内肌:位于肋间隙中份、肋间内肌的深层,肌束方向和作用与肋间内肌相同。

(4)胸横肌:位于胸前壁的内面,起自胸骨下部,纤维向上外,止于第 2～6 肋内面。其作用是降肋助呼吸。

(三)膈肌

膈肌(图 2 - 63)位于胸、腹腔之间,为向上膨隆呈穹隆形的扁薄阔肌。膈肌的肌束起自胸廓下口的周缘和腰椎前面,可分为三部:①胸骨部起自剑突后面;②肋部起自下 6 对肋骨和肋软骨内面;③腰部以左、右两个膈脚起自上 2 或 3 个腰椎椎体前面。各部肌束向中央移行止于中心腱。

膈肌上有 3 个裂孔:在第 12 胸椎前方,左、右两个膈脚与脊柱之间有主动脉裂孔,有主动脉和胸导管通过;主动脉裂孔的左前上方,约在第 10 胸椎水平为食管裂孔,有食管和迷走神经通过;在食管裂孔的右前上方的中心腱内有腔静脉孔,约在第 8 胸椎水平,有下腔静脉通过。膈肌为主要的呼吸肌,收缩时,膈肌穹隆下降,胸腔容积扩大,以助吸气;松弛时,膈肌穹隆上升恢复原位,胸腔容积减小,以助呼气。膈肌和腹肌同时收缩,则能增加腹压,协助排便、呕吐和分娩等活动。

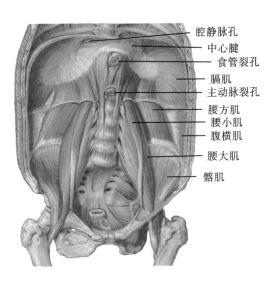

腔静脉孔
中心腱
食管裂孔
膈肌
主动脉裂孔
腰方肌
腰小肌
腹横肌
腰大肌
髂肌

图 2 - 63　膈肌与腹后壁肌

（四）腹肌

腹肌（图2-64、表2-6）位于胸廓与骨盆之间,是腹壁的主要组成部分,按部位分为前外侧群和后群。

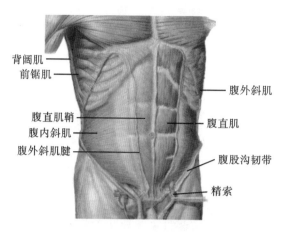

背阔肌
前锯肌
腹直肌鞘
腹内斜肌
腹外斜肌腱

腹外斜肌
腹直肌
腹股沟韧带
精索

图2-64　腹前外侧壁肌

表2-6　腹肌的起止点、主要作用和神经支配

肌群	肌名	起点	止点	作用	神经支配
前外侧群	腹外斜肌	下8位肋骨的外面	髂嵴前部、白线、腹股沟韧带	保护腹腔脏器,维持腹内压,保持腹腔脏器位置的固定。收缩时,增加腹压,使脊柱前屈、侧屈及旋转,降肋助呼气	第5～11肋间神经、肋下神经、髂腹下神经、髂腹股沟神经
	腹内斜肌	胸腰筋膜、髂嵴和腹股沟韧带外侧1/2	白线		
	腹横肌	下6对肋软骨内面、胸腰筋膜、髂嵴和腹股沟韧带外侧1/3			
	腹直肌	耻骨联合、耻骨嵴	胸骨剑突、第5～7肋软骨前面		第5～11肋间神经、肋下神经
后群	腰方肌	髂嵴后份	第12肋、第1～4腰椎横突	下降第12肋,使脊柱侧屈	腰神经前支

1.前外侧群

（1）腹外斜肌:为宽阔扁肌,位于腹前外侧部的浅层,以8个肌齿起自下8位肋骨的外面,与前锯肌、背阔肌的肌齿相交错,肌纤维由外上斜向前下方,后部肌束向下止于髂嵴前部,上中部肌束向内侧移行为腱膜,经腹直肌的前面,参与构成腹直肌鞘的前层,至腹正中线止于白线。腹外斜肌腱膜的下缘卷曲增厚连于髂前上棘与耻骨结节之间,形成腹股沟韧带。腹股沟韧带的内侧端有一小束腱纤维向下后方止于耻骨梳,称为腔隙韧带。在耻骨结节外上方,腱膜形成三角形的裂孔,称腹股沟管浅（皮下）环。

（2）腹内斜肌:在腹外斜肌深面,起自胸腰筋膜、髂嵴和腹股沟韧带外侧1/2,肌束呈扇形,后部肌束几乎垂直向上止于下位3个肋骨;大部分肌束向前上方移行为腱膜,其中,上2/3腱膜在腹直肌外侧缘分为前、后两层包裹腹直肌,参与构成腹直肌鞘的前、后两层,在腹正中线止于白线。腹内斜肌的下部肌束行向前下方形成凸向上的弓形,跨过精索后延为腱膜,再向内侧与腹横肌腱膜会合形成腹股沟镰（或称联合腱）,止于耻骨梳的内侧端和耻骨结节附近。腹内斜肌的最下部发出一些细散的肌束,与腹横肌最下部的肌束一起包绕精索和睾丸,称为提睾肌,收缩时可上提睾丸。

（3）腹横肌:位于腹内斜肌深面,较薄弱,起自下6对肋软骨的内面、胸腰筋膜、髂嵴和腹股沟韧带外侧1/3,肌束横行向前移行为腱膜,腱膜行于腹直肌后面,参与腹直肌鞘后层组成,止于白线。腹横肌最下部分别参与提睾肌和腹股沟镰的构成。

(4)腹直肌:位于腹前壁正中线的两旁,居腹直肌鞘中,上宽下窄,起自耻骨联合和耻骨嵴,肌束向上止于胸骨剑突和第5~7肋软骨的前面。肌的全长被3或4条横行的腱划分成多个肌腹。腱划由结缔组织构成,与腹直肌鞘的前层紧密结合,为原始肌节愈合的痕迹。在腹直肌的后面,腱划不明显,未与腹直肌鞘的后层愈合,故腹直肌的后面是完全游离的。

腹前外侧群肌的作用:3块扁肌的肌纤维互相交错,薄而坚韧,与腹直肌共同构成牢固而有弹性的腹壁,对于保护腹腔脏器、维持腹内压和保持腹腔脏器位置的固定有重要意义。腹肌收缩,可增加腹压以协助排便、分娩、呕吐和咳嗽等生理功能,使脊柱前屈、侧屈和旋转,还可降肋助呼气。

2. 后群

腰方肌位于腹后壁,在脊柱两侧,其后方有竖脊肌,两者之间隔有胸腰筋膜的中层。腰方肌起自髂嵴后部,向上止于第12肋和第1~4腰椎横突。其作用是下降第12肋,并使脊柱侧屈。

3. 腹股沟管

腹股沟管为男性精索或女性子宫圆韧带所通过的肌和腱之间的裂隙,位于腹前外侧壁的下部、腹股沟韧带内侧半的上方,长约4.5cm。管的内口称腹股沟管深(腹)环,在腹股韧带中点上方约1.5cm处为腹横筋膜向外的突口;管的外口为腹股沟管浅(皮下)环。管有4个壁,前壁是腹外斜肌腱膜和腹内斜肌;后壁是腹横筋膜和腹股沟镰;上壁为腹内斜肌和腹横肌的弓状下缘;下壁为腹股沟韧带。

4. 海氏(腹股沟)三角

海氏(腹股沟)三角位于腹前壁下部,是由腹直肌外侧缘、腹股沟韧带和腹壁下动脉围成的三角区。

腹股沟管和海氏三角都是腹壁下部的薄弱区。在病理情况下,若腹腔内容物经腹股沟管腹环进入腹股沟管,经皮下环突出下降入阴囊,可形成腹股沟斜疝;若腹腔内容物不经腹环,而从海氏三角膨出,则形成腹股沟直疝。

5. 腹直肌鞘

腹直肌鞘位于腹前壁,由腹外侧壁3块扁肌的腱膜构成,包绕腹直肌,分前、后两层。鞘的上2/3,前层由腹外斜肌腱膜与腹内斜肌腱膜的前层构成;后层由腹内斜肌腱膜的后层与腹横肌腱膜构成。鞘下1/3部,由于3块扁肌的腱膜全部行于腹直肌前面,构成鞘的前层,因而腹直肌鞘后层下部缺如,其下端游离,在脐下4~5cm水平,形成一凸向上方的弧形下缘,称弓状线,又称半环线,此线以下腹直肌后面与腹横筋膜相贴。

五、上肢肌

上肢肌分为上肢带肌、臂肌、前臂肌和手肌。

(一)上肢带肌

上肢带肌(图2-65、表2-7)又称肩肌,分布于肩关节周围,均起自上肢带骨,止于肱骨,能运动肩关节,并能增强关节的稳固性。

1. 三角肌

三角肌位于肩部,呈三角形,起自锁骨外侧1/3、肩峰和肩胛冈,与斜方肌的止点相对应,肌束从前、外、后包裹肩关节,逐渐向外下方集中,止于

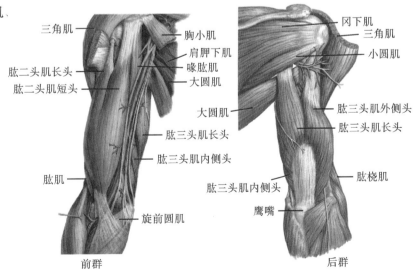

图2-65 上肢带肌与臂肌

肱骨体外侧的三角肌粗隆。肱骨上端由于三角肌的覆盖,使肩部呈圆隆形。其作用是使肩关节外展,前部肌束可使肩关节屈和旋内,而后部肌束能使肩关节伸和旋外。

表2-7 上肢带肌的起止点、主要作用和神经支配

肌群	肌名	起点	止点	主要作用	神经支配
浅层	三角肌	锁骨外侧1/3、肩峰和肩胛冈	肱骨的三角肌粗隆	使肩关节外展	腋神经
深层	冈上肌	肩胛骨的冈上窝	肱骨大结节		肩胛上神经
	冈下肌	肩胛骨的冈下窝		使肩关节旋外	
	小圆肌	肩胛骨外侧缘上2/3背面			腋神经
	大圆肌	肩胛骨下角的背面	肱骨小结节嵴	使肩关节后伸,内收、旋内	肩胛下神经
	肩胛下肌	肩胛下窝	肱骨小结节	使肩关节内收、旋内	

2. 冈上肌

冈上肌位于斜方肌深面,起自肩胛骨的冈上窝,肌束向外侧经肩峰和喙肩韧带的下方,跨越肩关节,止于肱骨大结节的上部。其作用是使肩关节外展。

3. 冈下肌

冈下肌位于冈下窝内,肌的一部分被三角肌和斜方肌覆盖,起自冈下窝,肌束向外经肩关节后面,止于肱骨大结节的中部。其作用是使肩关节旋外。

4. 小圆肌

小圆肌位于冈下肌的下方,起自肩胛骨外侧缘上2/3的背面,止于肱骨大结节的下部。其作用是使肩关节旋外。

5. 大圆肌

大圆肌位于小圆肌的下方,下缘被背阔肌包绕,起自肩胛骨下角的背面,肌束向上外方集中,止于肱骨小结节嵴。其作用是使肩关节后伸、内收和旋内。

6. 肩胛下肌

肩胛下肌起自肩胛下窝,肌束向上外经肩关节囊的前方,止于肱骨小结节。其作用是使肩关节内收和旋内。

(二)臂肌

臂肌(表2-8)覆盖肱骨,分为前、后两群,前群为屈肌,后群为伸肌。

表2-8 臂肌的起止点、主要作用和神经支配

肌群	肌名	起点	止点	主要作用	神经支配
前群	肱二头肌	长头:肩胛骨盂上结节	桡骨粗隆	屈肘关节,使前臂旋后;协助屈肩关节	肌皮神经
		短头:肩胛骨喙突			
	喙肱肌	肩胛骨喙突	肱骨中部的内侧	使肩关节前屈和内收	
	肱肌	肱骨体下半部的前面	尺骨粗隆	屈肘关节	
后群	肱三头肌	长头:肩胛骨盂下结节	尺骨鹰嘴	伸肘关节;协助肩关节后伸及内收(长头)	桡神经
		内侧头:桡神经沟内下方的骨面			
		外侧头:桡神经沟外上方的骨面			

1. 前群

(1)肱二头肌:呈梭形,近侧端有长、短两个头,长头以长腱起自肩胛骨盂上结节,通过肩关节囊,经肱骨结节间沟下降,周围包以结节间腱鞘;短头位于长头内侧,与喙肱肌共同以扁腱起自肩胛骨喙突。两头在臂下部合并成一个肌腹,向下移行为肌腱,止于桡骨粗隆。此肌收缩时,屈肘关节,当前臂在旋前位

时能使其旋后;协助屈肩关节。

(2)喙肱肌:位于臂上 1/2 的前内侧,肱二头肌短头后内方,与肱二头肌短头共同以扁腱起自肩胛骨喙突,止于肱骨中部的内侧。其作用是使肩关节前屈和内收。

(3)肱肌:位于肱二头肌下半部深面,起自肱骨体下半部的前面,止于尺骨粗隆。其作用是屈肘关节。

2. 后群

肱三头肌近侧端有长头、内侧头和外侧头,长头以扁腱起自肩胛骨盂下结节,向下行经大、小圆肌之间,肌束于外侧头内侧、内侧头浅面下降;外侧头与内侧头分别起自肱骨后面桡神经沟外上方和内下方的骨面。3 个头向下会合,以一坚韧的肌腱止于尺骨鹰嘴。其作用是伸肘关节,长头还可使肩关节后伸和内收。

(三)前臂肌

前臂肌位于尺、桡骨周围,分为前(屈肌)、后(伸肌)两群,大多数是长肌,跨过多个关节,运动前臂和手。肌腹位于近侧,细长的腱位于远侧,所以前臂的上半部膨隆,而下半部逐渐变细。

1. 前群

前群(图 2 - 66、图 2 - 67)位于前臂的前面和内侧面,共 9 块,分四层排列。

(1)第一层(浅层):有 5 块肌,自桡侧向尺侧依次为肱桡肌、旋前圆肌、桡侧腕屈肌、掌长肌和尺侧腕屈肌。①肱桡肌起自肱骨外上髁上方,向下止于桡骨茎突。其作用是屈肘关节。其他 4 块以屈肌总腱起自肱骨内上髁和前臂深筋膜。②旋前圆肌止于桡骨外侧面中部。其作用是屈肘关节,使前臂旋前。③桡侧腕屈肌以长腱止于第 2 掌骨底。其作用是屈肘、屈腕和腕外展。④掌长肌肌腹很小而腱细长,连于掌腱膜。其作用是屈腕和紧张掌腱膜。⑤尺侧腕屈肌止于豌豆骨。其作用是屈腕和使腕内收,屈肘关节。

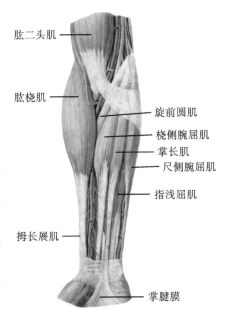

图 2 - 66 前臂肌前群(浅层)

肱二头肌
肱桡肌
旋前圆肌
桡侧腕屈肌
掌长肌
尺侧腕屈肌
指浅屈肌
拇长展肌
掌腱膜

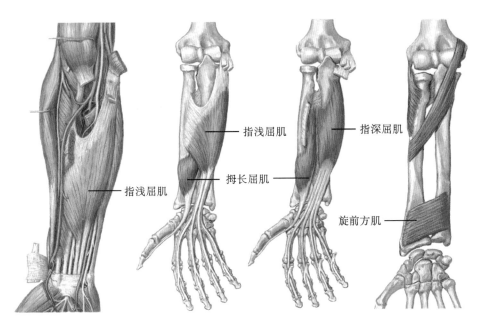

指浅屈肌
指浅屈肌
拇长屈肌
指深屈肌
旋前方肌

图 2 - 67 前臂肌前群(深层)

（2）第二层：只有1块肌，即指浅屈肌。肌的上端被浅层肌所覆盖。指浅屈肌起自肱骨内上髁、尺骨和桡骨前面。肌束往下移行为4条肌腱，通过腕管和手掌，分别进入第2～5指的屈肌腱鞘。每一个肌腱在近节指骨中部分为两脚，分别止于第2～5指中节骨体的两侧。其作用是屈第2～5指近侧指骨间关节、屈掌指关节、屈腕和屈肘。

（3）第三层：有2块肌，即位于桡侧的拇长屈肌和位于尺侧的指深屈肌。①拇长屈肌起自桡骨前面和前臂骨间膜，以长腱通过腕管入手掌，止于拇指远节指骨底掌面。其作用是屈腕、屈拇指掌指关节和指骨间关节。②指深屈肌起自尺骨前面和前臂骨间膜，向下分成4条肌腱，经腕管入手掌，穿经指浅屈肌的深面分别进入第2～5指的屈肌腱鞘，在鞘内穿经指浅屈肌腱两脚之间，止于远节指骨底。其作用是屈腕、屈第2～5指的远侧指骨间关节、近侧指骨间关节、掌指关节。

（4）第四层：为旋前方肌，是方形的小肌，位于桡、尺骨远侧端的前面，起自尺骨，止于桡骨。其作用是使前臂旋前。

2.后群

后群共有10块肌，分为浅、深两层。

（1）浅层（图2－68）：有5块肌，自桡侧向尺侧依次为桡侧腕长伸肌、桡侧腕短伸肌、指伸肌、小指伸肌和尺侧腕伸肌。这5块肌以一个共同的伸肌总腱起自肱骨外上髁。①桡侧腕长伸肌向下移行为长腱，经手背止于第2掌骨底。其作用是伸腕，使腕外展。②桡侧腕短伸肌位于桡侧腕长伸肌的后内侧，止于第3掌骨底。其作用是伸腕。③指伸肌肌腹向下移行为4条肌腱，经手背分别至第2～5指。在手背远侧部的掌骨头附近，4条腱之间有腱间结合相连，各腱越过掌骨头达指背，向两侧扩展为扁的腱性结构，称指背腱膜。其作用是伸肘、伸腕、伸指。④小指伸肌肌腹细长，长腱经手背尺侧至小指，止于指背腱膜。其作用是伸小指。⑤尺侧腕伸肌止于第5掌骨底。其作用是伸腕，腕内收。

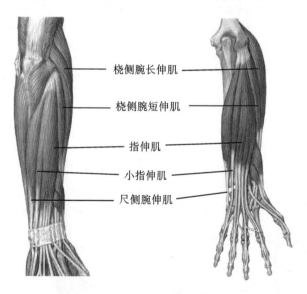

图2－68　前臂肌后群（浅层）

（2）深层（图2－69）：也有5块肌，从上外向下内依次为旋后肌、拇长展肌、拇短伸肌、拇长伸肌和示指伸肌。①旋后肌位置较深，起自尺骨近侧，肌纤维向下外并向前包绕桡骨，止于桡骨上1/3的前面。其作用是使前臂旋后。其余4块肌均起自桡、尺骨和骨间膜的背面。其作用与名称相同。②拇长展肌止于第1掌骨底。③拇短伸肌止于拇指近节指骨底。④拇长伸肌止于拇指远节指骨底。⑤示指伸肌止于示指的指背腱膜。

（四）手肌

手肌是运动手指的肌，除来自前臂的长肌（手外肌）以外，还有位于手掌部止于手指的手肌（手内肌）。手肌分为外侧、内侧和中间三群。

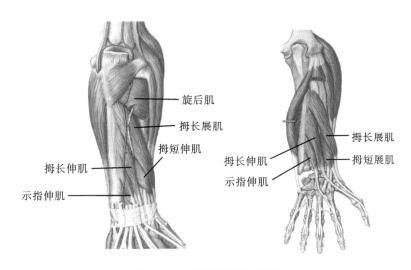

图2-69 前臂肌后群(深层)

1. 外侧群

外侧群手肌较为发达,在手掌拇指侧形成一隆起,称鱼际,有4块肌,分浅、深两层排列。

(1)拇短展肌:位于浅层外侧。

(2)拇短屈肌:位于浅层内侧。

(3)拇对掌肌:位于拇短展肌的深面。

(4)拇收肌:位于拇对掌肌的内侧。

上述4块肌的作用是可使拇指做展、屈、对掌和收等的动作。

2. 内侧群

内侧群在手掌小指侧,形成一隆起,称小鱼际,有3块肌,也分浅、深两层排列。

(1)小指展肌:位于浅层内侧。

(2)小指短屈肌:位于浅层外侧。

(3)小指对掌肌:位于上述两肌深面。

上述3块肌可使小指做屈、外展和对掌等动作。

3. 中间群

中间群位于掌心,包括4块蚓状肌和7块间肌。

(1)蚓状肌:为4条细束状小肌,起自指深屈肌腱桡侧,经掌指关节的桡侧至第2~5指背面,止于指背腱膜。其作用是屈掌指关节,伸指骨间关节。

(2)骨间掌侧肌:共3块,位于第2、4、5掌骨掌侧面,起自掌骨,分别经第2指尺侧与第4、5指桡侧,止于指背腱膜。其作用是使第2、4、5指向中指靠拢(内收),屈第2、4、5指掌指关节和伸其指骨间关节。

(3)骨间背侧肌:共4块,位于掌骨间隙的背侧,均以两个头起自相邻掌骨,止于第2指桡侧、第3指桡侧和尺侧、第4指的尺侧指背腱膜。其作用是以中指的中线为中心外展第2、3、4指。由于骨间肌也绕至第2~5指背面,止于指背腱膜,故能协同蚓状肌屈掌指关节、伸指骨间关节。

六、下肢肌

下肢肌分为髋肌、大腿肌、小腿肌和足肌。下肢肌比上肢肌粗壮强大,以适应维持人体直立姿势、负重和行走等功能。

(一)髋肌

髋肌(表2-9)为运动髋关节的肌,主要起自骨盆的内面和外面,跨过髋关节,止于股骨上端。按其所在的部位和作用,分为前、后两群。

表2-9 髋肌的起止点、主要作用和神经支配

肌群		肌名	起点	止点	主要作用	神经支配
前群	髂腰肌	髂肌	髂窝	股骨小转子	使髋关节前屈和旋外;下肢固定时,使躯干和骨盆前屈	腰丛分支
		腰大肌	腰椎椎体侧面和横突			
后群	浅层	臀大肌	髂骨翼外面和骶骨背面	臀肌粗隆及髂胫束	使髋关节后伸和旋外	臀下神经
	中层	臀中肌	髂骨翼外面	股骨大转子	使髋关节外展、旋内和旋外	臀上神经
		梨状肌	骶骨前面和骶前孔外侧		使髋关节外展和旋外	骶丛分支
	深层	臀小肌	髂骨翼外面		使髋关节外展、旋内和旋外	臀上神经

1. 前群

髂腰肌由腰大肌和髂肌组成。腰大肌起自腰椎体侧面和横突。髂肌呈扇形,位于腰大肌外侧,起自髂窝。两肌向下会合,经腹股沟韧带深面止于股骨小转子。

2. 后群

后群主要位于臀部,故又称臀肌,有7块。

(1)臀大肌:位于臀部的浅层,大而肥厚,形成特有的臀部隆起,覆盖臀中肌下半部及其他小肌,起自髂骨翼外面和骶骨背面,肌束斜向下,止于股骨的臀肌粗隆和髂胫束。其作用是使髋关节后伸和旋外。下肢固定时,能伸直躯干,防止躯干前倾,是维持人体直立的主要肌之一。

(2)臀中肌:位于臀大肌的深面。

(3)臀小肌:位于臀中肌的深面。臀中肌、臀小肌都呈扇形,皆起自髂骨翼外面,肌束向下集中形成短腱,止于股骨大转子。其作用是两肌均可使髋关节外展,前部肌束能使髋关节旋内,而后部肌束则可使髋关节旋外。

(4)梨状肌:起自盆内骶骨前面、骶前孔外侧,经坐骨大孔达臀部,止于股骨大转子。其作用是使髋关节外展、外旋。

(5)闭孔内肌:起自闭孔膜内面及其周围骨面,肌束向后集中成为肌腱,由坐骨小孔出骨盆转折向外,并与其上、下方的上孖肌、下孖肌部分融合,止于转子窝。其作用是使髋关节旋外。

(6)股方肌:起自坐骨结节,向外止于转子间嵴。其作用是使髋关节旋外。

(7)闭孔外肌:起自闭孔膜外面及其周围骨面,经股骨颈的后方,止于转子窝。其作用是使髋关节旋外。

(二)大腿肌

大腿肌(表2-10)分为前群、后群和内侧群。

表2-10 大腿肌的起止点、主要作用和神经支配

肌群	肌名	起点	止点	主要作用	神经支配
前群	缝匠肌	髂前上棘	胫骨上端内侧面	屈髋关节和膝关节,使已屈的膝关节旋内	股神经
	股四头肌	髂前下棘,股骨粗线内、外侧唇,股骨体前面	胫骨粗隆	伸膝关节,屈髋关节	

续表 2 - 10

肌群		肌名	起点	止点	主要作用	神经支配
内侧群	浅层	耻骨肌	耻骨支和坐骨支前面	股骨的耻骨肌线	髋关节内收和旋外	股神经、闭孔神经
		长收肌		股骨粗线		
		股薄肌		胫骨上端内侧面		闭孔神经
	深层	短收肌		股骨粗线		
		大收肌	耻骨支、坐骨支、坐骨结节	股骨粗线和股骨内上髁上方的收肌结节		
后群		股二头肌	长头:坐骨结节	腓骨头	伸髋关节,屈膝关节,使已屈的膝关节旋外	坐骨神经
			短头:股骨粗线			
		半腱肌	坐骨结节	胫骨上端内侧面	伸髋关节,屈膝关节,使已屈的膝关节旋内	
		半膜肌		胫骨内侧髁后面		

1. 前群

前群(图 2 - 70)有缝匠肌和股四头肌。

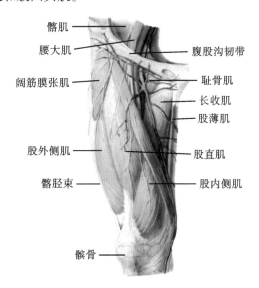

图 2 - 70　髋肌和大腿肌前群

（1）缝匠肌:是全身最长的肌,呈扁带状,起于髂前上棘,经大腿前面斜向内下,止于胫骨上端内侧面。其作用是膝关节和屈髋关节,并使已屈的膝关节旋内。

（2）股四头肌:是全身最大的肌,有 4 个头。①股直肌起自髂前下棘;②股内侧肌和股外侧肌分别起自股骨粗线内、外侧唇;③股中间肌位于股直肌深面,在股内、外侧肌之间,起自股骨体前面。4 个头向下构成髌腱,包绕髌骨的前面和两侧,向下延为髌韧带,止于胫骨粗隆。其作用是伸膝关节和屈髋关节。

2. 内侧群

内侧群有 5 块肌,位于大腿内侧,分层排列,起自闭孔周围的耻骨支、坐骨支和坐骨结节等处。

（1）耻骨肌:为长方形短肌,位于髂腰肌内侧、长收肌外侧。

（2）长收肌:为三角形扁肌,位于耻骨肌内侧。

（3）股薄肌:为带状长肌,位于最内侧。

（4）短收肌:为近似三角形的扁肌,位于耻骨肌和长收肌的后面。

（5）大收肌:为内侧群最宽大的三角形肌,位于上述肌的深面。

除股薄肌止于胫骨上端的内侧面外,其他各肌都止于股骨粗线等,大收肌还有一腱止于股骨内上髁上方的收肌结节,此腱与股骨之间有一裂孔,称为收肌腱裂孔,有股血管通过。其作用是使髋关节内收和旋外。

3. 后群

后群(2-71)有股二头肌、半腱肌和半膜肌,均跨越髋关节和膝关节。

(1)股二头肌:位于股后外侧,有长、短两个头。长头起自坐骨结节,短头起自股骨粗线,两头合并后,以长腱止于腓骨头。

(2)半腱肌:位于股后部的内侧,肌腱细长,几乎占肌的一半。与股二头肌长头一起起自坐骨结节,止于胫骨上端内侧面。

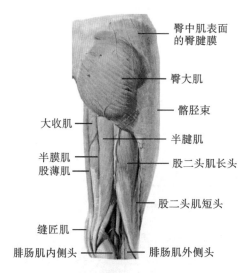

图 2-71 髋肌和大腿肌后群

(3)半膜肌:位于半腱肌深面,以扁薄的腱膜起自坐骨结节,腱膜几乎占肌的一半,肌的下端止于胫骨内侧髁后面。

后群 3 块肌的作用主要是屈膝关节,伸髋关节。屈膝时股二头肌可使膝关节旋外,而半腱肌和半膜肌使膝关节旋内。

(三)小腿肌

小腿肌(图 2-72、表 2-11)分为三群:前群居骨间膜前面,后群位于骨间膜后面,外侧群居腓骨外侧面。

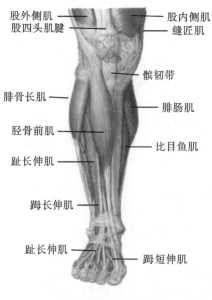

图 2-72 小腿肌

表2-11 小腿肌的起止点、主要作用和神经支配

肌群	肌名	起点	止点	主要作用	神经支配
前群	胫骨前肌	胫骨外侧面	内侧楔骨内面、第1跖骨底	足背屈,足内翻	腓深神经
外侧群	腓骨长肌	腓骨外侧面	内侧楔骨、第1跖骨底	足外翻,足跖屈	腓浅神经
后群	腓肠肌	内侧头:股骨内上髁后面	跟骨	屈踝关节和膝关节	胫神经
		外侧头:股骨外上髁后面			
	比目鱼肌	腓骨后面的上面和胫骨的比目鱼肌线			

1. 前群

前群有3块肌。

(1)胫骨前肌:起自胫骨外侧面,肌腱向下经踝关节前方,至足的内侧缘,止于内侧楔骨和第1跖骨底。其作用是伸踝关节(足背屈),使足内翻。

(2)趾长伸肌:起自腓骨内侧面的上2/3和小腿骨间膜,向下至足背分为4条肌腱至第2~5趾背,形成趾背腱膜,止于中节和远节趾骨底。由此肌另外分出一腱,经足背外侧止于第5跖骨底,称为第3腓骨肌。其作用是伸踝关节,伸第2~5趾,足外翻。

(3)踇长伸肌:位于前两肌之间,起自胫、腓骨上端和骨间膜前面,肌腱经足背止于踇趾远节趾骨底。其作用是伸踝关节,伸踇趾。

2. 外侧群

外侧群有腓骨长肌和腓骨短肌,两肌皆起自腓骨外侧面,腓骨长肌起点较高,并覆盖腓骨短肌。

两肌的肌腱经外踝后面转向前,在跟骨外侧面分开,腓骨短肌腱向前止于第5跖骨粗隆,腓骨长肌腱绕至足底,斜行至足的内侧,止于内侧楔骨和第1跖骨底。其作用是使足外翻和屈踝关节(跖屈)。

3. 后群

后群(图2-73)分浅、深两层。

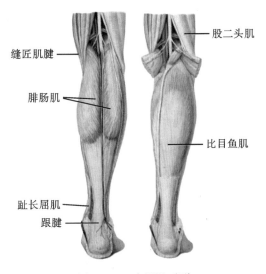

缝匠肌腱
腓肠肌
趾长屈肌
跟腱

股二头肌
比目鱼肌

图2-73 小腿肌后群

(1)浅层:有1块强大的小腿三头肌,由浅层的腓肠肌和深层的比目鱼肌组成。腓肠肌的内、外侧头分别起自股骨内、外侧髁的后面,两头相合,在小腿中点移行为腱。比目鱼肌位置较深,起自腓骨后面的上部和胫骨的比目鱼肌线,向下移行为肌腱,与腓肠肌的肌腱合成粗大的跟腱,止于跟骨。其作用是屈踝关节和屈膝关节。站立时,能固定踝关节和膝关节,以防止身体向前倾斜。

（2）深层:有4块肌,腘肌在上方,另外3块在下方。①腘肌斜位于腘窝底,起自股骨外侧髁的外侧部分,止于胫骨比目鱼肌线以上的骨面。其作用是屈膝关节并使小腿旋内。②趾长屈肌位于胫侧,起自胫骨后面,肌腱经内踝后方至足底,在足底分为4条肌腱,止于第2~5趾的远节趾骨底。其作用是屈踝关节(跖屈)和屈踇趾。③踇长屈肌起自腓骨后面,肌腱经内踝后方至足底,止于踇趾远节趾骨底。其作用是屈踝关节(跖屈)和屈踇趾。④胫骨后肌位于趾长屈肌和踇长屈肌之间,起自胫、腓骨和小腿骨间膜的后面,肌腱经内踝后方至足底内侧,止于足舟骨粗隆及内侧、中间和外侧楔骨。其作用是屈踝关节和使足内翻。

考点提示:识记各肌的起止点、结构特征及其作用。

本章小结

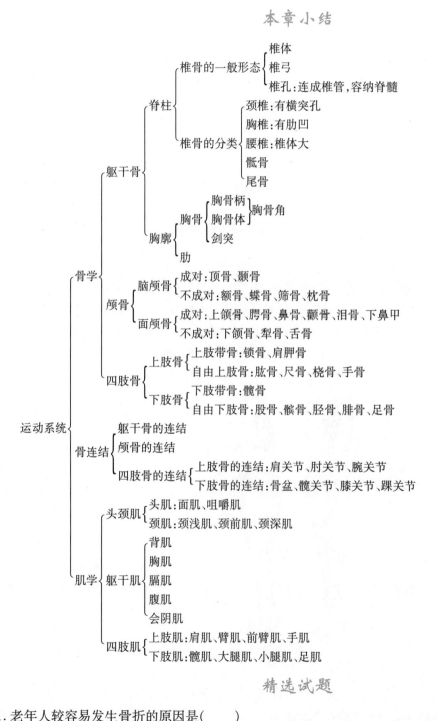

精选试题

1. 老年人较容易发生骨折的原因是(　　　)

　A. 无机质含量相对较多　　　　B. 有机质含量相对较多　　　　C. 有机质和无机质含量较少

　D. 骨松质较多　　　　E. 有机质和无机质含量较多

2. 下列骨中,不属于躯干骨的是(　　)

　　A. 骶骨　　　　　　B. 胸骨　　　　　　C. 椎骨　　　　　　D. 肩胛骨　　　　　　E. 肋骨

3. 关于第 1 颈椎的说法,正确的是(　　)

　　A. 第 1 颈椎没有椎体、棘突和关节面　　　　　　B. 第 1 颈椎前弓长,后弓短

　　C. 第 1 颈椎上连枢椎　　　　　　D. 第 1 颈椎由椎体和椎弓构成

　　E. 第 1 颈椎呈环状,故名寰椎

4. 关于第 7 颈椎的说法,错误的是(　　)

　　A. 第 7 颈椎棘突特长,末端分叉　　　　　　B. 第 7 颈椎有横突孔

　　C. 第 7 颈椎又名隆椎　　　　　　D. 第 7 颈椎有椎体和椎弓

　　E. 第 7 颈椎是确定椎骨序数的体表标志

5. 关于胸椎的说法,正确的是(　　)

　　A. 胸椎椎体侧面有肋凹　　　　　　B. 胸椎有横突肋凹

　　C. 胸椎参与胸廓构成　　　　　　D. 胸椎棘突长,向后下方倾斜

　　E. 以上说法全对

6. 桡神经沟位于(　　)

　　A. 桡骨体内侧面　　　　　　B. 肱骨体外侧面　　　　　　C. 肱骨下端后面

　　D. 肱骨体中部后面　　　　　　E. 肱骨内上髁上方

7. 在颅底外面不能看见(　　)

　　A. 圆孔　　　　　　B. 颈静脉孔　　　　　　C. 颈动脉管外口　　　　D. 骨腭　　　　　　E. 关节结节

8. 膈的食管裂孔位置平(　　)

　　A. 第 8 胸椎　　　　　　B. 第 9 胸椎　　　　　　C. 第 10 胸椎　　　　D. 第 11 胸椎　　　　E. 第 12 胸椎

9. 一侧胸锁乳突肌收缩(　　)

　　A. 使头向同侧屈,脸转向同侧　　　　　　B. 使头向同侧屈,脸转向对侧

　　C. 使头向对侧屈,脸转向对侧　　　　　　D. 使头向对侧屈,脸转向同侧

　　E. 使头后仰

10. 具有关节盘的是(　　)

　　A. 肩关节　　　　　　B. 肘关节　　　　　　C. 踝关节　　　　　　D. 髋关节　　　　　　E. 颞下颌关节

11. 关节囊内有肌腱通过的是(　　)

　　A. 肩关节　　　　　　B. 髋关节　　　　　　C. 膝关节　　　　　　D. 桡腕关节　　　　　　E. 距小腿关节

12. 三角肌的主要作用是(　　)

　　A. 屈肩关节　　　　B. 伸肩关节　　　　C. 使肩关节外展　　　　D. 使肩关节旋内　　　　E. 使肩关节旋外

13. 呼吸肌不包括(　　)

　　A. 膈肌　　　　　　B. 肋间外肌　　　　C. 肋间内肌　　　　D. 背阔肌　　　　E. 肋间最内肌

14. 关于椎间盘的说法,正确的是(　　)

　　A. 椎间盘连结相邻两椎弓　　　　　　B. 腰椎间盘最薄

　　C. 椎间盘纤维环的前部较薄弱　　　　　　D. 椎间盘具有缓冲震荡的作用

　　E. 以上说法均正确

15. 右侧肱骨骨折的部位可能在(　　)

　　A. 肱骨体朝向外上方　　　　　　B. 肱骨外科颈　　　　　　C. 肱骨骨干

　　D. 肱骨解剖颈　　　　　　E. 肱骨内侧髁

参考答案

1. A　2. D　3. E　4. A　5. E　6. D　7. A　8. C　9. B　10. E　11. A　12. C　13. D　14. D　15. B

第三章 消化系统

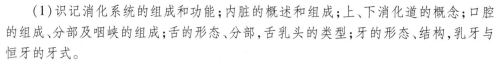 学习目标

(1)识记消化系统的组成和功能;内脏的概述和组成;上、下消化道的概念;口腔的组成、分部及咽峡的组成;舌的形态、分部,舌乳头的类型;牙的形态、结构,乳牙与恒牙的牙式。

(2)描述咽的位置、分部和各部的通连关系;食管的起止、分部,三处狭窄的位置、距离、意义;胃的形态、分部、位置;小肠和大肠的分部;十二指肠的分部,十二指肠球,十二指肠大乳头,十二指肠空肠曲,十二指肠悬韧带;空肠与回肠的形态、区别;盲肠与结肠的特征性结构;盲肠的位置,回盲瓣,回盲口;阑尾的开口部位、根部的体表投影;结肠的分部,各段结肠的起止;直肠的位置、形态特点;肛管的形态;各段肠管的起止、形态特点。

(3)描述大唾液腺的名称及其位置,导管开口部位;肝的形态、位置和体表投影,膈面与脏面的分叶,肝门(第一肝门),出入肝门的结构;肝外胆道系统的组成和通连关系;胆囊的位置、形态和分部,胆囊底的体表投影;胰的位置、形态和分部,胰管开口部位;腹膜的分部、形成的结构;网膜、系膜、韧带、陷凹的名称、位置、作用。

第一节 概 述

一、消化系统的组成

消化系统由消化管和消化腺两部分组成(图3-1)。

消化管是指从口腔到肛门的管道,自上而下依次分为口腔、咽、食管、胃、小肠(十二指肠、空肠和回肠)和大肠(盲肠、阑尾、结肠、直肠和肛管)。临床上,通常将口腔到十二指肠的消化管称为上消化道,将空肠及其以下的部分称为下消化道。

消化腺按体积大小和位置的不同,可分为大消化腺和小消化腺两种。大消化腺位于消化管管壁外,为一个独立的器官,所分泌的消化液经导管流入消化管腔内,如大唾液腺、肝和胰;小消化腺分布于消化管壁内,位于黏膜层或黏膜下层,开口于消化道,其分泌的消化液参与食物的分解消化,如唇腺、舌腺、颊腺、腭腺、食管腺、胃腺和肠腺等。

消化系统的基本功能是摄取食物并进行物理性和化学性消化,经消化道黏膜上皮细胞吸收其营养物质,最后将食物残渣形成粪便排出体外。

考点提示:消化管自上而下依次分为口腔、咽、食管、胃、小肠(十二指肠、空肠和回肠)和大肠(盲肠、阑尾、结肠、直肠和肛管)。临床上,通常将口腔到十二指肠的消化管称为上消化道,将空肠及其以下的部分称为下消化道。

二、内脏

解剖学上,将位于胸、腹、盆腔内的消化、呼吸、泌尿和生殖系统的器官,称为内脏。在形态结构上,内脏各系统都由一套连续的管道和一个或几个实质性器官组成,并且都通过孔道直接或间接与外界相通。

在位置上,内脏的大部分器官位于胸腔、腹腔和盆腔内。消化、呼吸两系统的部分器官则位于头颈部,泌尿、生殖和消化系统的部分器官位于会阴部。内脏器官从基本构造上分为中空性器官和实质性器官两大类。

1. 中空性器官

此类器官呈管状或囊状,内部均有空腔,如消化道的胃、空肠,呼吸道的气管、支气管,泌尿道的输尿管、膀胱和生殖道的输精管、输卵管、子宫等。中空性器官的壁由数层组织构成,其中,消化道各器官的壁均由4层组织构成,而呼吸道、泌尿道和生殖道各器官的壁由3层组织构成。

2. 实质性器官

此类器官内部没有特定的空腔,多属腺组织,表面包以结缔组织的浆膜或被膜,如肝、胰、肾及生殖腺等。结缔组织被膜深入器官实质内,将器官的实质分割成若干个小单位,称小叶,如肝小叶。分布于实质器官的血管、神经和淋巴管,以及该器官的导管等出入器官之处,常为一凹陷,称此处为该器官的门,如肺门和肝门等。

考点提示:易考内脏器官。位于胸、腹、盆腔内的消化、呼吸、泌尿和生殖系统的器官,称为内脏。内脏器官分为中空性器官和实质性器官两大类。

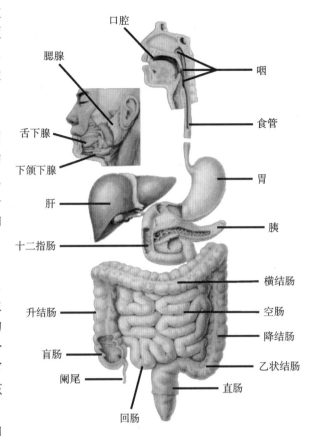

图 3-1 消化系统模式图

第二节 消化管

一、口腔

口腔是消化管的起始部,向前借口裂与外界相通,向后经咽峡与咽相续。口腔前壁为上、下唇,侧壁为颊,上壁为腭,下壁为口腔底。口腔借上、下牙弓和牙龈分为前外侧部的口腔前庭和后内侧部的固有口腔。口腔前庭是唇、颊、牙弓和牙龈之间的狭窄腔隙;固有口腔位于上、下牙弓和牙龈所围成的空间,其顶为腭,底由黏膜、肌和皮肤组成。当上、下牙咬合时,口腔前庭仅能通过第三磨牙后方的间隙与固有口腔相通。临床上对牙关紧闭的患者可经此插管或注入营养物质。

考点提示:识记口腔的组成、分部。口腔前壁为上、下唇,侧壁为颊,上壁为腭,下壁为口腔底。口腔借上、下牙弓和牙龈分为口腔前庭和固有口腔。

（一）口唇

口唇自外向内,由皮肤、口轮匝肌、黏膜构成。口唇的游离缘是皮肤与黏膜的移行部,呈红色,称唇红,是体表毛细血管最丰富的部位之一,当缺氧时呈暗红色或紫蓝色,临床称发绀。口唇分为上唇和下唇,上、下唇围成的裂隙称口裂。口裂的两端,上、下唇的结合处称口角。上唇外面正中有一纵行浅沟,称人中,为人类所特有。人中的中、上1/3交界处为人中穴(水沟穴),为急救穴,临床上常针刺该穴以抢救昏迷患者。上唇外面的两侧与颊交界处斜行的浅沟,称鼻唇沟,是上唇与颊的分界,面肌瘫痪时,此沟变浅或消失。

（二）颊

颊位于口腔两侧,自外向内,由皮肤、颊肌和黏膜构成。在上颌第二磨牙牙冠相对的颊黏膜处,有乳头状突起,称腮腺乳头,是腮腺导管的开口。

(三)腭

腭(图3-2)为口腔的顶,呈穹隆状,分隔鼻腔和口腔,由硬腭和软腭两部分构成。腭的前 2/3 以骨腭为基础,表面覆以黏膜构成,称硬腭;后 1/3 以骨骼肌和黏膜构成,称软腭。软腭前部水平,后部逐渐向后下方倾斜,称腭帆;其正中部向下悬垂的乳头状突起,称腭垂,又叫悬雍垂。自腭垂两侧向外下方分出两对弓形的黏膜皱襞,前方的一对续于舌根两侧,称腭舌弓;后方的一对移行于咽侧壁,称腭咽弓。两弓间的三角形凹陷称腭扁桃体窝,容纳腭扁桃体。腭垂、腭帆游离缘、两侧的腭舌弓及舌根共同围成咽峡,它是口腔与咽的分界。

考点提示:咽峡由腭垂、腭帆游离缘、两侧的腭舌弓及舌根共同围成,是口腔与咽的分界。

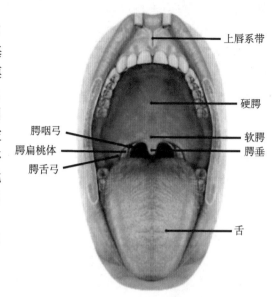

图3-2 口腔与咽峡

(四)舌

舌是由骨骼肌和黏膜构成的肌性器官,位于口腔底,具有搅拌食物、协助吞咽食物、感受味觉和辅助发音等功能。

1.舌的形态

舌分上、下两面,舌的上面隆起,称舌背(图3-3)。后部有"V"形的界沟将舌分为前 2/3 的舌体和后 1/3 的舌根。舌体前端较狭窄,称舌尖。舌下面(图3-4)的黏膜在舌的中线处有一条连于口腔底的黏膜皱襞,称舌系带。舌系带根部两侧的黏膜,各形成一个小圆形隆起,称舌下阜,舌下腺的大管及下颌下腺导管均开口于此。舌下阜的后外侧,有口腔底部黏膜形成的斜行皱襞,称舌下襞,舌下腺的小管开口于此,其深面有舌下腺等结构。

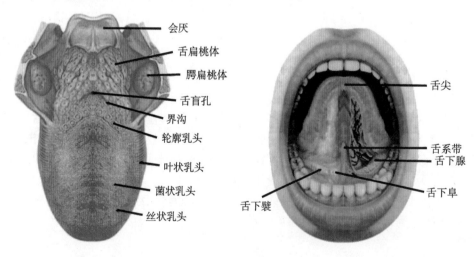

图3-3 舌背面

图3-4 舌下面

2.舌黏膜

舌黏膜呈淡红色。舌体背面的黏膜形成许多小突起,称舌乳头。舌乳头的形态、功能不一,主要有 4 种:①丝状乳头小而多,呈白色丝绒状,遍布舌背前 2/3;②菌状乳头色红而稍大,呈圆点状,散布在丝状乳头之间,舌尖和舌体两侧缘较多;③叶状乳头分布于舌外侧缘的后部,人类不发达;④轮廓乳头体积最大,有 7~11 个,排列在界沟前方,乳头中央有隆起,周围有环形沟。菌状乳头、叶状乳头和轮廓乳头都含有味觉感受器(味蕾),能感受味觉。而丝状乳头中因无味蕾,故只能感受一般感觉。

舌根部的黏膜表面有许多丘状隆起,其深部有淋巴滤泡组成的小结节,称舌扁桃体,属于淋巴组织。

考点提示:舌乳头有4种,即丝状乳头、菌状乳头、叶状乳头、轮廓乳头。菌状乳头、叶状乳头和轮廓乳头都含有味觉感受器(味蕾),能感受味觉。而丝状乳头中因无味蕾,故只能感受一般感觉。

(五)牙

牙位于口腔前庭和固有口腔之间,镶嵌在上、下颌骨的牙槽内,分别排列成上牙弓和下牙弓。牙是人体内最坚硬的器官,具有咀嚼食物和辅助发音等作用。

1.牙的分类和萌出

人的一生先后有两套牙发生,按萌出的先后,分乳牙和恒牙。乳牙一般在出生后6个月开始萌出,3岁左右出齐。6~7岁时,乳牙开始陆续脱落,逐渐被长出的恒牙所代替。大部分恒牙在14岁左右出齐。第三磨牙,又称迟牙或智牙,一般在17~25岁才萌出,有的人可能萌出时间更迟甚至终生不出,萌出时因颌骨发育已近成熟,若无足够的位置可影响其正常萌出,则发生各种阻生牙和牙痛。

2.牙的名称、排列及牙式

按牙的形态和功能,乳牙(图3-5)分为乳切牙、乳尖牙和乳磨牙,共20颗;恒牙有切牙、尖牙、前磨牙和磨牙,乳牙没有前磨牙。恒牙(图3-6)全部出齐共32颗。切牙又分中切牙和侧切牙;尖牙只有一个;前磨牙包括第一前磨牙和第二前磨牙;磨牙分为第一磨牙和第二磨牙,恒牙还有第三磨牙。切牙、尖牙分别用于咬切和撕扯食物,磨牙和前磨牙则可研磨和粉碎食物。

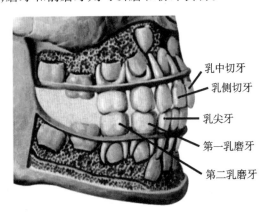

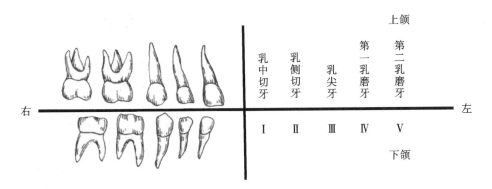

图3-5 乳牙的名称及符号

牙式是临床上记录牙的类型、位置和名称的方式,常以被检查者的解剖方位为准,以"+"符号中的横线划分上、下颌,垂线区分左、右两侧,共4区。用罗马数字Ⅰ~Ⅴ表示乳牙,阿拉伯数字1~8表示恒牙,如用Ⅴ表示右下颌第二乳磨牙,用6表示左下颌第一磨牙,其余依此类推。

考点提示:乳牙的牙位用罗马数字Ⅰ~Ⅴ表示,恒牙的牙位用阿拉伯数字1~8表示。牙式是临床上记录牙的类型、位置和名称的方式,常以被检查者的解剖方位为准,以"+"符号中的横线划分上、下颌,垂线区分左、右两侧,共4区。

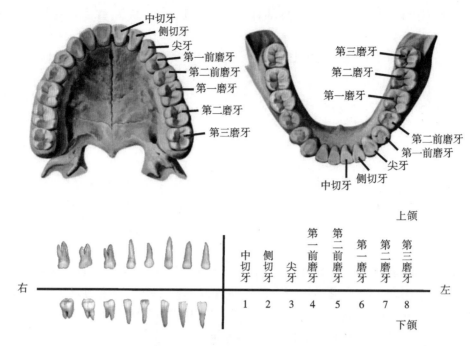

图3-6 恒牙的名称及符号

				上颌			
中切牙	侧切牙	尖牙	第一前磨牙	第二前磨牙	第一磨牙	第二磨牙	第三磨牙
1	2	3	4	5	6	7	8
				下颌			

右 左

3. 牙的形态

牙按其基本形态可分为牙冠、牙根和牙颈三部分(图3-7)。牙冠是暴露于口腔,露出于牙龈以外的部分。切牙的牙冠扁平,呈凿状;尖牙的牙冠呈锥形;前磨牙的牙冠较大,呈方圆形,上面有2个小结节;磨牙的牙冠最大,呈方形,上面有4个小结节。牙根是嵌入牙槽内的部分。切牙和尖牙只有1个牙根,前磨牙一般也只有1个牙根,下颌磨牙有2个牙根,上颌磨牙有3个牙根。牙颈是牙冠与牙根之间的部分,被牙龈所包绕。

4. 牙的构造

牙主要由牙质、釉质、牙骨质和牙髓构成(图3-7)。牙质构成牙的主体。在牙冠的牙质表面覆有釉质,釉质的钙化程度最高,也是人体最坚硬的组织。在牙颈和牙根部的牙质表面覆盖有牙骨质。牙冠内的腔隙,称牙冠腔;牙根内的细管称牙根管,二者合称为牙腔或髓腔。牙腔借牙根尖端的根尖孔与牙槽相通,牙腔内容纳牙髓。牙髓由结缔组织、血管、淋巴管和神经共同组成,含有丰富的感觉神经末梢,感染可致牙髓炎,产生剧烈疼痛。

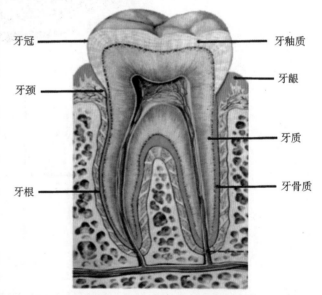

图3-7 牙的形态和构造

5. 牙周组织

牙周组织包括牙槽骨、牙周膜和牙龈三部分。牙槽骨是构成牙槽的骨质。牙周膜也称牙槽骨膜,是牙根与牙槽骨之间的致密结缔组织膜,能使牙根牢固地固定于牙槽内。牙龈是覆盖在牙槽弓和牙颈表面的口腔黏膜,血管丰富,色淡红,坚韧而有弹性,直接与骨膜紧密相连。牙周组织对牙具有保护、支持和固定作用。老年人由于牙龈和骨膜的血管萎缩,营养降低,牙根萎缩,并逐渐松动以致牙齿脱落。

考点提示:牙按基本形态可分为牙冠、牙根和牙颈;牙按构造分为牙质、釉质、牙骨质和牙髓;牙周组织包括牙槽骨、牙周膜和牙龈。

二、咽

咽既属于消化系统,又属于呼吸系统,鼻咽属呼吸系统,口咽和喉咽是消化道与呼吸道的共同通道。咽具有协助吞咽、保护、防御及发音时产生共鸣等的作用。

(一)咽的形态和位置

咽是前后略扁的漏斗形肌性管道,位于第1~6颈椎的前方,上端起于颅底,下端在第6颈椎下缘(平环状软骨弓)与食管相续,长约12cm(图3-8)。咽有前壁、后壁及侧壁,咽后壁及侧壁完整,前壁不完整,自上而下分别与鼻腔、口腔和喉腔相通。

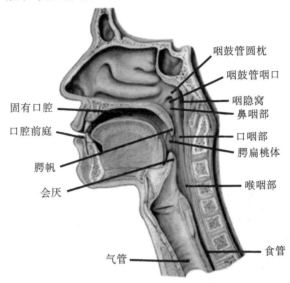

图3-8 头颈部正中矢状切面

考点提示:咽位于第1~6颈椎的前方,上端起于颅底,下端在第6颈椎下缘(平环状软骨弓)与食管相续,长约12cm。

(二)咽的分部

咽以腭帆游离缘和会厌上缘为界,分为鼻咽、口咽、喉咽三部分(图3-9)。

1. 鼻咽

鼻咽位于鼻腔的后方,介于颅底与软腭后缘平面之间,向前经鼻后孔通鼻腔。在鼻咽后上壁的黏膜下有丰富的淋巴组织,称咽扁桃体,在幼儿时期最为发达,6~7岁后开始萎缩,至10岁后几乎完全退化。在鼻咽的两侧壁上,相当于下鼻甲后方约1.5cm处,各有一个三角形的咽鼓管咽口,经咽鼓管与中耳鼓室相通。咽鼓管咽口的后上方有半环形的隆起,称咽鼓管圆枕,是寻找咽鼓管咽口的标志。咽鼓管圆枕的后上方与咽后壁之间有一纵行隐窝,称咽隐窝,它是鼻咽癌的好发部位。

2. 口咽

口咽位于口腔的后方,介于腭帆游离缘与会厌上缘平面之间,上续鼻咽,下通喉咽,向前经咽峡通口腔。口咽的前壁主要为舌根的后部,此处

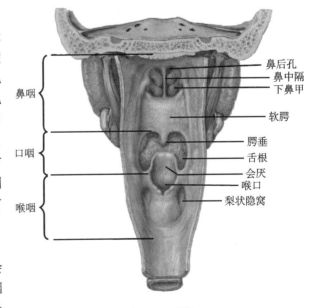

图3-9 咽腔

有一黏膜皱襞与会厌相连,称舌会厌正中襞。口咽的外侧壁,在腭舌弓与腭咽弓之间有一凹陷,称腭扁桃体窝,窝内容纳腭扁桃体。腭扁桃体呈卵圆形,主要由淋巴组织构成,属于淋巴器官。腭扁桃体内侧面朝向咽腔,表面被覆黏膜。黏膜上皮内陷形成许多小凹,称扁桃体小窝,此处是食物残渣、脓液等异物滞留之处,易形成感染病灶。

咽扁桃体、咽鼓管扁桃体、腭扁桃体和舌扁桃体在鼻腔、口腔通咽处共同形成一个淋巴组织环,称咽淋巴环,对消化道和呼吸道具有重要的防御和保护功能。

3. 喉咽

喉咽在会厌上缘平面以下,至第6颈椎下缘平面处续接食管,向前经喉口与喉腔相通,是咽腔中最狭窄的部分。在喉口的两侧各有一深窝,称梨状隐窝,为异物易于滞留的部位。

考点提示:咽分为鼻咽、口咽、喉咽三部分。咽鼓管圆枕是寻找咽鼓管咽口的标志,咽隐窝是鼻咽癌的好发部位,梨状隐窝为异物易于滞留的部位。

三、食管

(一)食管的形态、位置和分部

食管(图3-10)是一前后略扁平的肌性管状器官,是消化管各部中最狭窄的部分,长约25cm。食管上端在第6颈椎体下缘平面与咽相接,向下沿脊柱的前面下行,经胸廓上口入胸腔,穿膈的食管裂孔进入腹腔,下端约平第11胸椎体的左侧与胃的贲门相续。食管可分为颈部、胸部和腹部。

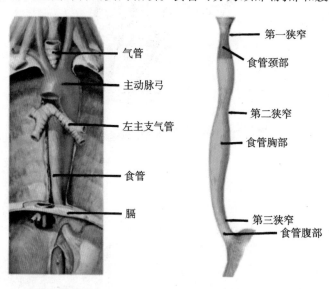

图3-10 食管

1. 食管颈部

食管颈部较短,长约5cm,位于食管起始端(平第6颈椎体下缘)与胸骨的颈静脉切迹平面之间。

2. 食管胸部

食管胸部较长,长18~20cm,位于胸骨的颈静脉切迹平面与膈的食管裂孔之间。

3. 食管腹部

食管腹部最短,长1~2cm,位于膈的食管裂孔与胃的贲门之间。

(二)食管的狭窄

食管的全长呈现三处生理性狭窄(图3-10)。

1. 第一狭窄

第一狭窄位于食管的起始处(或咽与食管相续处),相当于第6颈椎体下缘水平,距中切牙约15cm。

2. 第二狭窄

第二狭窄位于食管与左主支气管交叉处,相当于第4、5胸椎体之间水平,距中切牙约25cm。

3. 第三狭窄

第三狭窄位于食管通过膈的食管裂孔处,相当于第10胸椎体水平,距中切牙约40cm。

食管三处狭窄是食物、异物易滞留处,也是食管炎症和肿瘤的好发部位。

考点提示:食管上端在第6颈椎体下缘平面与咽相接,下端约平第11胸椎体的左侧与胃的贲门相续。食管颈部位于食管起始端(平第6颈椎体下缘)与胸骨的颈静脉切迹平面之间;食管胸部位于胸骨的颈静脉切迹平面与膈的食管裂孔之间;食管腹部位于膈的食管裂孔与胃的贲门之间。第一狭窄位于食管的起始处(或咽与食管相续处);第二狭窄位于食管与左主支气管交叉处;第三狭窄位于食管通过膈的食管裂孔处。

四、胃

胃是消化管中最膨大的部分,上连食管,下续十二指肠。成人胃的容量约为1500mL,新生儿胃的容量约为30mL。胃具有受纳食物、分泌胃液、初步消化食物的功能。

(一)胃的形态和分部

胃的形态(图3-11)受年龄、体位、体型和充盈度等多种因素的影响。胃在完全空虚时略呈管状,高度充盈时可呈球囊状。

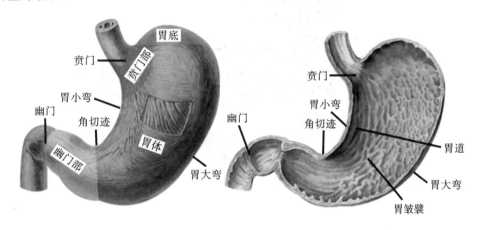

图3-11　胃的形态和分部

胃有两口、两壁和两弯。"两口"即入口和出口,入口称贲门,为胃的近端与食管连接处,在贲门的左侧,食管末端左缘与胃底所形成的锐角称贲门切迹;出口称幽门,为胃的远端,接续十二指肠处。"两壁"即前壁和后壁,前壁朝向前上方,后壁朝向后下方。"两弯"即胃小弯和胃大弯,胃小弯凹向右上方,其最低点弯度明显转折处称角切迹;胃大弯大部凸向左下方。

胃分为四部分(图3-11)。①贲门部:指围绕贲门周围的部分,与胃体无明显分界。②胃底:指贲门切迹水平以上,凸向膈穹隆的部分。③胃体:指贲门切迹水平面与角切迹向下延长线之间的部分。④幽门部:指角切迹延长线与幽门之间的部分,临床常称此部为胃窦。在幽门部大弯侧有一不太明显的浅沟,称中间沟。幽门部又以中间沟为界,分为左侧的幽门窦和右侧的幽门管。幽门窦通常位于胃的最低部,胃溃疡和胃癌多发生于胃的幽门窦近胃小弯处。

考点提示:胃在完全空虚时略呈管状,高度充盈时可呈球囊状。胃分为贲门部、胃底、胃体、幽门部。

(二)胃的位置和毗邻

胃的位置受体型、体位和充盈程度不同而有较大变化。胃在中等充盈时,大部分位于左季肋区,小部分位于腹上区。贲门和幽门的位置比较固定,贲门位于第11胸椎体的左侧,幽门位于第1腰椎体的右侧。胃大弯的位置较低,最低点一般在脐平面。胃高度充盈时,胃大弯下缘可达脐以下,超过髂嵴平面。

胃底最高点在左锁骨中线外侧,可达第6肋间隙高度。

胃前壁右侧部与肝左叶和方叶相邻,左侧部与膈相邻,被左肋弓所遮盖。在剑突的下方,部分胃前壁直接与腹前壁相贴,是临床上进行胃触诊的部位。胃后壁与横结肠、左肾上部、左肾上腺和胰相邻,胃底与膈和脾相邻。

考点提示:胃在中等充盈时,大部分位于左季肋区,小部分位于腹上区。贲门位于第11胸椎体的左侧,幽门位于第1腰椎体的右侧。

五、小肠

小肠是消化食物和吸收营养物质的器官,为消化管中最长的一段,成人的小肠长 5~7m。小肠盘曲在腹腔内,上端起于幽门,下端接续盲肠,自上而下依次分为十二指肠、空肠和回肠三部分。

考点提示:小肠分为十二指肠、空肠和回肠。

(一)十二指肠

十二指肠(图3-12)为小肠的起始段,介于胃和空肠之间,全长约25cm。十二指肠是小肠中长度最短、管径最大、位置最深且最为固定的部分。十二指肠呈"C"形,从右侧包绕胰头,除始、末两端被腹膜包裹较为活动之外,其余大部分均为腹膜外位器官,被腹膜覆盖而固定于腹后壁。按位置不同,十二指肠可分为上部、降部、水平部和升部四部分。

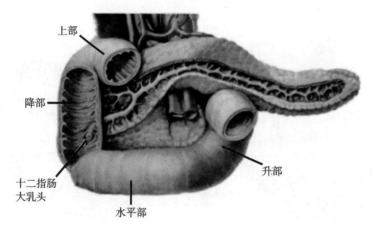

图3-12 十二指肠

1. 上部

上部长约5cm,在第1腰椎的右侧起自幽门,行向右后方,至肝门下方、胆囊颈的后下方,急转向下行,延续为降部。上部和降部转折处形成的弯曲称十二指肠上曲。十二指肠上部靠近幽门的部分,肠壁较薄,腔大,黏膜光滑,无环状皱襞,X线透视呈球状,称十二指肠球,它是十二指肠溃疡及其穿孔的好发部位。

2. 降部

降部长7~8cm,起自十二指肠上曲,向下行于第1~3腰椎体和胰头的右侧,至第3腰椎高度弯向左行,移行为水平部。转折处的弯曲称十二指肠下曲。降部的黏膜形成许多环状皱襞,其后内侧壁上有一纵行皱襞,称十二指肠纵襞。纵襞下端有一圆形突起,称十二指肠大乳头,距中切牙约75cm,是胆总管和胰管的共同开口处。在十二指肠大乳头的上方1~2cm处,有十二指肠小乳头,它是副胰管的开口。

3. 水平部

水平部又称下部,长约10cm,起自十二指肠下曲,横过下腔静脉和第3腰椎体的前方,至腹主动脉前方、第3腰椎体左前方,移行于升部。临床上将十二指肠上部、降部和水平部呈"C"字形部位称十二指肠窗。肠系膜上动、静脉紧贴此部前面下行,在某些情况下,肠系膜上动脉可压迫此部引起十二指肠梗阻,临床上称为肠系膜上动脉压迫综合征。

4.升部

升部最短，仅2~3cm，自水平部末端起始，斜向左上方，至第2腰椎体左侧转向下，移行为空肠。十二指肠与空肠转折处形成的弯曲称十二指肠空肠曲，此曲被十二指肠悬肌固定于腹后壁。十二指肠悬肌和包绕其下段表面的腹膜皱襞共同构成十二指肠悬韧带（临床上称 Treitz 韧带），它是手术中识别空肠起始的重要标志。

考点提示：十二指肠介于胃和空肠之间，按位置可分为上部、降部、水平部和升部。十二指肠球是十二指肠溃疡及其穿孔的好发部位。

（二）空肠和回肠

空肠和回肠（图3-13）位于腹腔的中下部，在腹腔内迂曲盘旋形成肠襻，并借小肠系膜固定于腹后壁。空肠上端起自十二指肠空肠曲，回肠下端接续盲肠，空肠与回肠之间无明显分界线。通常空肠占空肠、回肠全长的上2/5，回肠占空肠、回肠全长的下3/5。空肠主要位于腹腔的左上部，管径较粗，管壁较厚，血供丰富，颜色较红，环状襞密而高，有散在的孤立淋巴滤泡；回肠位于腹腔的右下部，管径略细，管壁较薄，血管较少，颜色较淡，环状襞疏而矮，有孤立淋巴滤泡和集合淋巴滤泡，尤其在回肠下部多见。肠伤寒的病变多侵犯集合淋巴滤泡，可并发肠穿孔或肠出血。空肠、回肠的主要区别见表3-1。

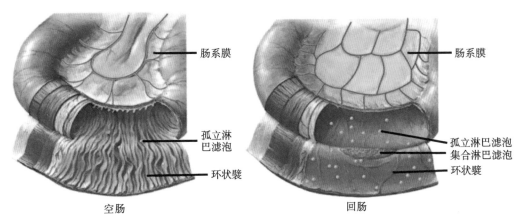

图3-13 空肠和回肠

表3-1 空肠和回肠的比较

区别点	空肠	回肠
位置	腹腔的左上部	腹腔的右下部
长度	占空肠、回肠全长的上2/5	占空肠、回肠全长的下3/5
管径	较粗	较细
管壁	较厚	较薄
血管	丰富	较少
颜色	较红	较淡
环状襞	密而高	疏而矮
淋巴滤泡	孤立淋巴滤泡	孤立淋巴滤泡和集合淋巴滤泡

考点提示：识记空肠和回肠的形态特点。空肠上端起自十二指肠空肠曲，回肠下端接续盲肠。通常空肠占空肠、回肠全长的上2/5，回肠占空肠、回肠全长的下3/5。

六、大肠

大肠是消化管的下段，全长约1.5m，围绕在空肠、回肠的周围，在右髂窝内起于盲肠，末端终于肛门，分为盲肠、阑尾、结肠、直肠和肛管五部分。大肠的主要功能是吸收水分、维生素和无机盐等，分泌黏液，并将食物残渣形成粪便排出体外。

考点提示:大肠围绕在空肠、回肠的周围,在右髂窝内起于盲肠,末端终于肛门,分为盲肠、阑尾、结肠、直肠和肛管五部分。

大肠管径较粗,管壁较薄,在盲肠和结肠有结肠带、结肠袋和肠脂垂三种特征性结构(图 3 – 14),这三种特征性结构是肉眼区别大肠和小肠的重要依据。

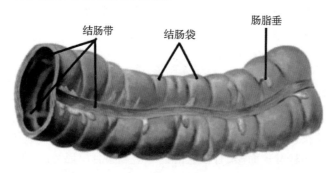

图 3 – 14　盲肠和结肠的特征性结构

1. 结肠带

结肠带由肠壁的纵行肌增厚形成,沿大肠纵轴平行排列,分为独立带、网膜带和系膜带,汇聚于阑尾根部。

2. 结肠袋

结肠袋是肠壁由横沟隔开并向外膨出的囊状突起,这是由于结肠带较肠管短,使肠管皱缩形成。

3. 肠脂垂

肠脂垂是沿结肠带两侧分布的许多小突起,由浆膜和其所包含的脂肪组织形成。

正常情况下,大肠管径较大,管壁较薄,但在疾病情况下可有较大变化。因此,在腹部手术中,鉴别大、小肠主要依据大肠的上述 3 个特征。

考点提示:结肠带、结肠袋和肠脂垂是盲肠和结肠所特有的结构性特征。

(一)盲肠

盲肠(图 3 – 15)位于右髂窝内,是大肠的起始部,呈囊袋状,长 6 ~ 8cm。以盲端起始,左接回肠,上续结肠,其后内壁上有与回肠相通的回盲口。在回盲口处,有回肠末端突入盲肠内形成上、下两个唇状的皱襞,称回盲瓣。回盲瓣的深部有增厚的环行肌。回盲瓣既可控制回肠内容物过快进入盲肠,又有阻止大肠内容物向回肠反流的作用。在回盲口的下方约 2cm 处,有一小的阑尾口。

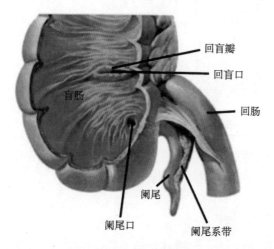

图 3 – 15　盲肠和阑尾

（二）阑尾

阑尾（图 3 - 15）是从盲肠下端后内侧壁向外延伸的一条细管状器官，形似蚯蚓，又称蚓突，长 5 ~ 7cm。阑尾位于右髂窝内，根部连于盲肠的后内侧壁，末端游离，但根部的位置较恒定。阑尾根部的体表投影通常在脐与右髂前上棘连线的中、外 1/3 交点处，此点称为麦氏点（McBurney）；有时也以 Lanz 点表示，即左、右髂前上棘连线的右、中 1/3 交点处。急性阑尾炎时，该处常有明显的压痛。盲肠的 3 条结肠带恰在阑尾根部汇合，阑尾切除术时，沿结肠带向下追寻，是寻找阑尾的可靠方法。

考点提示：阑尾根部的体表投影通常在脐与右髂前上棘连线的中、外 1/3 交点处，此点称为麦氏点（McBurney）。急性阑尾炎时，该处常有明显的压痛。

（三）结肠

结肠始于盲肠，终于直肠，整体呈"M"形，包绕于空肠、回肠的周围。结肠可分为升结肠、横结肠、降结肠和乙状结肠四部分（图 3 - 16）。结肠的直径自起端 6cm，逐渐递减为乙状结肠末端的 2.5cm，这是结肠腔最狭窄的部位。

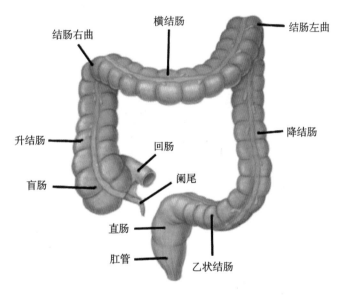

图 3 - 16　大肠

1. 升结肠

升结肠长约 15cm，在右髂窝内，起于盲肠上端，沿腰方肌和右肾前面上升至肝右叶下方，转折向左前下方移行为横结肠，转折处的弯曲称结肠右曲（肝曲）。升结肠属腹膜间位器官，无系膜，其后面借结缔组织贴附于腹后壁，因此活动度甚小。

2. 横结肠

横结肠长约 50cm，起自结肠右曲，先行向左前下方，后略转向左后上方，形成一略向下垂的弓形弯曲，至左季肋区，在脾脏面下份处折转成结肠左曲（脾曲），向下续于降结肠。横结肠属腹膜内位器官，由横结肠系膜连于腹后壁，活动度较大，其中间部分可下垂至脐或低于脐平面。

3. 降结肠

降结肠长约 25cm，起自结肠左曲，沿左肾外侧缘和腰方肌前面下降，至左髂嵴处续于乙状结肠。降结肠与升结肠一样属腹膜间位器官，无系膜，借结缔组织直接贴附于腹后壁，活动度很小。

4. 乙状结肠

乙状结肠长约 40cm，在左髂嵴处起自降结肠，沿左髂窝转入盆腔内，呈"乙"字形弯曲，至第 3 骶椎平面续于直肠。乙状结肠属腹膜内位器官，由乙状结肠系膜连于盆腔左后壁。由于乙状结肠系膜在肠管中段幅度较宽，所以乙状结肠中段活动范围较大，常成为乙状结肠扭转的因素之一。乙状结肠也是憩室和肿瘤等疾病的多发部位。

考点提示:结肠始于盲肠,终于直肠,包绕于空肠、回肠的周围。结肠分为升结肠、横结肠、降结肠和乙状结肠四部分。

(四)直肠

直肠(图3-17)位于小骨盆腔的后部,长10~14cm。在第3骶椎的前方起于乙状结肠,沿骶骨、尾骨的前面下行,穿过盆膈,与肛管相连。男性直肠前邻膀胱、前列腺、精囊等;女性直肠前邻子宫和阴道,直肠指诊可触及这些器官。

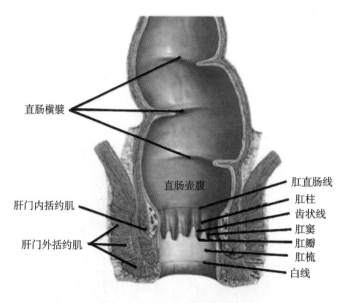

图3-17 直肠和肛管内面

直肠并不直,在矢状面上有两个弯曲,上段行于骶骨的前方,形成一凸向后的弯曲,称骶曲;下段在尾骨尖的前方转向后下,形成一凸向前的弯曲,称会阴曲。直肠下段肠腔膨大,称直肠壶腹。直肠内面有2或3个由环行肌和黏膜共同形成的半月形皱襞,称直肠横襞,其中最大、位置最恒定的一个位于直肠壶腹的前右壁,距肛门约7cm。临床上做直肠镜、乙状结肠镜检查时,需注意直肠的弯曲和横襞,以免损伤肠管。

考点提示:直肠位于小骨盆腔的后部,在第3骶椎的前方起于乙状结肠,沿骶骨、尾骨的前面下行,穿过盆膈,与肛管相连。在矢状面上形成骶曲和会阴曲。

(五)肛管

肛管上端在盆膈的平面起于直肠,末端终于肛门,长约4cm(图3-17)。肛管内面有6~10条纵行的黏膜皱襞,称肛柱。连于肛柱下端之间的半月形黏膜皱襞称肛瓣。肛瓣与相邻两个肛柱下端共同形成开口向上的小陷窝,称肛窦,窦内常积存粪屑,易诱发感染引起肛窦炎。

各肛柱的下端与肛瓣的游离缘连成一锯齿状的环行线,称齿状线或肛皮线,它是黏膜和皮肤的分界线,齿状线以上的腔面被覆黏膜,齿状线以下的腔面覆以皮肤(其上皮为无角化层的复层扁平上皮)。在肛管的黏膜下和皮下有丰富的静脉丛,病理情况下静脉淤血曲张形成痔(痔核、痔疮)。以齿状线为界,发生在齿状线以上的称内痔,齿状线以下的称外痔,跨越齿状线上、下的称混合痔。齿状线也是动脉供应、静脉回流和神经支配的分界线,具有重要的临床意义。在齿状线下方有宽约1cm略凸起的环形区,称肛梳或痔环。肛梳的下端有一环形浅沟,称白线,活体指诊时可以触到,是肛门内、外括约肌的分界线。在肛管和肛门的周围有肛门内括约肌和肛门外括约肌环绕。肛门内括约肌属平滑肌,为肛管处环形平滑肌增厚而形成,有协助排便的作用,但无括约肛门的功能。在肛门内括约肌的外周和下方,分布有骨骼肌形成的肛门外括约肌,受意识支配,可随意括约肛门,有较强地控制排便的功能。

考点提示:以齿状线为界,发生在齿状线以上的称内痔,齿状线以下的称外痔,跨越齿状线上、下的称混合痔。

第三节 消化腺

一、唾液腺

唾液腺(图3-18)又称口腔腺、涎腺,分大、小两种。小唾液腺数目多,如唇腺、颊腺、腭腺等。大唾液腺主要有腮腺、舌下腺、下颌下腺三对。唾液腺分泌唾液,排入口腔,具有湿润口腔黏膜、帮助消化等作用。

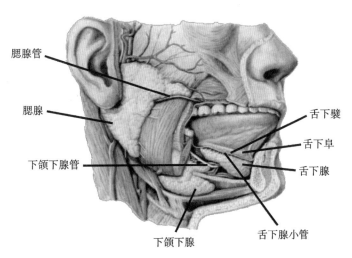

图3-18 唾液腺

(一)腮腺

腮腺是最大的唾液腺。腺体略呈不规则的三角形,位于耳郭的前下方,上达颧弓,下至下颌角附近。腮腺管从腮腺前缘的上部发出,在颧弓下方一横指处横过咬肌表面至咬肌前缘,向内侧穿经颊肌,开口于平对上颌第二磨牙的颊黏膜上。

(二)舌下腺

舌下腺位于口腔底舌下襞的深面,大导管开口于舌下阜,有数条小导管开口于舌下襞。

(三)下颌下腺

下颌下腺位于下颌体内面的下颌下腺凹内,略呈卵圆形,导管开口于舌下阜。

考点提示:腮腺管开口于平对上颌第二磨牙的颊黏膜上;舌下腺大导管开口于舌下阜,小导管开口于舌下襞;下颌下腺导管开口于舌下阜。

二、肝及肝外胆道

(一)肝

肝是人体最大的消化腺,重约1350g。肝可分泌胆汁,参与脂肪的消化和吸收,还具有代谢、解毒、防御等功能。

1.肝的形态

肝呈楔形,红褐色,质软而脆,受暴力打击易发生破裂出血。肝分为前、后两缘和上、下两面。肝前缘锐利,后缘钝圆。

肝的上面隆凸,与膈相贴,称膈面(图3-19)。膈面后部有左右位的冠状韧带;前部有前后位的镰状韧带,借镰状韧带将肝分为小而薄的左叶和大而厚的右叶。肝在膈面的后部无腹膜覆盖的部分,称裸区。

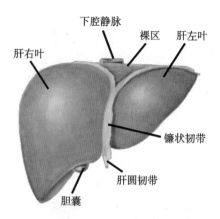

图 3 – 19 肝的膈面

肝的下面凹凸不平,邻腹腔器官,称脏面(图 3 – 20)。脏面有呈"H"形的 3 条沟,即左纵沟、右纵沟和横沟。左纵沟窄而深,前部有肝圆韧带裂,内有肝圆韧带,是胎儿期脐静脉闭锁后的遗迹;后部为静脉韧带裂,内有静脉韧带,是胎儿期静脉导管闭锁后的遗迹。右纵沟的前部为胆囊窝,容纳胆囊;后部为腔静脉沟,有下腔静脉通过。横沟称肝门,是肝管、肝固有动脉、肝门静脉、淋巴管和神经等出入肝的部位。出入肝门的结构被结缔组织包裹,称为肝蒂。在腔静脉沟的上端,有肝左、中、右静脉出肝后在此注入下腔静脉,称第二肝门。肝的脏面借 3 条沟分为四叶,即左纵沟的左侧为小而薄的肝左叶,右纵沟的右侧为大而厚的肝右叶,横沟前方为方叶,横沟后方为尾状叶。

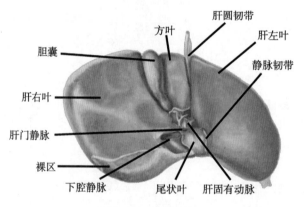

图 3 – 20 肝的脏面

考点提示:肝的上面隆凸,称膈面,膈面后部有左右位的冠状韧带;前部有前后位的镰状韧带,借镰状韧带将肝分为小而薄的左叶和大而厚的右叶。肝的下面凹凸不平,称脏面,脏面借 3 条沟分为四叶,即左纵沟的左侧为小而薄的肝左叶,右纵沟的右侧为大而厚的肝右叶,横沟前方为方叶,横沟后方为尾状叶。横沟称肝门,是肝管、肝固有动脉、肝门静脉、淋巴管和神经等出入肝的部位。

2. 肝的位置和毗邻

肝大部分位于右季肋区和腹上区,小部分位于左季肋区。肝的上面为膈,膈上有右侧胸膜腔、右肺和心等;在腹上区,左、右肋弓间部分直接与腹前壁相接触。肝的下面,肝右叶从前向后分别邻结肠右曲、十二指肠、右肾和右肾上腺,肝左叶大部分与胃前壁相邻。

考点提示:肝大部分位于右季肋区和腹上区,小部分位于左季肋区。

3. 肝的体表投影

肝的上界与膈穹窿一致,一般在右侧锁骨中线平第 5 肋;前正中线平剑胸结合的交点;在左侧锁骨中线平第 5 肋间隙。肝的下界即肝下缘,右侧与右肋弓大体一致,在腹上区左、右肋弓之间,肝下缘可达剑突下 3 ~ 5cm,左侧被左肋弓掩盖,故体检时在右肋弓下不能触及肝。但在 3 岁以下的小儿,肝的体积相对较大,其下界可超出右肋弓下缘 1 ~ 2cm,7 岁以后接近成人的位置。肝的位置可随呼吸而上下移动,在平静呼吸时,肝可上下移动 2~3cm。

考点提示:肝的上界与膈穹窿一致,一般在右侧锁骨中线平第 5 肋;前正中线平剑胸结合的交点;在左侧锁骨中线平第 5 肋间隙。肝的下界即肝下缘,右侧与右肋弓大体一致,在腹上区左、右肋弓之间,肝下缘可达剑突下 3~5cm,左侧被左肋弓掩盖,故体检时在右肋弓下不能触及肝。

(二)肝外胆道

输胆管道简称胆道(图 3-21),是将胆汁输送至十二指肠的管道,分肝内胆道和肝外胆道两部分。肝内胆道包括胆小管和小叶间胆管;肝外胆道由胆囊、肝左管、肝右管、肝总管和胆总管等组成。

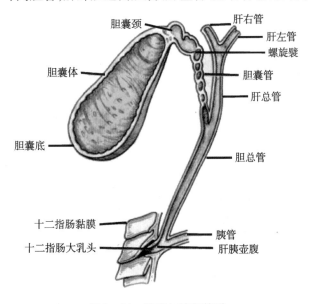

图 3-21　胆囊与输胆管道

1. 胆囊

胆囊位于胆囊窝内,上面借疏松结缔组织与肝相连,下面与十二指肠上部相邻。胆囊有贮存和浓缩胆汁的功能。

胆囊呈长梨形,容量为 40~60mL,可分为胆囊底、胆囊体、胆囊颈、胆囊管四部分。前端圆钝,称胆囊底,常露出于肝的前缘,与腹前壁相接触,其体表投影在右锁骨中线(或右腹直肌外侧缘)与右肋弓交点处的稍下方;胆囊炎时,此处常有明显的压痛。与胆囊底相连的膨大部分为胆囊体。后部稍细为胆囊颈。由胆囊颈弯向左下缩细呈管状的部分称胆囊管,胆囊管长 3~4cm,向下与肝总管以锐角汇合形成胆总管。胆囊颈和胆囊管的黏膜呈螺旋状突入管腔,形成螺旋襞,有调节和控制胆汁进出的作用。胆结石常嵌顿于此处。

考点提示:肝外胆道由胆囊、肝左管、肝右管、肝总管和胆总管等组成。胆囊位于胆囊窝内,有贮存和浓缩胆汁的功能,分为胆囊底、胆囊体、胆囊颈、胆囊管四部分。

2. 肝管与肝总管

胆小管先合成小叶间胆管,后者逐渐汇合,分别形成肝左管和肝右管,两管出肝门后合成肝总管,肝总管下行与胆囊管汇合成胆总管。

胆囊管、肝总管和肝的脏面围成的三角形区域,称胆囊三角(Calot 三角),内有胆囊动脉经过,是胆囊手术中寻找胆囊动脉的标志。

3. 胆总管

胆总管起于肝总管与胆囊管的汇合处,长 4~8cm,在肝十二指肠韧带内下行,经十二指肠上部的后方,至十二指肠降部和胰头之间与胰管汇合,形成略膨大的肝胰壶腹(Vater 壶腹),斜穿十二指肠降部的后内侧壁,开口于十二指肠大乳头。在肝胰壶腹的周围及胆总管、胰管的末端,环行平滑肌增厚,形成肝胰壶腹括约肌。肝胰壶腹括约肌的收缩和舒张,可调控胆汁和胰液的排出。

肝胰壶腹括约肌平时保持收缩状态,肝细胞分泌的胆汁经肝左管、肝右管、肝总管和胆囊管进入胆囊内浓缩和储存。进食后,尤其是进高脂肪食物时,在神经、体液因素的调节下,肝胰壶腹括约肌舒张,胆囊收缩,胆汁经胆囊管、胆总管、肝胰壶腹及十二指肠大乳头排入十二指肠内。

考点提示:胆囊体表投影在右锁骨中线(或右腹直肌外侧缘)与右肋弓交点处的稍下方;胆囊炎时,此处常有明显的压痛。

三、胰

胰(图3-22)位于腹上区和左季肋区,居胃的后方,在第1、2腰椎水平,横贴于腹后壁,其前面被有腹膜。

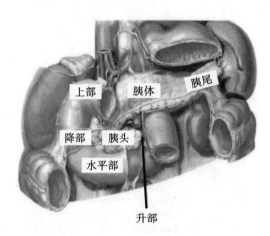

图3-22 胰

胰为灰红色,质地柔软,为狭长的腺体。自右向左,胰分为头、体、尾三部分:胰头为右端膨大部分,位于第2腰椎的右前方,被十二指肠包绕,其后方有胆总管、肝门静脉和下腔静脉。胰体为中间大部分,略呈三棱柱状,横跨下腔静脉、腹主动脉、左肾及肾上腺前面。胰尾是左端狭细部,伸向脾门。

在胰的实质内,有一条自胰尾沿胰长轴右行的输出管,称胰管,沿途收集各小叶导管,达胰头时与胆总管汇合形成肝胰壶腹,共同开口于十二指肠大乳头。在胰管的上方还有一小的副胰管,其开口于十二指肠小乳头。

考点提示:胰位于腹上区和左季肋区,居胃的后方,在第1、2腰椎水平,横贴于腹后壁。自右向左,胰分为胰头、胰体、胰尾。胰管开口于十二指肠大乳头,副胰管开口于十二指肠小乳头。

第四节 腹 膜

一、腹膜及腹膜腔的概念

(一)腹膜

腹膜是位于腹、盆壁内面和腹、盆腔脏器表面的一层相互移行的浆膜。根据分布不同,把衬于腹、盆壁和膈下面的腹膜称壁腹膜;由壁腹膜反折并被覆于腹、盆腔器官表面的腹膜称脏腹膜(图3-23)。

腹膜具有分泌、吸收、保护、支持、修复和防御等多种功能,腹膜产生的浆液起润滑和减少脏器间摩擦的作用。病理情况下,腹膜渗出液增加,可形成腹水。上腹部腹膜的吸收能力比下腹部强,故腹部炎症或手术后的患者多采取半卧位,使炎性分泌物流向下腹部,以减少腹膜对有害物质的吸收。

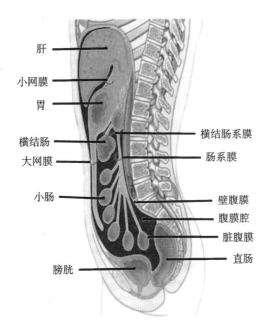

图 3-23 腹膜腔正中矢状切面模式图

（二）腹膜腔

腹膜腔是脏、壁两层腹膜互相延续、移行,共同围成不规则的潜在性腔隙。腔内仅含少量浆液。男性腹膜腔完全密闭,女性腹膜腔借输卵管腹腔口、子宫、阴道与外界间接相通。

腹腔与腹膜腔在解剖上概念不同,腹腔是指小骨盆上口以上由腹壁和膈围成的腔隙,而腹膜腔是脏腹膜和壁腹膜之间潜在性的腔隙。腹膜与腹膜腔均位于腹腔内,而腹腔、盆腔内所有器官均在腹膜腔之外。

二、腹膜与腹腔、盆腔脏器的关系

根据脏器被腹膜覆盖的不同程度,将腹腔、盆腔脏器分为腹膜内位器官、腹膜间位器官和腹膜外位器官 3 种类型(图 3-24)。

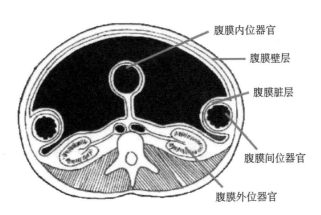

图 3-24 腹膜与脏器的关系示意图(水平切面)

1. 腹膜内位器官

腹膜内位器官是表面几乎全部被腹膜覆盖的器官,包括胃、十二指肠上部、空肠、回肠、盲肠、阑尾、横结肠、乙状结肠、脾、输卵管和卵巢等,这类器官活动度较大。

2. 腹膜间位器官

腹膜间位器官是表面大部分被腹膜覆盖的器官,包括肝、胆囊、升结肠、降结肠、直肠上段、膀胱和子宫等,这类器官仍有一定的活动度。

3.腹膜外位器官

腹膜外位器官是仅一面被腹膜覆盖的器官,包括十二指肠降部与水平部、直肠中下段、胰、肾、肾上腺和输尿管等,这类器官位置较固定,几乎不能活动。

熟悉腹腔、盆腔脏器与腹膜的关系具有重要的临床意义。如对腹膜内位器官手术时,必须通过腹膜腔才能完成;但对属于腹膜外位器官的肾、输尿管或腹膜间位器官的膀胱等进行手术时,则可以不经过腹膜腔,从而避免损伤腹膜,防止因之引起的腹膜腔感染和术后粘连。

考点提示:腹膜内位器官包括胃、十二指肠上部、空肠、回肠、盲肠、阑尾、横结肠、乙状结肠、脾、输卵管和卵巢等;腹膜间位器官包括肝、胆囊、升结肠、降结肠、直肠上段、膀胱和子宫等;腹膜外位器官包括十二指肠降部与水平部、直肠中下段、胰、肾、肾上腺和输尿管等。

三、腹膜形成的结构

腹膜在腹壁、盆壁与脏器之间互相移行,形成韧带、系膜、网膜、陷凹等结构(图3-25)。这些结构不仅对器官有着连接和固定的作用,也是血管、神经进入脏器的途径。

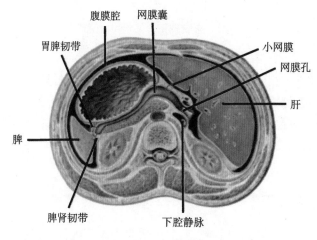

图3-25 腹腔横断面

(一)韧带

韧带是连于腹壁、盆壁与器官之间或连接相邻器官之间的腹膜结构,可以是单层或双层,对器官有固定作用。

1.肝镰状韧带

肝镰状韧带是腹膜自腹前壁上部移行于膈、肝之间形成的双层腹膜皱襞,呈矢状位,其下缘游离,内含肝圆韧带。

2.肝冠状韧带

肝冠状韧带是连于膈下面和肝上面之间呈冠状位的双层腹膜皱襞,位于肝后上方。

3.胃脾韧带

胃脾韧带是连于胃底与脾门之间的双层腹膜皱襞。

4.脾肾韧带

脾肾韧带是连于脾门与左肾前面之间的双层腹膜皱襞。

考点提示:韧带是连于腹壁、盆壁与器官之间或连接相邻器官之间的腹膜结构,分为肝镰状韧带、肝冠状韧带、胃脾韧带和脾肾韧带。

(二)系膜

系膜(图3-26)是将肠管连于腹后壁的双层腹膜结构,在两层系膜间分布有血管、神经、淋巴管、淋巴结和脂肪等。凡有肠系膜的肠管,活动性均大。根据系膜连结器官的结构特点可将其分为肠系膜、横结肠系膜、乙状结肠系膜和阑尾系膜等。

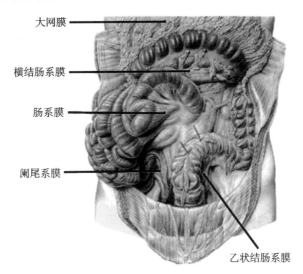

图 3 – 26　系膜

1.肠系膜

肠系膜,又称为空回肠系膜,是将空肠、回肠连于腹后壁的双层腹膜结构,其根部附着于腹后壁,称肠系膜根。肠系膜根始自第 2 腰椎体左侧的十二指肠空肠曲,越脊柱前方斜向右下,至右髂窝。肠系膜长而宽阔,故空肠、回肠的活动范围大,容易发生系膜扭转,扭转后血管梗阻可造成肠管坏死。腹腔化脓感染时,脓液可顺系膜根部下降引起右髂窝脓肿。

2.横结肠系膜

横结肠系膜是连于横结肠与腹后壁之间的双层腹膜结构,其根部起于结肠右曲,横行向左,止于结肠左曲。系膜中份较长,故横结肠中部常呈下垂状。

3.乙状结肠系膜

乙状结肠系膜是连于乙状结肠与盆壁之间的腹膜皱襞。该系膜较长,易发生肠扭转。

4.阑尾系膜

阑尾系膜是连于阑尾与回肠末端之间的三角形双层腹膜皱襞,其游离缘内有阑尾的血管通过。

考点提示:系膜是将肠管连于腹后壁的双层腹膜结构,可分为肠系膜、横结肠系膜、乙状结肠系膜和阑尾系膜等。

(三)网膜

1.大网膜

大网膜是胃大弯和横结肠之间的腹膜返折(图3 – 27),共有四层腹膜构成,形似围裙,悬垂于空肠、回肠和横结肠的前面。前两层由胃前、后壁的脏腹膜自胃大弯下垂,下垂至腹下部后返折向上,构成后两层包裹横结肠,并与横结肠系膜相续。在成人,四层常已愈合在一起。其中,胃大弯到横结肠的前两层大网膜又称胃结肠韧带。大网膜内含有丰富的血管、脂肪和吞噬细胞等,具有重要的防御功能。当腹腔脏器发生炎症时,大网膜可向病灶部位移动,将病灶包裹,防止炎症的蔓延。故在腹部手术时,可根据

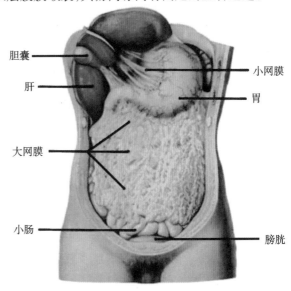

图 3 – 27　网膜

大网膜移动的方向来判断病变部位。但小儿的大网膜较短,下腹部病灶(如阑尾化脓穿孔)不易被大网膜包裹,常引起弥漫性腹膜炎。

2. 小网膜

小网膜是肝门到胃小弯、十二指肠上部之间的双层腹膜结构。其中,连于肝门到胃小弯之间的部分称肝胃韧带,连于肝门到十二指肠上部之间的部分称肝十二指肠韧带。肝十二指肠韧带的右缘游离,内有肝门静脉、肝固有动脉和胆总管通过,其游离缘的后方有一孔称网膜孔,经此孔可通网膜囊。

3. 网膜囊

网膜囊属于腹膜腔的一部分,是位于小网膜和胃后方的扁窄间隙,又称小腹膜腔。网膜孔是网膜囊与大腹膜腔的唯一通道。网膜囊位置较深,胃后壁穿孔时,胃内容物常积聚在囊内,给早期诊断增加难度。

考点提示:大网膜是胃大弯和横结肠之间的腹膜返折,内含丰富的血管、脂肪和吞噬细胞等,具有重要的防御功能。当腹腔脏器发生炎症时,大网膜可向病灶部位移动,将病灶包裹,防止炎症的蔓延。

(四)隐窝和陷凹

腹膜在器官表面移行形成的凹陷称隐窝,较大的隐窝称陷凹。

1. 肝肾隐窝

肝肾隐窝位于肝右叶下面与右肾和结肠右曲之间,仰卧时为腹膜腔最低处,为液体易于积聚的部位。

2. 腹膜陷凹

腹膜陷凹为盆腔器官表面的腹膜互相移行返折而形成的凹窝。在男性,腹膜在直肠与膀胱之间形成直肠膀胱陷凹,其是男性腹膜腔的最低部位。在女性,腹膜在膀胱与子宫之间形成膀胱子宫陷凹;在直肠与子宫之间形成直肠子宫陷凹(也称 Douglas 腔),其与阴道后穹窿间仅隔一薄层的阴道后壁(图3-28)。直肠子宫陷凹是女性腹膜腔的最低部位。腹膜腔的炎症渗出液、积血或积脓常因重力而积聚于上述陷凹,临床上可经直肠前壁或阴道后穹窿行穿刺或切开引流。

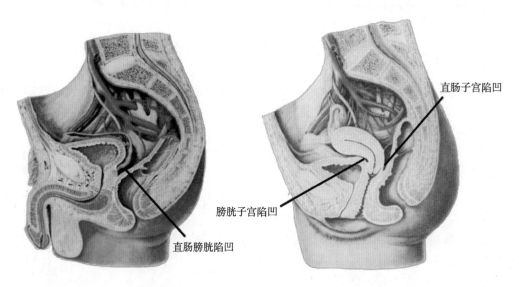

直肠子宫陷凹

膀胱子宫陷凹

直肠膀胱陷凹

图3-28 男、女盆腔正中矢状面

考点提示:在男性,腹膜在直肠与膀胱之间形成直肠膀胱陷凹,其是男性腹膜腔的最低部位。在女性,腹膜在膀胱与子宫之间形成膀胱子宫陷凹;在直肠与子宫之间形成直肠子宫陷凹,其是女性腹膜腔的最低部位。

本章小结

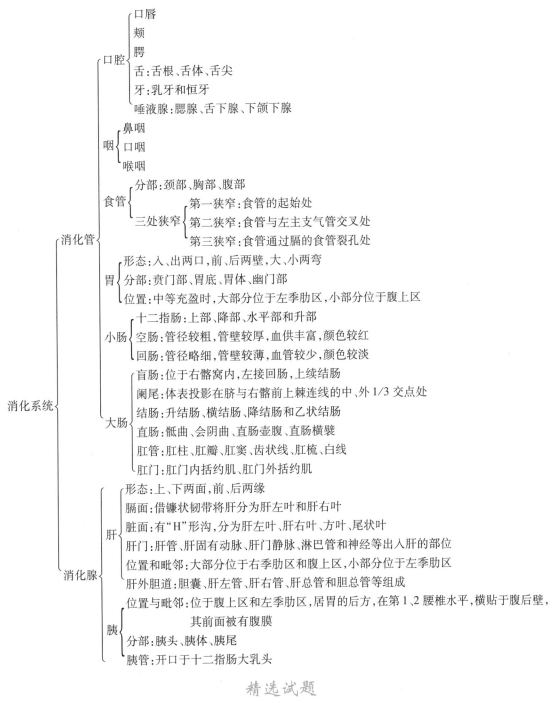

消化系统
- 消化管
  - 口腔
    - 口唇
    - 颊
    - 腭
    - 舌:舌根、舌体、舌尖
    - 牙:乳牙和恒牙
    - 唾液腺:腮腺、舌下腺、下颌下腺
  - 咽
    - 鼻咽
    - 口咽
    - 喉咽
  - 食管
    - 分部:颈部、胸部、腹部
    - 三处狭窄
      - 第一狭窄:食管的起始处
      - 第二狭窄:食管与左主支气管交叉处
      - 第三狭窄:食管通过膈的食管裂孔处
  - 胃
    - 形态:入、出两口,前、后两壁,大、小两弯
    - 分部:贲门部、胃底、胃体、幽门部
    - 位置:中等充盈时,大部分位于左季肋区,小部分位于腹上区
  - 小肠
    - 十二指肠:上部、降部、水平部和升部
    - 空肠:管径较粗,管壁较厚,血供丰富,颜色较红
    - 回肠:管径略细,管壁较薄,血管较少,颜色较淡
  - 大肠
    - 盲肠:位于右髂窝内,左接回肠,上续结肠
    - 阑尾:体表投影在脐与右髂前上棘连线的中、外1/3交点处
    - 结肠:升结肠、横结肠、降结肠和乙状结肠
    - 直肠:骶曲、会阴曲、直肠壶腹、直肠横襞
    - 肛管:肛柱、肛瓣、肛窦、齿状线、肛梳、白线
    - 肛门:肛门内括约肌、肛门外括约肌
- 消化腺
  - 肝
    - 形态:上、下两面,前、后两缘
    - 膈面:借镰状韧带将肝分为肝左叶和肝右叶
    - 脏面:有"H"形沟,分为肝左叶、肝右叶、方叶、尾状叶
    - 肝门:肝管、肝固有动脉、肝门静脉、淋巴管和神经等出入肝的部位
    - 位置和毗邻:大部分位于右季肋区和腹上区,小部分位于左季肋区
    - 肝外胆道:胆囊、肝左管、肝右管、肝总管和胆总管等组成
  - 胰
    - 位置与毗邻:位于腹上区和左季肋区,居胃的后方,在第1、2腰椎水平,横贴于腹后壁,其前面被有腹膜
    - 分部:胰头、胰体、胰尾
    - 胰管:开口于十二指肠大乳头

精选试题

1. 上消化道不包括( )
    A. 口腔   B. 十二指肠   C. 空肠   D. 胃   E. 食管

2. 下消化道是指( )
    A. 十二指肠以上的消化道   B. 空肠(包括空肠)以下的消化道
    C. 胃以下的消化道   D. 回肠以下的消化道
    E. 食管以下的消化道

3. 关于食管的说法,正确的是( )
    A. 以胸骨角和膈为分界分为颈、胸、腹三段   B. 全长约40cm

C.肌层由骨骼肌构成　　　　　　　　　　　　　　D.第一处狭窄距中切牙20cm

E.第三处狭窄距中切牙40cm

4.腮腺管开口相对应的是颊黏膜上的(　　　)

　　A.上颌第一前磨牙　　　　　　　　B.上颌第二前磨牙　　　　　　C.上颌第一磨牙

　　D.上颌第二磨牙　　　　　　　　　E.上颌第三磨牙

5.关于胃的说法,正确的是(　　　)

　　A.中等充盈时,大部分位于左季肋区,小部分位于腹上区

　　B.幽门窦又称幽门部

　　C.胃底位于胃的最低部

　　D.幽门管位于幽门窦的左侧部

　　E.角切迹位于胃大弯的最低处

6.胆总管和胰管共同开口的部位在(　　　)

　　A.十二指肠球　　　　　　　　　　B.十二指肠纵襞　　　　　　　C.十二指肠大乳头

　　D.十二指肠空肠曲　　　　　　　　E.十二指肠水平部

7.十二指肠溃疡的好发部位是(　　　)

　　A.十二指肠球　　　　　　　　　　B.十二指肠纵襞　　　　　　　C.十二指肠大乳头

　　D.十二指肠空肠曲　　　　　　　　E.十二指肠悬韧带

8.手术识别空肠起始端的标志是(　　　)

　　A.十二指肠球　　　　　　　　　　B.十二指肠空肠曲　　　　　　C.十二指肠大乳头

　　D.十二指肠下曲　　　　　　　　　E.十二指肠悬韧带

9.肛管皮肤与黏膜的分界线是(　　　)

　　A.齿状线　　　　　B.白线　　　　　　C.肛梳　　　　　D.肛瓣　　　　　E.肛柱

10.不属于腹膜内位器官的是(　　　)

　　A.空肠　　　　　　B.肾　　　　　　　C.胃　　　　　　D.脾　　　　　E.回肠

参考答案

1.C　2.B　3.E　4.D　5.A　6.C　7.A　8.E　9.A　10.B

第四章 呼吸系统

◎ 学习目标

(1)识记呼吸系统的组成;上、下呼吸道的概念。

(2)描述鼻腔结构;鼻旁窦的名称及其开口部位。

(3)描述喉的位置;喉软骨的种类;弹性圆锥;喉腔的形态与分部。

(4)识记气管的起止、分部;气管杈;左、右主支气管的形态差异。

(5)识记肺的位置、形态;肺门及出入肺门的结构;肺裂;肺的分叶;支气管树的概念;肺的功能。

(6)描述胸膜的分部;壁胸膜的分部;肋膈隐窝的位置及意义。

(7)描述肺和胸膜的体表投影。

(8)描述纵隔的境界、分部和各部的主要内容物。

呼吸系统(图4-1)由呼吸道和肺两部分组成。呼吸道是传送气体的管道,包括鼻、咽、喉、气管、左主支气管、右主支气管及各级支气管。临床上通常把鼻、咽、喉称为上呼吸道,把气管、左主支气管、右主支气管及肺内各级支气管称为下呼吸道。

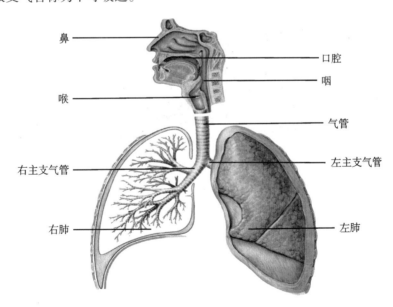

图4-1 呼吸系统概观

呼吸系统的主要功能是进行机体与外界环境间的气体交换,即吸入氧气,呼出二氧化碳,保证人体的新陈代谢顺利进行。

第一节 呼吸道

一、鼻

鼻是呼吸道的起始部,能净化吸入的空气并调节其温度和湿度,也是嗅觉器官,还可以辅助发音。鼻包括外鼻、鼻腔和鼻旁窦三部分。

(一)外鼻

外鼻以骨和软骨为支架,表面覆盖皮肤和少量皮下组织。外鼻与额相连的狭窄部分为鼻根,向下延续为鼻背。外鼻下端向前隆起为鼻尖,向两侧膨出为鼻翼。呼吸困难患者可见鼻翼煽动。鼻翼外下方到口角的浅沟称鼻唇沟,面肌瘫痪时,瘫痪侧的鼻唇沟变浅或消失。外鼻的下方有一对鼻孔,是气体进出呼吸道的门户。

(二)鼻腔

鼻腔是以骨和软骨为支架,内衬黏膜和皮肤而成,前借鼻前孔通外界,后借鼻后孔通咽。鼻腔被鼻中隔分为左、右两腔,每侧鼻腔分为前下部的鼻前庭和后部的固有鼻腔。

1.鼻前庭

鼻前庭为鼻腔的前下部,由鼻翼围成,内衬皮肤,生有鼻毛,可过滤空气中的灰尘和阻挡异物,有净化空气的功能。鼻前庭是疖肿的好发部位,由于该处缺乏皮下组织,故发生疖肿时,疼痛较为剧烈。

2.固有鼻腔

固有鼻腔为鼻阈后的鼻腔,为骨性鼻腔,内衬黏膜。外侧壁(图4-2)上有上、中、下3个鼻甲,3个鼻甲下方分别为上、中、下3个鼻道。上鼻甲的后上方与鼻腔顶壁之间的陷凹称为蝶筛隐窝。上鼻道、中鼻道及蝶筛隐窝内有鼻旁窦的开口,下鼻道的前部有鼻泪管的开口。

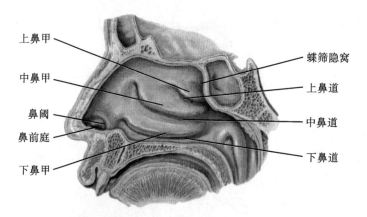

图4-2 鼻腔外侧壁

固有鼻腔黏膜因其结构和功能不同,分为嗅区和呼吸区两部分。嗅区是指上鼻甲平面以上的鼻黏膜,活体呈苍白色或浅黄色,黏膜内含嗅细胞,有感受嗅觉刺激的功能。呼吸区是指除嗅区以外的黏膜,活体呈淡红色,固有层内含有丰富的血管和腺体,对吸入的空气有加温、湿润和净化的作用。鼻炎时,静脉丛充血,黏膜肿胀,分泌物增多,鼻道变窄,影响通气。鼻中隔前下部的黏膜内血管丰富,位置表浅,易破裂,称易出血区(Little区),是鼻出血的常见部位。

(三)鼻旁窦

鼻旁窦,又称鼻窦,是鼻腔周围颅骨内与鼻腔相通的含气空腔。因内衬黏膜,与鼻黏膜相延续,故鼻腔的炎症可蔓延至鼻旁窦,引起鼻窦炎。

鼻旁窦(图4-3)共有四对,即额窦、筛窦、蝶窦和上颌窦,均位于同名的颅骨内。

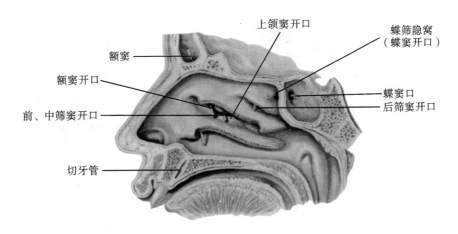

图4-3 鼻旁窦

1. 额窦

额窦位于眉弓深面,左、右各一,开口于中鼻道前部。

2. 筛窦

筛窦是筛骨的腔隙,呈蜂窝状,位于筛骨迷路内,分前筛窦、中筛窦和后筛窦。前筛窦、中筛窦开口于中鼻道,后筛窦开口于上鼻道。

3. 蝶窦

蝶窦位于蝶骨体内,被内板隔成左、右两腔,向前开口于蝶筛隐窝。

4. 上颌窦

上颌窦是鼻旁窦中最大的一对,因开口位置位于上颌窦内侧壁最高处,窦口高于窦底,因此窦腔内的分泌物不易排出,当炎症引流不畅时,易引发慢性炎症。同时,窦底邻近上颌磨牙牙根,此处骨质薄,牙根感染常波及上颌窦,引起牙源性上颌窦炎。临床上鼻旁窦的炎症中以上颌窦炎最为多见。

考点提示:鼻旁窦会涉及考点,要注意区分每对鼻旁窦的位置及其开口部位。前筛窦、中筛窦开口于中鼻道,后筛窦开口于上鼻道。蝶窦开口于蝶筛隐窝。

二、喉

喉既是呼吸道,也是发音器官。喉以软骨为基础,借关节、韧带和肌肉连接而成。

(一)喉的位置

喉位于颈前部中央,喉咽的前方,成年人的喉相当于第4~6颈椎高度,女性和小儿的位置较高。喉的上界为会厌上缘,下界为环状软骨下缘。上通咽,下续气管。喉的前方被皮肤、筋膜和舌骨下肌群所覆盖,后方紧邻喉咽部,两侧有颈部大血管、神经和甲状腺侧叶等。喉可随吞咽、发音而上下移动。

(二)喉的组成

1. 喉的软骨

喉的软骨(图4-4)包括不成对的甲状软骨、环状软骨、会厌软骨和成对的杓状软骨。

(1)甲状软骨:位于舌骨的下方、环状软骨的上方,是最大的喉软骨。甲状软骨由左、右两块略成方形的软骨板合成,前缘愈合处构成凸向前方的前角,前角上端向前突起,称为喉结,成年男性尤为明显。甲状软骨板的后缘游离,向上和向下各有一对突起,上方的角称上角,借韧带连于舌骨;下方的角称下角,与环状软骨构成环甲关节。

(2)环状软骨:位于甲状软骨的下方,下与气管相连。环状软骨呈环状,前部窄低呈弓形,称环状软骨弓;后部高宽呈方形板状,称环状软骨板。板上缘两侧各有小关节面与杓状软骨构成环杓关节。环状软骨弓在活体可被触及,平对第6颈椎,是颈部重要的体表标志。环状软骨是喉软骨中唯一完整呈环形的软骨,对于维持呼吸道的畅通有重要作用。

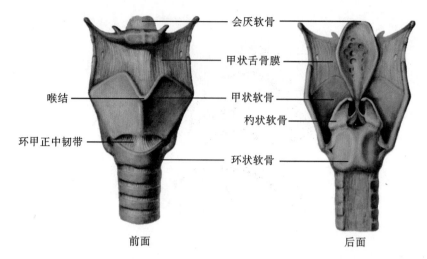

图4-4　喉的软骨

（3）杓状软骨：位于环状软骨板上方，左、右各一。杓状软骨略呈三棱锥体形，尖向上，底朝下。杓状软骨底有两个突起，向前伸出的突起称声带突，与甲状软骨前角的内面连有声韧带；向外侧伸出的突起称肌突，有喉肌附着。

（4）会厌软骨：上端游离，下端附着于甲状软骨前角的后面。会厌软骨形似树叶，上宽下窄，外覆黏膜形成会厌。当吞咽时，喉上提，会厌遮盖喉口，可防止食物进入喉腔。

考点提示：甲状软骨是最大的喉软骨，环状软骨是喉软骨中唯一完整呈环形的软骨，杓状软骨是成对的软骨。

2. 喉的连结

喉的连结（图4-5）包括喉软骨之间的连结、喉与舌骨和气管之间的连结。

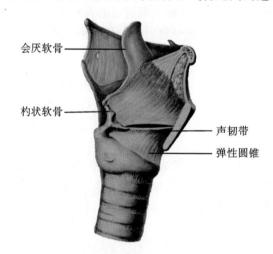

图4-5　喉的连结

（1）环甲关节：由甲状软骨下角与环状软骨两侧的关节面构成。甲状软骨可沿环甲关节冠状轴做前倾和复位运动，从而使声带紧张或松弛。前倾时，使声带紧张；复位时，使声带松弛。

（2）环杓关节：由杓状软骨底和环状软骨板上缘的关节面构成。杓状软骨可沿环杓关节垂直轴做旋转运动，使声带突向内、外侧移动，从而使声门裂开大或缩小。

（3）弹性圆锥：又称环甲膜，为圆锥形弹性纤维膜，其下缘附着于环状软骨上缘，其上缘游离于甲状软骨前角的后面与杓状软骨声带突之间，称为声韧带。弹性圆锥前部较厚，位于甲状软骨下缘和环状软骨弓上缘之间，称环甲正中韧带。因该处位置表浅，临床上如遇急性喉阻塞患者，可经此处切开或直接插入粗针头，以建立暂时通气道，抢救患者生命。

（4）甲状舌骨膜：是连于甲状软骨上缘与舌骨之间的结缔组织膜。

3. 喉肌

喉肌为数块短小的骨骼肌，附着于喉软骨。喉肌按功能可分为两群：一群作用于环甲关节，使声带紧张或松弛，以调节音调的高低；另一群作用于环杓关节，使声门裂开大或缩小，以调节音量的大小。环甲肌起自环状软骨弓前外侧面，向后上止于甲状软骨下缘和下角，作用是紧张声带。环杓后肌起自环状软骨板后面，向外上止于杓状软骨肌突，有开大声门裂并紧张声带的作用。

4. 喉黏膜

喉黏膜贴于喉壁内面，与咽和气管相延续。黏膜在喉腔侧壁形成上、下两对呈前后方向的皱襞，上方为前庭襞，其间的裂隙称前庭裂；下方为声襞，其间的裂隙称声门裂。声门裂是喉腔最狭窄的部位，前3/5为膜间部，与发音有关，为喉癌的好发部位；后2/5为软骨间部，是喉结核的好发部位。声襞及其襞内的声韧带和声带肌等构成声带，气流通过此处引起声带振动而发音。

（三）喉腔

喉的内腔称喉腔，向上经喉口通喉咽部，向下通气管。喉腔借前庭襞和声襞分为三部分（图4-6）。

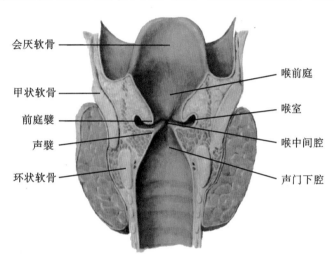

图4-6 喉的额状断面

1. 喉前庭

喉前庭是从喉口至前庭襞的部分，上宽下窄，前壁主要由会厌的喉面构成。

2. 喉中间腔

喉中间腔是前庭襞和声襞之间的部分，在喉腔的三部分中，喉中间腔容积最狭小。喉中间腔向两侧突出的梭形隐窝称喉室。

3. 声门下腔

声门下腔是声襞至环状软骨下缘的部分，向下通气管。声门下腔的黏膜下层组织结构疏松，炎症时易发生水肿，尤其婴幼儿因喉腔较狭窄，水肿时易引起阻塞，造成呼吸困难。

考点提示：喉腔分为喉前庭、喉中间腔、声门下腔。

三、气管和主支气管

气管和主支气管是连接喉与肺之间的管道（图4-7）。气管为后壁略扁的管道，气管由气

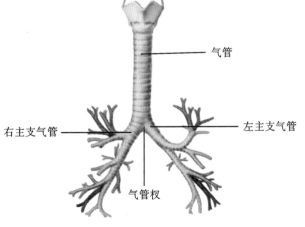

图4-7 气管和支气管

管软骨环与各环之间的平滑肌和结缔组织构成。气管软骨环呈"C"形,为透明软骨,后壁缺口处由平滑肌和结缔组织形成的膜封闭。

(一)气管

气管位于食管的前方,通常由 16~20 个"C"形气管软骨借结缔组织相连,内面衬以黏膜构成。上端平第 6 颈椎体下缘,连接环状软骨,经颈部正中,向下进入胸腔,在胸骨角平面分为左、右主支气管,气管分杈处称气管杈。气管杈内面形成一个凸出的半月形纵嵴,称气管隆嵴,是支气管镜检查的定位标志。

根据气管的行径和位置,气管可分为颈部和胸部。气管颈部位于颈前部正中,较短,位置表浅,可在体表触及。气管颈部两侧有大血管和甲状腺侧叶,后面与食管相邻,在第 2~4 气管软骨环的前方有甲状腺峡。气管胸部位于胸腔内,较长,两侧有重要的血管、神经,前面与胸骨之间有胸腺和大血管,后面与食管紧贴。

(二)主支气管

主支气管是指由气管分出的各级分支。气管分出的一级分支,称左主支气管和右主支气管。左、右主支气管由气管分出后,行向外下方,各自经肺门进入左、右肺。左主支气管细长,平均长 4~5cm,走行方向较倾斜。右主支气管略短粗,平均长 2~3cm,走行方向较垂直。临床上气管异物多坠入右主支气管。

考点提示:区分左、右主支气管的特点。左主支气管细长,走行方向较倾斜。右主支气管略短粗,走行方向较垂直。临床上气管异物多坠入右主支气管。

第二节　肺

一、肺的位置

肺是进行气体交换的器官,位于胸腔内纵隔的两侧,左、右各一。

二、肺的形态

肺表面光滑,质地柔软,呈海绵状,富有弹性。生活状态下的正常肺呈浅红色,长期吸烟者的肺呈深黑色。左肺较狭长,右肺较宽短。肺呈圆锥形,有一尖、一底、两面、三缘。

1. 一尖

肺的上端钝圆,突入颈根部,称肺尖,它高出锁骨内侧 1/3 部的上方 2~3cm。

2. 一底

肺的下面凹陷称肺底,与膈相贴,故称膈面。

3. 两面

肺的外侧面(图 4-8)与肋和肋间肌相邻,故称肋面。肺的内侧面(图 4-9)朝向纵隔,近中央处有一凹陷称肺门。肺门是主支气管、肺动脉、肺静脉、支气管血管、淋巴管和神经出入肺的部位,出入肺门的结构被结缔组织包绕,构成肺根。

4. 三缘

肺的前缘和下缘薄而锐利,左肺前缘下份有一明显的凹陷,称心切迹。后缘圆钝,位于脊柱两侧。左肺被斜裂分为上、下两叶,右肺被斜裂和水平裂分为上、中、下三叶。

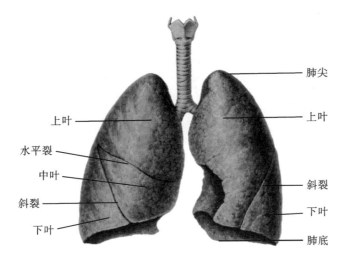

图 4-8 肺的外侧面

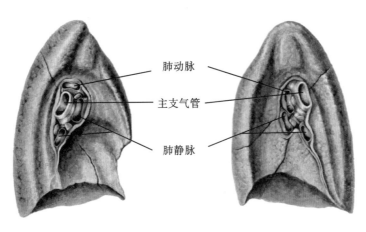

图 4-9 肺的内侧面

三、肺内支气管和支气管肺段

主支气管入肺门后,左主支气管分出上、下两支,右主支气管分出上、中、下三支,分别进入相应的肺叶,构成肺叶支气管。肺叶支气管进入肺叶后,再分支为肺段支气管、小支气管、细支气管、终末细支气管,形似一棵倒立的大树,也称为支气管树。

每一肺段支气管及其所属的肺组织,称为支气管肺段,简称肺段。相邻肺段之间有薄层结缔组织隔开。肺段在形态和功能上都有一定的独立性,临床上可据此进行定位诊断,也可根据病变范围进行肺段切除术。

第三节 胸膜与纵隔

一、胸膜与胸膜腔

1.胸膜

胸膜(图 4-10)是被覆于肺表面和胸腔各壁内面的一层薄而光滑的浆膜,可分为脏胸膜和壁胸膜。被覆于肺表面的胸膜是脏胸膜,并折入左、右肺斜裂和右肺水平裂内。被覆于胸腔各壁内面的胸膜称壁胸膜。

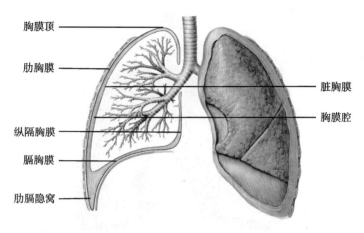

图 4 – 10 胸膜

2. 胸膜腔

脏胸膜和壁胸膜在肺根处互相移行,形成一个封闭的腔隙,称胸膜腔。胸膜腔左、右各一,互不相通。腔内为负压,脏、壁两层胸膜相互贴附在一起,所以胸膜腔实际上是两个潜在性的腔隙,内含有少量浆液,以减少呼吸时胸膜间的相互摩擦。胸膜破裂,空气进入胸膜腔,可产生气胸;胸膜腔液体增多,可形成胸腔积液。

3. 胸腔

胸腔是由胸廓与膈围成的腔,上界为胸廓上口,与颈部相通,下界借膈与腹腔分隔。胸腔可分为三部分,即左、右两侧为胸膜腔和肺,中间为纵隔。

二、壁胸膜的分部

壁胸膜根据其贴附部位不同分为四部分。

1. 胸膜顶

肋胸膜与纵隔胸膜向上经胸廓上口突出,覆盖于肺尖上方的部分为胸膜顶,其最高点可高出锁骨内侧 1/3 部上方 2 ~ 3cm。

2. 肋胸膜

贴附于肋骨与肋间肌内面的部分为肋胸膜。

3. 膈胸膜

贴附于膈上面的部分为膈胸膜。

4. 纵隔胸膜

呈矢状位贴附于纵隔两侧的部分为纵隔胸膜。

壁胸膜各部互相移行转折处的胸膜腔部分,即使在深吸气时肺的边缘也不能深入其内,称胸膜隐窝。其中,最大、最重要的胸膜隐窝是肋膈隐窝,肋膈隐窝是肋胸膜与膈胸膜的转折处形成的一个半环形深隙,在人体直立时为胸膜腔最低部位,是临床胸膜穿刺抽液或引流的部位。

考点提示:脏胸膜和壁胸膜可能会涉及考点,注意区分脏胸膜和壁胸膜的位置及结构。

三、肺和胸膜的体表投影

胸膜的体表投影(图 4 –11)是指壁胸膜各部相互移行形成的返折线在体表的投影位置,标志着胸膜腔的范围。

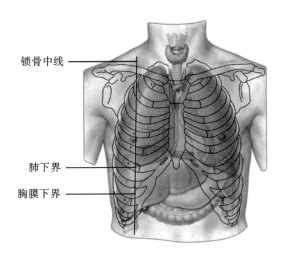

图4-11 肺和胸膜的体表投影

1.胸膜前界

肋胸膜和纵隔胸膜前缘之间的返折线为胸膜前界。两侧均起自胸膜顶,向内下方经胸锁关节后方至胸骨柄后面,约在第2胸肋关节水平,左、右靠拢,并沿中线附近垂直下行。左侧在第4胸肋关节处斜向外下,沿胸骨左缘外侧2~2.5cm处下行,至第6肋软骨后方移行于胸膜下界。右侧在第6胸肋关节处右转,移行于胸膜下返折线。由于左、右胸膜前返折线上、下两端相互分开,所以胸骨后面形成两个三角形间隙,上方间隙称胸腺区,内有胸腺;下方间隙称心包区,其间显露心和心包。

2.肺的前界

肺的前界几乎和胸膜前界相同。肺尖与胸膜顶的体表投影一致,高出锁骨内侧1/3段的上方2~3cm。

3.胸膜下界

胸膜下界是胸膜和膈胸膜的返折线。右侧起自第6胸肋关节处,左侧起自第6肋软骨后方,两侧均斜向外下方,在锁骨中线处与第8肋相交,在腋中线处与第10肋相交,并转向后内侧,在肩胛线处与第11肋相交,在脊柱旁平第12胸椎棘突。

4.肺下界

肺下界的体表投影比胸膜下界的返折线约高出2个肋骨(表4-1),在锁骨中线处与第6肋相交,在腋中线处与第8肋相交,在肩胛线处与第10肋相交,在脊柱旁平第10胸椎棘突。

表4-1 肺下界和胸膜下界的体表投影

下界	锁骨中线	腋中线	肩胛线	后正中线
肺下界	第6肋	第8肋	第10肋	第10胸椎棘突
胸膜下界	第8肋	第10肋	第11肋	第12胸椎棘突

考点提示:识记肺下界和胸膜下界的体表投影。

四、纵隔

纵隔是两侧纵隔胸膜之间的全部器官、结构和结缔组织的总称。

(一)纵隔的境界

纵隔的上界为胸廓上口,下界为膈,前界为胸骨,后界为脊柱胸段,两侧界为纵隔胸膜。

(二)纵隔的分部

纵隔(图4-12)通常以胸骨角、第4胸椎体下缘平面为界,将纵隔分为上纵隔和下纵隔两部分。下纵隔以心包为界分为前纵隔、中纵隔和后纵隔三部分,胸骨与心包之间为前纵隔,心包处为中纵隔,心包与脊柱胸段之间为后纵隔。

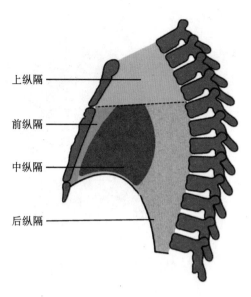

图 4 – 12 纵隔

1. 上纵隔

上纵隔主要有胸腺、头臂静脉、上腔静脉、主动脉弓及其三大分支、食管胸部、气管胸部、胸导管、淋巴结、迷走神经和膈神经等。

2. 前纵隔

前纵隔有少量淋巴结和疏松结缔组织。

3. 中纵隔

中纵隔位于前纵隔和后纵隔之间，内有心包、心和出入心的大血管、膈神经、主支气管的起始部等。

4. 后纵隔

后纵隔内有主支气管、食管胸部、胸主动脉、胸导管、奇静脉及其属支、迷走神经、胸交感干、淋巴结等。

本章小结

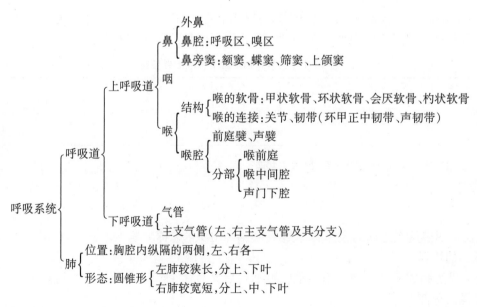

精选试题

1. 成对的喉软骨是(　　)
   A. 杓状软骨　　　　　B. 甲状软骨　　　　C. 环状软骨　　　　D. 会厌软骨　　　　E. 喉软骨

2. 喉腔最狭窄的部位是(　　)
   A. 前庭裂　　　　　　B. 声门裂　　　　　C. 喉中间腔　　　　D. 喉室　　　　　　E. 喉口

3. 喉腔可分为(　　)
   A. 喉前庭、喉室、声门下腔　　　　　　B. 喉室、喉中间腔、声门下腔
   C. 喉前庭、喉中间腔、声门下腔　　　　D. 喉口、喉中间腔、声门下腔
   E. 前庭裂、喉中间腔、声门下腔

4. 关于肺的说法,正确的是(　　)
   A. 肺位于胸腔的纵隔内　　　　　　　　B. 左肺较右肺宽短
   C. 左肺分三叶,右肺分三叶　　　　　　D. 肺尖高出锁骨中段上方 2~3cm
   E. 内侧面中央凹陷处称肺门

5. 蝶窦(　　)
   A. 不成对　　　　　　　　　　B. 开口于上鼻道　　　　　　C. 开口于中鼻道
   D. 开口于下鼻道　　　　　　　E. 开口于蝶筛隐窝

6. 人在站立或坐位时,胸膜腔的最低处是(　　)
   A. 肺下界　　　　　　B. 膈上界　　　　　C. 肋膈隐窝　　　　D. 心包下界　　　　E. 纵隔下界

7. 肺尖的体表投影(　　)
   A. 高出胸骨上方 2~3cm　　　　　　　　B. 高出锁骨内侧 1/3 段上方 2~3cm
   C. 高出锁骨外侧 1/3 段上方 2~3cm　　　D. 高出锁骨中段上方 2~3cm
   E. 一般情况下不超出胸廓上口

8. 有关喉的描述,错误的是(　　)
   A. 既是呼吸道,又是发音器官　　　　　B. 向上通于喉咽,向下与气管相连
   C. 喉软骨是喉的支架　　　　　　　　　D. 环状软骨是最大的喉软骨
   E. 声门裂是喉腔内最狭窄的地方

B 型题

(9、10 题共用备选答案)
   A. 上颌窦　　　　　　B. 额窦　　　　　　C. 蝶窦　　　　　　D. 鼻泪管　　　　　E. 筛窦后群

9. 开口于上鼻道的是(　　)

10. 开口于蝶筛隐窝的是(　　)

(11、12 题共用备选答案)
   A. 鼻　　　　　　　　B. 咽　　　　　　　C. 喉　　　　　　　D. 气管　　　　　　E. 肺

11. 通常所说的下呼吸道是(　　)

12. 呼吸道和消化道的共同通道是(　　)

参考答案
1. A　2. B　3. C　4. E　5. E　6. C　7. B　8. D　9. E　10. C　11. D　12. B

第五章 泌尿系统

◎ 学习目标

（1）识记泌尿系统的组成和功能；肾的位置、形态和结构；肾的冠状剖面结构（肾实质的结构、肾窦及其内容物）；输尿管的起始、分部和狭窄部位；膀胱三角的位置；女性尿道的结构特点。

（2）描述膀胱的形态、位置和毗邻关系；输尿管间襞的位置；尿道的位置。

（3）了解肾的被膜；肾的血液循环。

泌尿系统（图5-1）由肾、输尿管、膀胱和尿道组成。其主要功能是排出人体新陈代谢过程中产生的废物、多余的水分等，从而参与维持人体内环境的相对稳定。肾生成尿液，输尿管输送尿液至膀胱暂时贮存，当膀胱中尿液贮存到一定程度时，经尿道排出体外。

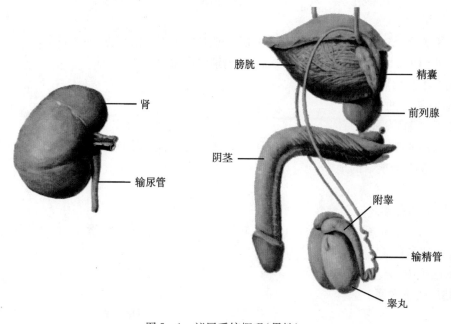

图5-1 泌尿系统概观（男性）

考点提示：泌尿系统的组成和功能会涉及考点。

第一节 肾

一、肾的形态

肾（图5-2）是实质性器官，左、右各一，形似蚕豆，长约10cm（8~14cm），宽约6cm（5~7cm），厚约4cm（3~5cm）。肾分上、下两端，前、后两面，内、外侧两缘。肾的上端宽而薄，下端窄而厚，重量为134~

148g。肾的前面凸向前外侧,后面因紧贴腹后壁而较扁平。外侧缘隆凸;内侧缘中部凹陷,称肾门,约平对第 1 腰椎棘突平面,是肾的血管、神经、淋巴管及肾盂出入的门户。出入肾门的这些结构被结缔组织所包裹称肾蒂。因下腔静脉靠近右肾,故右肾蒂比左肾蒂短。肾蒂内各结构的排列关系,自前向后的顺序为肾静脉、肾动脉和肾盂;自上向下的顺序为肾动脉、肾静脉和肾盂。由肾门伸入肾实质的凹陷形成的腔称肾窦,包含肾小盏、肾大盏、肾盂、肾血管、淋巴管、神经和脂肪等。

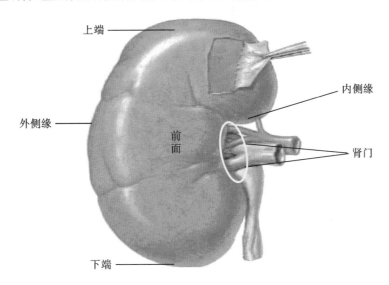

图 5 - 2　肾的形态

考点提示:肾的形态会涉及考点,要注意区分肾的两端、两面、两缘、肾门及出入肾门的结构。

二、肾的位置和毗邻

肾是成对的实质性器官,位于腹膜后间隙内,呈"八"字形紧贴腹后壁脊柱的两侧,属腹膜外位器官。左肾上端平第 11 胸椎体下缘,下端平第 2 腰椎体下缘;右肾上端平第 12 胸椎体上缘,下端平第 3 腰椎体上缘。左、右两侧的第 12 肋分别斜过左肾后面中部和右肾后面上部。受肝的影响,右肾较左肾低 1 ~ 2cm。竖脊肌外侧缘与第 12 肋的夹角处,称肾区,肾病患者触压和叩击此区可引起明显疼痛。

肾的毗邻(图 5 - 3):肾上腺位于两肾的上方,二者虽共为肾筋膜包绕,但其间被疏松的结缔组织所分隔,故肾上腺位于肾纤维膜之外,肾下垂时,肾上腺可不随肾下降。左肾前上部与胃底后面相邻,中部与胰尾和脾血管相接触。下部邻接空肠和结肠左曲。右肾前上部与肝相邻,下部与结肠右曲相接触,内侧缘邻接十二指肠降部。两肾后面的上 1/3 与膈相邻,下部自内侧向外侧分别与腰大肌、腰方肌及腹横肌相毗邻。

考点提示:肾的位置会涉及考点,要注意区分左、右肾的位置。

三、肾的被膜

肾皮质表面覆盖着平滑肌纤维和结缔组织构成的肌织膜,它与肾实质紧密粘连,不可

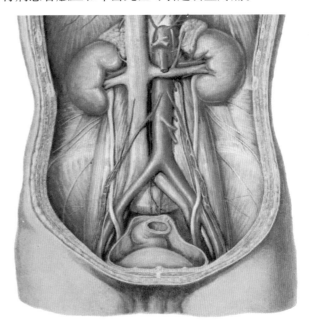

图 5 - 3　肾的位置和毗邻(前面观)

分离,进入肾窦,衬覆于肾乳头以外的窦壁上。除肌织膜外,通常将肾的被膜分为三层,由内向外依次为纤维囊、脂肪囊和肾筋膜(图5-4)。

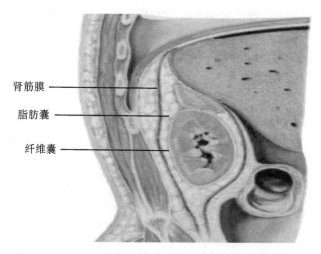

图5-4 肾的被膜

(一)纤维囊

纤维囊是紧贴肾实质表面的薄层致密结缔组织膜,由致密结缔组织和弹性纤维构成。肾破裂或部分切除时需缝合此膜。在肾门处,此膜分为两层,外层贴于肌织膜外面,内层包被肾窦内结构表面。纤维囊与肌织膜连结疏松,易于剥离,若剥离困难即为病理现象。

(二)脂肪囊

脂肪囊,又名肾床,是包被在纤维囊外周的囊状脂肪层,肾的边缘部脂肪丰富,并经肾门进入肾窦,对肾起弹性垫样的保护作用。临床上的肾囊封闭,就是将药注入肾脂肪囊内。

(三)肾筋膜

肾筋膜位于脂肪囊外面,包被肾及肾上腺的周围,分前、后两层,其间有输尿管通过。

考点提示:肾的被膜会涉及考点,要注意区分肾的被膜由内向外或由外向内的顺序。

四、肾的剖面结构

在肾的冠状切面上,肾实质分为表层的肾皮质和深层的肾髓质两部分。肾皮质厚1~1.5cm,新鲜标本为红褐色,由肾小体和肾小管组成。伸入肾髓质内的部分称肾柱,肾髓质为肾实质的深部,色淡红,约占肾实质厚度的2/3,由15~20个呈圆锥形的肾锥体构成。肾锥体的底朝向皮质、尖朝向肾窦。2或3个肾锥体尖端合并成肾乳头,其尖端有许多乳头孔,尿液经此孔流入肾小盏。每个肾有7或8个肾小盏,肾小盏呈漏斗状包绕肾乳头。2或3个肾小盏汇合成1个肾大盏,再由2或3个肾大盏汇合形成1个肾盂。肾盂出肾门后向下弯行,约在第2腰椎上缘水平逐渐变细,移行为输尿管。(图5-5)

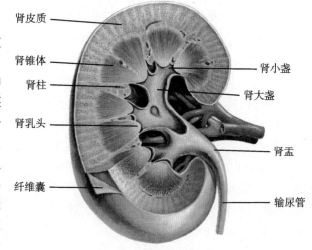

图5-5 肾的剖面结构

五、肾的血液循环

肾血液循环的作用,一是营养肾组织,二是参与尿的生成。因此,肾的血液循环具有自身的特点。

（1）肾动脉直接起于腹主动脉，血管粗短，流速快且流量大，在肾内逐级分支形成入球微动脉。入球微动脉进入肾小体后分支成肾小球毛细血管网，再汇集成出球微动脉。出球微动脉再次分支成肾小管周围毛细血管网，最后汇集成肾静脉。肾血液循环中动脉两次形成毛细血管网，第一次是入球微动脉形成血管球，第二次是出球微动脉在肾小管周围形成毛细血管网。

（2）血管球的入球微动脉粗短，使肾小球血液灌注量大于流出量，形成的肾小球毛细血管网压力高，有利于肾小球的滤过和原尿的生成。出球微动脉细长，阻力大，血压下降较多，形成的肾小管周围毛细血管网血压较低，有利于肾小管的重吸收。

第二节　输尿管

一、输尿管的走行和分部

输尿管是一对位于腹膜外位的肌性管道，约平第 2 腰椎上缘，起自肾盂末端，终于膀胱，长 20 ～ 30cm。根据走行，输尿管可分为输尿管腹部、输尿管盆部和输尿管壁内部。

（1）输尿管腹部：起自肾盂下端，经腰大肌前面下行至其中点附近与睾丸血管（男性）或卵巢血管（女性）交叉，通常血管在其前方走行，达骨盆入口处。此处，左侧输尿管越过左髂总动脉末端前方，右侧输尿管则越过右髂外动脉前方进入盆腔。

（2）输尿管盆部：自小骨盆入口处，经盆腔侧壁、髂内血管、腰骶干和骶关节前方下行，跨过闭孔神经血管束，达坐骨棘水平。男性输尿管走向前、内、下方，经直肠前外侧壁与膀胱后壁之间下行，在输精管后外方与之交叉，从膀胱底外上角向内下斜穿入膀胱壁。两侧输尿管达膀胱后壁时相距约 5cm。女性输尿管经子宫颈外侧约 2.5cm 处，从子宫动脉后下绕过，行向下内至膀胱底穿入膀胱壁内。

（3）输尿管壁内部：是位于膀胱壁内，长约 1.5cm 斜行的输尿管部分。在膀胱空虚时，膀胱三角区的两输尿管口间距约 2.5cm。当膀胱充盈时，膀胱内压的升高能使内部的管腔闭合，从而阻止尿液由膀胱向输尿管反流。

二、输尿管的三处狭窄

输尿管全程有三处狭窄（图 5 - 6）：①上狭窄（第一狭窄）位于输尿管起始处，即肾盂输尿管移行处；②中狭窄（第二狭窄）位于小骨盆上口，输尿管跨过髂血管处；③下狭窄（第三狭窄）位于输尿管的壁内部，即输尿管斜穿膀胱壁处。当尿路结石下降时，易嵌顿于狭窄处，引起剧烈疼痛。

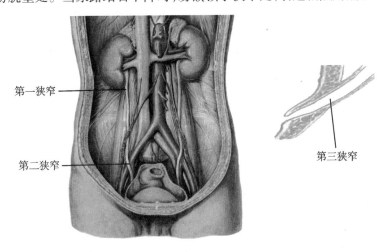

第一狭窄

第二狭窄

第三狭窄

图 5 - 6　输尿管的三处狭窄

考点提示：输尿管的起止点、三分部和三处狭窄会涉及考点，均须熟记。

第三节　膀　胱

膀胱是一个囊状肌性的贮尿器官,其形状、大小、位置及壁的厚度均随尿液的充盈程度、年龄、性别不同而变化。正常成人膀胱的容量一般为 300 ~ 500mL,最大容量可达 800mL。新生儿膀胱的容量约为成人的 1/10,女性膀胱的容量较男性小。

一、膀胱的形态与位置

(一)膀胱的形态

膀胱空虚时近似三棱锥体形,分为尖、底、体和颈四部分(图 5 - 7)。膀胱尖朝向前上方;膀胱底朝向后下方,呈三角形,底的两个外上角处有左、右输尿管穿入膀胱;膀胱尖与膀胱底之间的部分称为膀胱体,占据膀胱大部分;膀胱的最下部称为膀胱颈,颈的下端即尿道的开口,称为尿道内口。当充盈时,膀胱呈椭圆形。

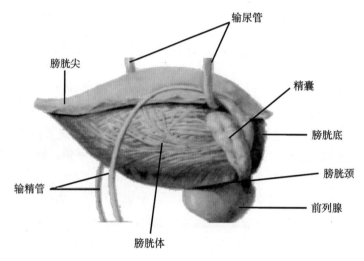

图 5 - 7　膀胱的形态

(二)膀胱的位置

成人的膀胱位于盆腔的前部,居耻骨联合的后方。膀胱空虚时,膀胱尖不超过耻骨联合上缘,充盈时则超过此缘,并可在下腹部触及膀胱。当膀胱充盈而上升时,腹前壁下部的腹膜也随膀胱的上升而向上推移,故膀胱的前下壁直接与腹壁相贴。

新生儿膀胱的位置高于成人,至 6 岁以后,膀胱逐渐降入小骨盆腔。老年人因盆底肌松弛,膀胱的位置较低。

考点提示:膀胱的形态和位置会涉及考点,要熟记膀胱的位置和分部。

二、膀胱壁的结构

膀胱壁的结构分为三层,由内向外依次为黏膜、肌层和外膜。

(一)黏膜

黏膜的上皮是变移上皮,当膀胱壁收缩时,黏膜集成皱襞称为膀胱襞,膀胱充盈时则消失。在膀胱底内面,两侧输尿管口和尿道内口形成的三角区,称为膀胱三角,此处黏膜与肌层紧密连接,缺少黏膜下层组织,无论膀胱空虚还是充盈时,黏膜始终保持光滑状态。膀胱三角是肿瘤、结核和炎症的好发部位。两输尿管口之间的横行皱襞称为输尿管间襞,膀胱镜下所见为一苍白带,临床上可作为寻找输尿管口的标志。(图 5 - 8、图 5 - 9)

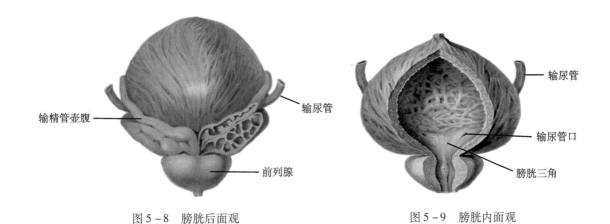

图 5 - 8　膀胱后面观　　　　　　　图 5 - 9　膀胱内面观

(二)肌层

膀胱的肌层由平滑肌构成,外层和内层多为纵行,中层主要为环行,此三层肌束相互交错,分界不清。中层环形肌在尿道内口处增厚形成括约肌。

(三)外膜

膀胱的前下部为纤维膜,其他部分为浆膜。

考点提示:膀胱三角会涉及考点,要注意膀胱三角的位置及膀胱肿瘤好发的部位。

三、膀胱的毗邻

男性膀胱后方与精囊、输精管壶腹和直肠毗邻;女性膀胱后方与子宫和阴道相邻。

第四节　尿　道

一、男性尿道

男性尿道分为前列腺部、膜部和海绵体部,分别穿过前列腺、尿生殖膈和尿道海绵体。男性尿道除有排尿功能外,兼有排精功能。男性尿道的具体内容在"男性生殖系统"中叙述。

二、女性尿道

女性尿道(图5 - 10)短、宽而直,易扩张,长 3～5cm,起于膀胱的尿道内口,经耻骨联合与阴道之间下行,向前下方穿过尿生殖膈,开口于阴道前庭的尿道外口。穿过尿生殖膈时,周围有尿道阴道括约肌环绕,可控制排尿。由于女性尿道短、宽而直,故易引起逆行性尿路感染。

考点提示:女性尿道的起止、形态特点会涉及考点。

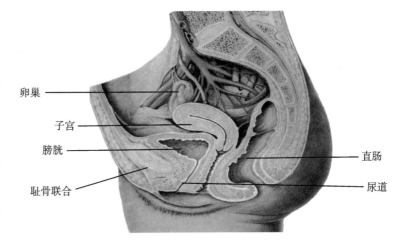

图 5 - 10　女性盆腔正中矢状切面

本章小结

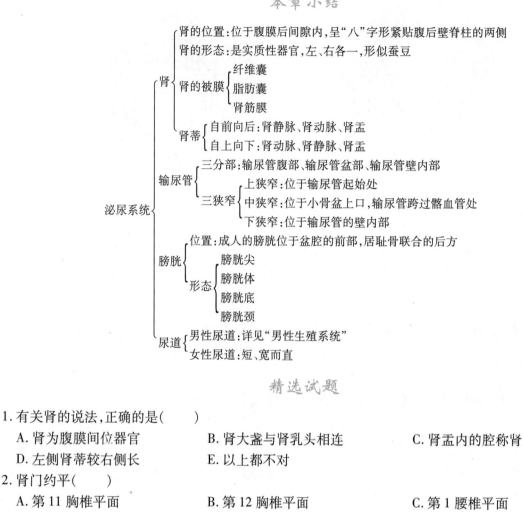

泌尿系统
- 肾
  - 肾的位置:位于腹膜后间隙内,呈"八"字形紧贴腹后壁脊柱的两侧
  - 肾的形态:是实质性器官,左、右各一,形似蚕豆
  - 肾的被膜
    - 纤维囊
    - 脂肪囊
    - 肾筋膜
  - 肾蒂
    - 自前向后:肾静脉、肾动脉、肾盂
    - 自上向下:肾动脉、肾静脉、肾盂
- 输尿管
  - 三分部:输尿管腹部、输尿管盆部、输尿管壁内部
  - 三狭窄
    - 上狭窄:位于输尿管起始处
    - 中狭窄:位于小骨盆上口,输尿管跨过髂血管处
    - 下狭窄:位于输尿管的壁内部
- 膀胱
  - 位置:成人的膀胱位于盆腔的前部,居耻骨联合的后方
  - 形态
    - 膀胱尖
    - 膀胱体
    - 膀胱底
    - 膀胱颈
- 尿道
  - 男性尿道:详见"男性生殖系统"
  - 女性尿道:短、宽而直

精选试题

1. 有关肾的说法,正确的是(　　)

　A. 肾为腹膜间位器官　　　　　B. 肾大盏与肾乳头相连　　　　　C. 肾盂内的腔称肾窦

　D. 左侧肾蒂较右侧长　　　　　E. 以上都不对

2. 肾门约平(　　)

　A. 第 11 胸椎平面　　　　　B. 第 12 胸椎平面　　　　　C. 第 1 腰椎平面

　D. 第 2 腰椎平面　　　　　E. 第 3 腰椎平面

3. 肾锥体属于(　　)

　A. 肾皮质　　　　B. 肾小盏　　　　C. 肾大盏　　　　D. 肾髓质　　　　E. 肾窦

4. 移行为输尿管的是(　　)

　A. 肾小盏　　　　B. 肾大盏　　　　C. 肾盂　　　　D. 肾小管　　　　E. 肾乳头

5. 肾的被膜自内向外依次是(　　)

　A. 纤维囊、肾筋膜、脂肪囊　　　　　B. 纤维囊、脂肪囊、肾筋膜

　C. 脂肪囊、纤维囊、肾筋膜　　　　　D. 肾筋膜、脂肪囊、纤维囊

　E. 肾筋膜、纤维囊、脂肪囊

6. 输尿管(　　)

　A. 按行径可分为腹部和盆部　　　　　B. 沿腰大肌外侧下降

　C. 于小骨盆入口处,右侧输尿管跨越右髂内动脉前方

　D. 于子宫颈外侧 2.5cm 处,行经子宫动脉下方

　E. 于膀胱体后上方注入膀胱

7. 膀胱(　　)

　A. 是贮存和浓缩尿液的器官　　　　　B. 分底、体、颈三部分

　C. 无论何时均不会超过耻骨联合上缘　　　D. 空虚时呈三棱锥体形

　E. 属腹膜外位器官

8. 下列关于膀胱三角的说法,正确的是(　　　)

　　A. 膀胱三角位于膀胱体的内面　　　　　　B. 膀胱壁缺少肌层

　　C. 膀胱三角位于两侧输尿管口与尿道内口之间

　　D. 膀胱三角不是膀胱镜检查的主要部位

　　E. 膀胱三角不是膀胱肿瘤和结核的好发部位

9. 下列对女性尿道的描述中,正确的是(　　　)

　　A. 女性尿道起于膀胱的输尿管口　　　　　B. 女性尿道穿过尿生殖膈

　　C. 女性尿道内口有环行的尿道括约肌　　　D. 女性尿道末端开口于尿道外口

　　E. 女性尿道内口内有前庭大腺

10. 子宫手术时容易损伤输尿管的部位是(　　　)

　　A. 小骨盆入口处　　　　　　　　B. 穿膀胱壁处　　　　C. 腰大肌前方

　　D. 子宫颈外侧2.5cm处　　　　　E. 起始处

11. 肾蒂内各结构的排列关系,自前向后的顺序为(　　　)

　　A. 肾静脉、肾动脉、肾盂　　　　　　　B. 肾动脉、肾静脉、肾盂

　　C. 肾盂、肾动脉、肾静脉　　　　　　　D. 肾盂、肾静脉、肾动脉

　　E. 肾静脉、肾盂、肾动脉

12. 临床上,膀胱癌的好发部位是(　　　)

　　A. 膀胱尖　　　　　B. 膀胱三角　　　　　C. 膀胱底　　　　　D. 膀胱体　　　　　E. 膀胱颈

参考答案

1. D　2. C　3. D　4. C　5. B　6. D　7. D　8. C　9. B　10. D　11. A　12. B

第六章　生殖系统

⊚ 学习目标

（1）识记男性生殖系统的组成和功能。

（2）识记女性生殖系统的组成和功能。

（3）描述男性生殖腺的名称、位置、形态、功能。

（4）描述附睾的位置、分部、功能；输精管的起止、行程和分部；射精管的组成、开口部位；男性尿道的起止、行程、分部、弯曲和狭窄。

（5）描述男性附属腺体，即精囊、前列腺、尿道球腺的位置、导管开口部位，前列腺的形态、毗邻关系。

（6）描述女性生殖腺的名称、位置、固定装置、功能。

（7）描述输卵管的位置、两口及通连关系、四部及其意义；子宫的位置、形态、分部、姿势、固定装置；阴道的起止、开口部位、阴道穹。

（8）描述女性附属腺体的名称、导管开口部位。

生殖系统的功能是繁殖后代、形成并保持第二性征。生殖系统包括男性生殖系统和女性生殖系统。男、女性生殖系统按部位的不同都可分为内生殖器和外生殖器，内生殖器又可分为生殖腺、生殖管道及附属腺，外生殖器露于体表。生殖器的主要功能是产生生殖细胞、繁殖新个体和分泌性激素等。

第一节　男性生殖系统

男性生殖系统包括内生殖器和外生殖器（图6-1）。内生殖器由生殖腺（睾丸）、生殖管道（附睾、输精管、射精管、男性尿道）和附属腺（精囊、前列腺、尿道球腺）三部分组成。外生殖器包括阴囊和阴茎。

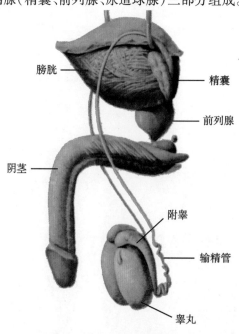

膀胱　　精囊

前列腺

阴茎

附睾

输精管

睾丸

图6-1　男性生殖系统概况

一、内生殖器

(一)睾丸

睾丸是男性生殖腺,具有产生生殖细胞及分泌性激素的功能。

睾丸位于阴囊内,左、右各一。睾丸呈扁椭圆形,表面光滑,可分为上、下两端,前、后两缘和内、外侧两面。前缘游离,后缘和上端有附睾贴附,连有血管、神经及淋巴管。睾丸除后缘外,均被有腹膜,称睾丸鞘膜,分脏、壁两层,脏层紧贴睾丸表面,壁层则附于阴囊内面。脏、壁两层在后缘处相互移行,构成一个封闭的囊腔,称鞘膜腔,腔内含有少量浆液,起润滑作用。精子由生精上皮产生,雄激素由间质细胞产生。

(二)附睾

附睾(图6-2)紧贴睾丸的上端和后缘,上端膨大称附睾头,中部称附睾体,下部变细称附睾尾。附睾头由十余条睾丸输出小管盘曲而成。输出小管的末端相互汇合形成附睾管。附睾管极度盘曲,沿睾丸的后缘下降,形成附睾体和附睾尾,附睾管末端折而上升与输精管相续。附睾暂时储存精子,在附睾管上皮细胞分泌物的作用下,精子进一步成熟和获得较强的运动能力。

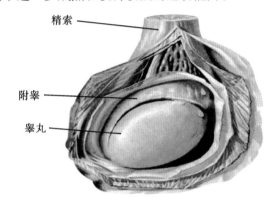

图6-2　右侧睾丸及附睾

(三)输精管与射精管

1.输精管

输精管与射精管是输送精子的管道。输精管(图6-3)是附睾管的直接延续,长约50cm,输精管沿睾丸后缘上行,经阴囊根部和腹股沟管进入腹腔,续而弯向内下进入盆腔,至膀胱底的后方,与精囊腺的排泄管汇合形成射精管。输精管的管壁较厚,管腔细小,在阴囊的根部和睾丸的后上方,位置表浅,活体可触摸到圆条索状结构,是输精管结扎术常选的部位。

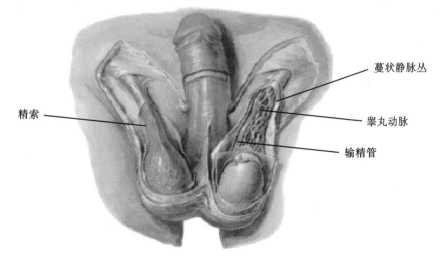

图6-3　输精管、精索

2. 射精管

射精管是输精管末端与精囊的排泄管汇合而成的管道，长约2cm，向前下穿入前列腺实质，开口于尿道前列腺部。

3. 精索

精索（图6-3）是位于睾丸上端到腹股沟管深环之间的一对柔软的圆索状结构，精索内主要有输精管、睾丸动脉、蔓状静脉丛、淋巴管、神经和腹膜鞘突的残余等。精索表面有三层被膜，从内向外依次为精索内筋膜、提睾肌和精索外筋膜。

（四）精囊

精囊（图6-4），又称精囊腺，左、右各一，位于膀胱底的后方和输精管末端的外侧。精囊呈一对长椭圆形的囊状器官，表面有许多囊状膨出，下端缩细为排泄管。其输出管与输精管合成射精管。精囊分泌的淡黄色液体构成了精液的一部分。

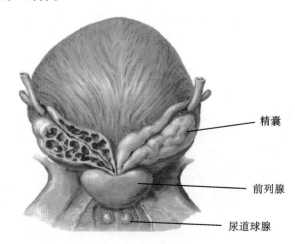

图6-4　精囊、前列腺和尿道球腺

（五）前列腺

前列腺（图6-4）位于膀胱颈的下方，有尿道和射精管通过。前列腺形似栗子，底向上，尖向下，后面与直肠邻近，且正中线处有一条纵行浅沟，经直肠可触及前列腺及前列腺沟，前列腺肥大时，此沟消失。

前列腺主要分五叶，即前叶、左侧叶、右侧叶、后叶和中叶。中叶位于尿道与射精管之间；左、右叶位于尿道和中叶的两侧。中叶和左、右叶与尿道关系密切，肥大时都可压迫尿道，引起排尿困难。后叶位于中叶和左、右叶的后方，是前列腺癌的易发部位。

前列腺主要由腺组织、平滑肌和结缔组织构成，分泌物直接排入尿道参与精液组成。小儿前列腺较小，腺组织发育不全，主要成分是平滑肌和结缔组织；青春期腺组织迅速生长发育成熟；中年以后腺部逐渐退化，结缔组织增生，常形成老年性前列腺肥大。前列腺肥大多发生在中叶和侧叶，压迫尿道，造成排尿困难甚至尿潴留。

（六）尿道球腺

尿道球腺（图6-4）为一对豌豆大的球形腺体，位于尿生殖膈内，分泌物经排泄管入尿道参与精液组成。

精液由输精管和附属腺体的分泌物及精子共同组成，为乳白色液体，呈弱碱性，适合于精子的生存与活动。正常人每次射精2~5mL，其中含有精子3亿~5亿个。输精管结扎后，精子排出的道路被阻断，但各附属腺体分泌物的排出不受影响，因此射精时仍有无精子的精液排出体外。

考试提示：男性生殖系统会涉及考点，要注意男性生殖系统的组成和各器官的功能。

二、外生殖器

(一)阴囊

阴囊(图6-5)位于阴茎的后下方,为一皮肤囊袋。阴囊壁主要由皮肤和肉膜组成。皮肤薄而柔软,颜色深暗。肉膜相当于阴囊的浅筋膜,内含平滑肌纤维,肉膜在正中线处向阴囊深处发出阴囊中隔,将阴囊分隔为左、右两部,分别容纳两侧的睾丸、附睾和输精管的起始部。肉膜平滑肌纤维的舒缩,可使阴囊皮肤松弛或皱缩,从而调节阴囊的温度,以适应精子的生存和发育。

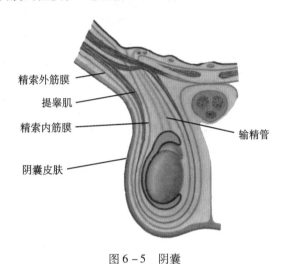

精索外筋膜
提睾肌
精索内筋膜
阴囊皮肤
输精管

图6-5　阴囊

(二)阴茎

1.位置和分部

阴茎(图6-6)悬垂于耻骨联合的前下方,分头、体、根三部。阴茎的前端膨大,称阴茎头,其尖端有尿道外口;后端埋于阴囊的深部,称阴茎根;头、根之间的部分称阴茎体。

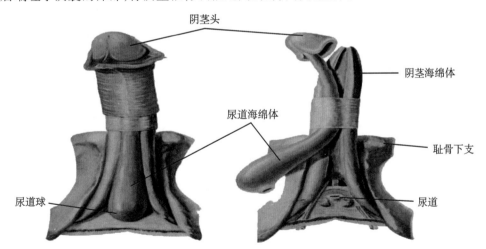

阴茎头
阴茎海绵体
尿道海绵体
耻骨下支
尿道球
尿道

图6-6　阴茎的构造

2.构造

阴茎由3个海绵体外面包裹筋膜和皮肤构成,皮肤薄而柔软,颜色深暗,富有延展性。皮肤在阴茎体前端,向前形成双层游离皱襞包绕阴茎头,称阴茎包皮。阴茎包皮与阴茎头的腹侧中线处连有一条皮肤皱襞,称包皮系带。前端包皮过长应做环切除术,须注意保护包皮系带。

海绵体分为阴茎海绵体和尿道海绵体。阴茎海绵体后端附着于坐骨支和耻骨下支。尿道海绵体位于两条阴茎海绵体的腹侧,后端膨大,称尿道球;前端膨大,称阴茎头。

三、男性尿道

男性尿道(图6-7)既有排尿,又有排精的功能。它始于膀胱的尿道内口,依次穿过前列腺、尿生殖膈和尿道海绵体,止于阴茎头的尿道外口。成年男性尿道长16~22cm,管径平均5~7mm,全长分为三部分,即前列腺部、膜部和海绵体部。临床上称前列腺部和膜部为后尿道,海绵体部为前尿道,后尿道易损伤。

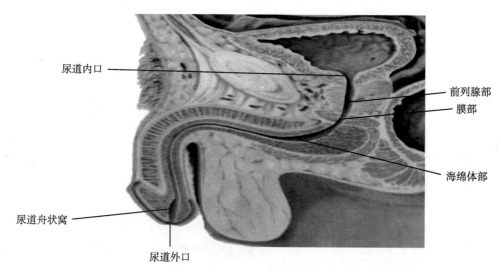

图6-7 男性尿道

1. 前列腺部

前列腺部为尿道穿过前列腺走行的部分,长约2.5cm,后壁有左、右射精管及前列腺管的开口。

2. 膜部

膜部为尿道穿过尿生殖膈走行的部分,长约1.2cm,周围有尿道括约肌环绕,收缩可控制排尿。

3. 海绵体部

海绵体部为尿道穿过海绵体走行的部分,长约15cm,终止于尿道外口,近尿道外口处管径稍大称尿道舟状窝。

男性尿道在行径中粗细不一,它有三个狭窄、三处扩大和两个弯曲。三个狭窄分别是尿道内口、尿道膜部和尿道外口。其中,尿道外口最狭窄。三处扩大分别位于尿道前列腺部、尿道球部和尿道舟状窝。两个弯曲分别是耻骨下弯和耻骨前弯。耻骨下弯在耻骨联合下方,凸向下后方,此弯恒定无变化;耻骨前弯位于耻骨联合前下方,凸向上前方,给男性患者导尿时,将阴茎向上提起,此弯曲可以消失。

考点提示:男性尿道兼有排尿和排精的功能,起自膀胱的尿道内口,止于阴茎头的尿道外口。成人男性尿道长16~22cm,管径平均5~7mm,分为前列腺部、膜部和海绵体部。

第二节 女性生殖系统

女性生殖系统包括内生殖器和外生殖器两部分。内生殖器由生殖腺(卵巢)、输送管道(输卵管、子宫、阴道)和附属腺(前庭大腺)组成。外生殖器即女阴,包括阴阜、大阴唇、小阴唇、阴道前庭、阴蒂和前庭球。

一、内生殖器

(一)卵巢

卵巢(图6-8)是女性生殖腺,有产生卵细胞、分泌雌激素和孕激素的功能。卵巢左、右各一,位于小骨盆腔侧壁,髂内、外动脉夹角处的卵巢窝内。卵巢呈扁卵圆形,可分为上、下两端、前、后两缘和内、外侧两面。上端与输卵管伞相触,下端借韧带连于子宫;前缘有卵巢系膜附着,中部有血管、淋巴管和神经等出入称卵巢门,后缘游离。卵巢的大小、形态随年龄而变化。幼女的卵巢较小,表面光滑;性成熟期卵巢体积最大,由于排卵,其表面形成许多瘢痕而凹凸不平;35～40岁后开始缩小,50岁后随月经停止而逐渐萎缩。

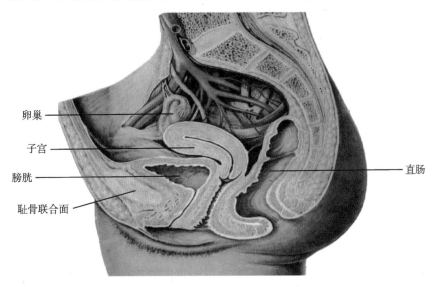

图6-8　卵巢

(二)输卵管

输卵管(图6-9)位于子宫底两侧,包裹在子宫阔韧带上缘内,内侧端与子宫腔相通,外侧端与腹腔相通。输卵管全长10～14cm,可分为四部:①输卵管子宫部为位于子宫壁内的一段,直径最细,约1mm,以输卵管子宫口通子宫腔。②输卵管峡部短、直而细长,是结扎手术常选取的部位。③输卵管壶腹部约占输卵管全长的2/3,是卵子受精的部位。④输卵管漏斗部有许多指状突起,称输卵管伞,是手术时识别输卵管的标志。

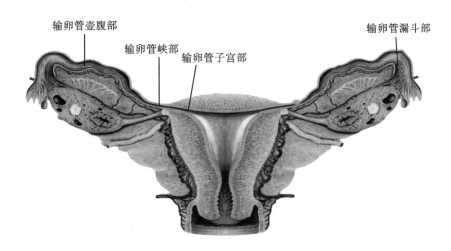

图6-9　输卵管

考点提示:输卵管的四分部及每个分部的功能要进行区别记忆。

(三)子宫

子宫为壁厚、腔小、富有伸展性的肌性器官,是形成月经和孕育胎儿的重要场所。

1.子宫的形态和分部

成人未孕子宫呈前后略扁的倒置梨形,可分为底、体、颈三部分。输卵管子宫部内上方圆凸的部分称子宫底。子宫下部缩细呈圆柱状,称子宫颈。子宫颈的下端伸入到阴道内,称子宫颈阴道部;位于阴道上方的部分称子宫颈阴道上部。子宫颈是肿瘤好发的部位。子宫颈和子宫底之间的部分称子宫体。颈与体相交处稍窄细，称子宫峡，非妊娠期长约1cm，妊娠期间可长达7～11cm，产科常在此行剖腹取胎手术。非妊娠子宫的内腔较狭小，分为上、下两部。上部位于子宫体内，称子宫腔，呈三角形腔隙，底在上，两端通输卵管；下部在子宫颈内，称子宫颈管，为一梭形的腔隙。管的上口通子宫腔；下口通阴道，称子宫口。未产妇的子宫口呈圆形，经产妇的子宫口呈横裂状（图6-10）。

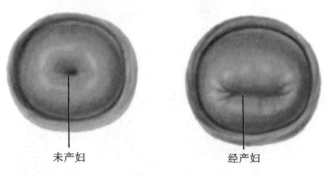

未产妇　　　　　　　　经产妇

图6-10　子宫口

2. 子宫的位置及固定装置

（1）位置：子宫位于盆腔的中央，介于膀胱和直肠之间，呈前倾前屈位。前倾是指子宫长轴与阴道长轴之间形成一个向前开放的钝角，略大于90°；前屈则指子宫体与子宫颈之间形成一个向前开放的钝角，约170°。子宫主要靠韧带、盆膈和尿生殖膈的托持以及周围结缔组织的牵拉等作用维持正常位置。若这些结构松弛或损伤，可引起子宫位置的异常。维持子宫正常位置的韧带有以下几种。①子宫阔韧带（图6-11）由子宫前、后面的腹膜自子宫的两侧缘延伸至骨盆侧壁所形成的双层腹膜皱襞，其上缘内有输卵管。此韧带可限制子宫向两侧移动。②子宫圆韧带（图6-12）呈圆索状，由结缔组织和平滑肌构成。其上端附着于输卵管子宫部的稍下方，在子宫阔韧带前层的被覆下，行向骨盆的前外侧壁，继而穿过腹股沟管，止于阴阜和大阴唇的皮下。此韧带主要维持子宫前倾位置。③子宫主韧带位于子宫阔韧带的下方，由结缔组织和平滑肌构成，自子宫颈呈扇形连于骨盆侧壁。此韧带阻止子宫下垂。④子宫骶韧带（图6-13）由结缔组织和平滑肌纤维构成，起于子宫颈的后面，向后绕过直肠的两侧，止于第2、3骶椎前面的筋膜。韧带的表面有腹膜覆盖，形成弧形的直肠子宫襞。此韧带主要维持子宫的前倾前屈位。

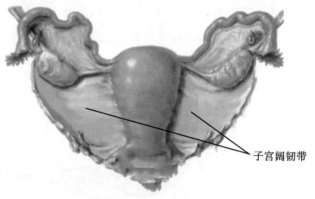

子宫阔韧带

图6-11　子宫阔韧带

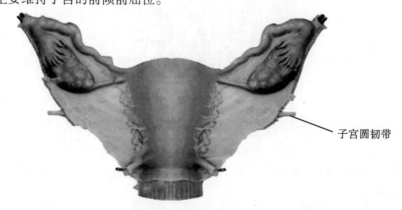

子宫圆韧带

图6-12　子宫圆韧带

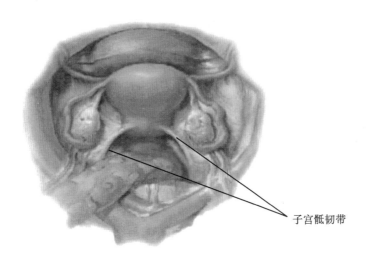

子宫骶韧带

图 6 - 13　子宫骶韧带

考点提示：固定子宫的韧带及其作用会涉及考点。

（四）阴道

阴道为连接子宫和外生殖器的肌性管道，是女性的性交器官，也是排出月经和娩出胎儿的通道。

阴道位于盆腔的中央，后面贴近直肠，前面与膀胱和尿道相邻。阴道的前壁薄，但富有伸展性，前壁较短，后壁较长，前、后壁经常处于相贴状态。阴道上部较宽阔，呈穹隆状环抱子宫颈阴道部，两者之间形成环状间隙，称阴道穹。阴道穹分前部、后部和两侧部，其中后部较深，与直肠子宫陷凹紧邻，两者之间仅隔阴道壁和腹膜。直肠子宫陷凹内有积液时，可致阴道后穹饱满和变小，经此穿刺，可协助诊断疾病。处女的阴道口周围有处女膜，如破裂有处女膜痕。

二、外生殖器

女性外生殖器（图 6 - 14），又称女阴，包括以下部分。

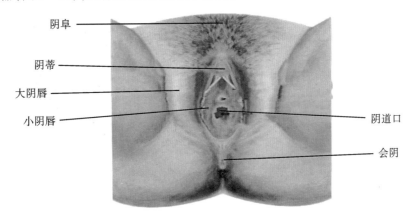

阴阜

阴蒂

大阴唇

小阴唇

阴道口

会阴

图 6 - 14　女性外生殖器

（一）阴阜

阴阜为耻骨联合前方的皮肤隆起，青春期后长有阴毛。

（二）大阴唇

大阴唇为一对纵行的皮肤皱襞，富含色素。

（三）小阴唇

小阴唇位于大阴唇的内侧，为一对较薄的皮肤皱襞，光滑无阴毛，其前、后端相互连合。

（四）阴道前庭

阴道前庭位于两侧小阴唇之间的裂隙，其前部有尿道外口，后部有阴道口，阴道口两侧有前庭大腺的开口。

（五）阴蒂

阴蒂位于两侧小阴唇的前端,有丰富的神经末梢,感觉灵敏。

（六）前庭球

前庭球为马蹄形,位于阴道两侧的大阴唇皮下,两侧前端狭窄并相连。

（七）前庭大腺

前庭大腺为女性的附属腺体,左、右各一,形如豌豆,位于阴道口的后外侧深面、前庭球的后端,借导管开口于阴道前庭,能分泌黏液,润滑阴道口。

第三节　乳房和会阴

一、乳房

女性乳房于青春期后开始发育生长,是哺乳器官。男性乳房不发达。

（一）位置和形态

女性乳房位于胸大肌及其筋膜的表面。成年未产女性的乳房呈半球形,紧张而富有弹性。乳房中央有乳头,乳头周围的环形色素沉着区称乳晕。乳晕的表面有许多圆形小隆起,其深部有乳晕腺,可分泌脂溶性物质润滑乳头及周围的皮肤。乳头和乳晕的皮肤薄弱,易于损伤,哺乳期尤应注意卫生,以预防感染。

（二）内部结构

乳房(图6－15)由皮肤、乳腺、纤维组织和脂肪组织构成。脂肪组织位于皮下。致密结缔组织包裹乳腺并向深面发出小隔,将乳腺分隔成15～20个乳腺叶。每个乳腺叶有1个输乳管,输乳管在近乳头处膨大形成输乳管窦,末端变细开口于乳头。乳腺叶和输乳管以乳头为中心呈放射状排列。故乳房手术时,应尽量采用放射状切口,以减少对输乳管及乳腺组织的损伤。乳房皮肤与胸肌筋膜之间连有许多结缔组织小束,称为乳房悬韧带(Cooper韧带),对乳房起固定和支持作用。乳腺癌组织侵及乳房悬韧带时,纤维束变短,牵拉

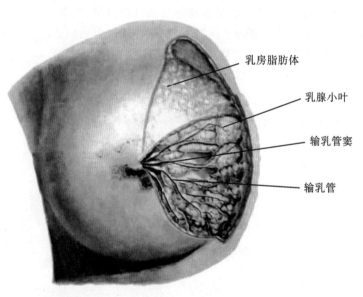

图6－15　乳房

乳房脂肪体

乳腺小叶

输乳管窦

输乳管

表面皮肤产生凹陷,使皮肤呈"橘皮样"改变,是乳腺癌早期的征象之一。

二、会阴

会阴分为狭义会阴和广义会阴。广义会阴是指封闭小骨盆下口的所有软组织。此区呈菱形,前方为耻骨联合下缘,后方为尾骨尖,两侧为耻骨下支、坐骨支、坐骨结节和骶结节韧带。以两侧坐骨结节之间的连线为界,可将会阴分为前、后两个三角形的区域。前方的为尿生殖三角(尿生殖区),男性有尿道通过,女性有尿道和阴道通过。后方的为肛门三角(肛门区),有肛管通过。狭义会阴是指肛门和外生殖器之间的区域,在女性又称产科会阴。产科会阴在分娩时承受的压力较大,结构变薄,会发生撕裂,应注意保护。如果认为撕裂不可避免时,应尽早行会阴侧切。

本章小结

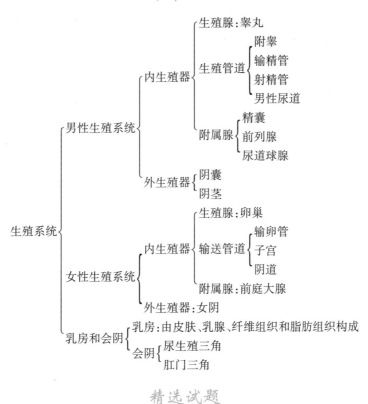

精选试题

1. 男性生殖腺是(　　　)

　　A. 睾丸　　　　　　B. 附睾　　　　　　C. 前列腺　　　　　　D. 精囊　　　　　　E. 肾上腺

2. 储存精子的器官是(　　　)

　　A. 睾丸　　　　　　B. 附睾　　　　　　C. 射精管　　　　　　D. 膀胱　　　　　　E. 输精管

3. 附睾(　　　)

　　A. 是男性生殖腺　　　　　　　　　　B. 具有产生精子和分泌雄激素的功能

　　C. 具有贮存和输送精子的功能　　　　D. 附着于睾丸的前缘

　　E. 参与构成精索

4. 包含在精索中的结构是(　　　)

　　A. 附睾　　　　　　B. 输精管　　　　　　C. 射精管　　　　　　D. 输尿管　　　　　　E. 男性尿道

5. 输精管(　　　)

　　A. 是输送雄激素的管道　　　　　　B. 是输送精液和雄激素的管道

　　C. 由睾丸输出小管直接延续而成　　D. 由附睾管直接延续而成

　　E. 末端开口于精囊

6. 关于男性尿道的说法,正确的是(　　　)

　　A. 男性尿道仅是引导尿液排出体外的管道　　　　B. 穿过前列腺的一段为膜部

　　C. 膜部为男性尿道的第二个狭窄处　　　　　　　D. 膜部后壁上有射精管的开口

　　E. 上提阴茎可使男尿道的耻骨下弯消失

7. 结扎输精管最理想的一段是(　　　)

　　A. 睾丸部　　　　　　B. 精索部　　　　　　C. 腹股沟管部　　　　　　D. 盆部　　　　　　E. 输精管壶腹

8. 关于男性尿道的叙述,错误的是(　　　)

　　A. 全长分为前列腺部、膜部、海绵体部三段

B. 全长有尿道内口、膜部、尿道外口三个狭窄

C. 男性尿道有耻骨下弯和耻骨前弯两个弯曲

D. 上提阴茎可使耻骨下弯消失

E. 最短的一段是尿道膜部

9. 防止子宫下垂的韧带是(　　　)

　A. 子宫圆韧带　　　B. 子宫主韧带　　　C. 子宫阔韧带　　　D. 骶子宫韧带　　　E. 骶结节韧带

10. 识别输卵管的标志是(　　　)

　A. 精索部　　　　　B. 输卵管峡部　　　C. 输卵管壶腹部　　　D. 输卵管伞　　　E. 输卵管漏斗部

11. 女性绝育结扎的手术部位是(　　　)

　A. 精索部　　　　　B. 输卵管峡部　　　C. 输卵管壶腹部　　　D. 输卵管伞　　　E. 输卵管漏斗部

12. 男性尿道最狭窄的部位是(　　　)

　A. 前列腺部　　　　B. 膜部　　　　　　C. 尿道外口　　　　D. 尿道球　　　E. 尿道内口

参考答案

1. A　2. B　3. C　4. B　5. D　6. C　7. B　8. D　9. B　10. D　11. B　12. C

第七章　脉管系统

学习目标

(1)熟记脉管系统的组成;血液循环的概念;体循环、肺循环的路径、特点、功能。

(2)描述心的位置、形态,各心腔的结构;左、右心房与左、右心室的入口与出口;房室瓣与动脉瓣的名称、位置、作用;房间隔、室间隔;左、右冠状动脉的起始、行程、分支和分布;冠状窦的位置、主要属支、开口部位;心传导系统的组成;窦房结与房室结的位置、作用;心包的组成,心包腔。

(3)熟记肺循环的动脉。

(4)描述体循环的动脉起止、行程、分部及各部发出的分支;头、颈部动脉主干及其分支、分布;压力感受器、化学感受器的名称、位置、作用;上肢的动脉主干及分支、分布;胸部的动脉主干及分支、分布;腹部的动脉主干及分支、分布;盆部的动脉主干及分支、分布;下肢的动脉主干及分支、分布。

(5)熟记体循环的静脉;上腔静脉系的组成、收纳范围;头颈部、胸部的静脉和流注关系;上肢浅静脉的名称、起止、行程、收纳和流注关系;下腔静脉系的组成、收纳范围,主要属支的名称;下肢浅静脉的名称、起止、行程、收纳和流注关系;肝门静脉的组成、主要属支、收纳范围和结构特点。

(6)熟记淋巴管道的分级;淋巴干的名称、收纳范围和流注关系;胸导管的起止、行程、收纳范围和注入部位;右淋巴导管的位置、收纳和流注;脾与胸腺的位置和形态。

(7)学会应用脉管系统的理论知识,分析、解释相关临床问题的能力。

脉管系统是由心血管系统和淋巴系统组成的一系列密闭的分布于全身的管道系统。心血管系统输导血液、氧、营养物质、激素、抗体等;淋巴系统将淋巴液、淋巴细胞及抗体导入血循环中,发挥重要的免疫作用,为血管系统的辅助管道。在人体生命活动过程中,物质的代谢和利用,激素到达靶器官或靶细胞发挥作用,代谢产物运输到肺、肾、皮肤等器官排出体外,以及维持身体内环境的相对稳定等,都必须依赖脉管系统的运输得以完成。

第一节　概　述

脉管系统包括心血管系统和淋巴系统两部分。心血管系统由心、动脉、毛细血管和静脉组成;淋巴系统由淋巴管道、淋巴器官和淋巴组织组成,其内流动着淋巴,淋巴最后注入心血管系统。

在心血管系统中,心是动力器官;动脉是输送血液离心的血管;毛细血管是连于动脉和静脉之间的微细血管,是血液与组织进行物质交换的场所;静脉是输送血液回心的血管。

血液在心血管系统内沿一定方向周而复始的流动,称为血液循环。淋巴经淋巴管道不断汇入血液的过程,称为淋巴循环。

根据血液循环的途径不同,将血液循环(图7-1)分为体循环和肺循环。

体循环,又称大循环,血液由左心室射出,经主动脉及其分支到达全身毛细血管,在此与组织、细胞进行物质和气体交换,动脉血变成静脉血,再经各级静脉属支回流,最后经上、下腔静脉与心的静脉返回右心房。

体循环可归纳为:左心室—主动脉及其分支—全身毛细血管网—各级静脉属支—上腔静脉、下腔静脉、心的静脉—右心房。

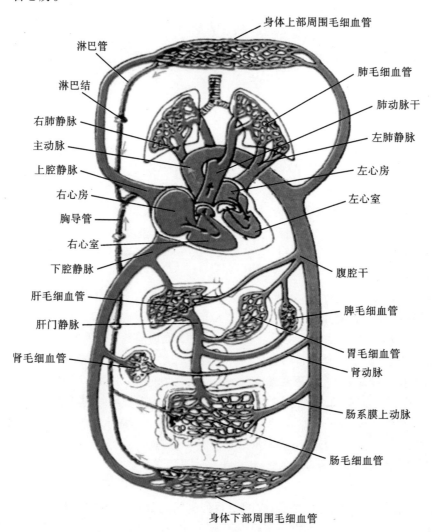

图 7-1　血液循环示意图

肺循环，又称小循环，血液由右心室射出，经肺动脉干及其分支到达肺泡毛细血管，与肺泡内气体进行气体交换，静脉血变成动脉血，再经肺静脉返回左心房。

肺循环可归纳为：右心室—肺动脉干—左、右肺动脉及其分支—肺泡毛细血管网—肺静脉各级属支—左、右肺静脉—左心房。

考点提示：识记心血管系统、淋巴系统的组成。体循环起自左心室，终于右心房，血液由动脉血变成静脉血；肺循环起自右心室，终于左心房，血液由静脉血变成动脉血。

第二节　心

一、心的位置和外形

1. 心的位置

心是一个中空的肌性纤维性器官，形似倒置的、前后稍扁的圆锥体，周围裹以心包，斜位于胸腔的中纵隔内。我国成年男性正常心重 284±50g，成年女性正常心重 258±49g，但心重可因年龄、身高、体重和体力活动等因素的不同而有差异。

心约 2/3 位于正中线的左侧，1/3 位于正中线的右侧。心的上方连有出入心的大血管，下方是膈，两侧借纵隔胸膜与肺相邻,前方大部分被肺和胸膜覆盖,后方平对第5~8胸椎,邻近左主支气管、食管、左迷走神经和胸主动脉。(图7-2)

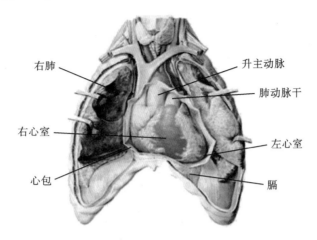

图7-2　心的位置

考点提示:识记心的位置及毗邻关系。

2. 心的外形

心可分为一尖、一底、两面、三缘和四沟(图7-3)。

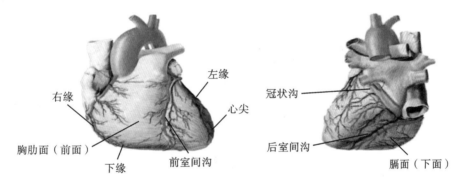

图7-3　心的外形与血管

(1)一尖:心尖钝圆、游离,由左心室构成,朝向左前下方,与左胸前壁贴近,在左侧第5肋间隙锁骨中线内侧1~2cm处,可摸到心尖的搏动。

(2)一底:心底朝向右后上方,主要由左心房和小部分的右心房构成,与出入心的大血管相连。上、下腔静脉分别从上、下注入右心房;左、右肺静脉分别从两侧注入左心房。心底后面隔心包壁与食管、迷走神经和胸主动脉等相邻。

(3)两面:分别是前面和下面,前面又称胸肋面,朝向前上方,大部分由右心房和右心室构成,一小部分由左心耳和左心室构成,与胸骨及肋软骨相邻;下面又称膈面,平坦,朝向下方并略朝向后,隔心包与膈相邻,大部分由左心室、一小部分由右心室构成。

(4)三缘:心的下缘(锐缘)介于膈面与胸肋面之间,接近水平位,由右心室和心尖构成;左缘(钝缘)居胸肋面与肺面之间,绝大部分由左心室构成,仅上方一小部分由左心耳参与;右缘钝圆、垂直,主要由右心房构成。

(5)四沟:心的表面有4条沟,冠状沟是靠近心底处的一条近似环行的沟,是心房与心室在心表面的分界;前室间沟和后室间沟均起自冠状沟,分别在胸肋面和膈面向心尖的稍右侧走行,它们是左、右心室在心表面的分界。3条沟均被营养心壁的血管和脂肪组织填充。前、后室间沟在心尖右侧的汇合处稍凹陷,称心尖切迹。在心底,右心房与右上、下肺静脉交界处的浅沟称房室交点,它是心表面的一个重要标志。

二、心腔

心有 4 个腔(图 7-4),借房间隔和室间隔分为左心和右心,每侧心又分为心房和心室两部分,同侧的心房和心室借房室口相通。心房接纳静脉,心室发出动脉。

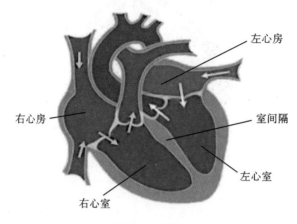

图 7-4　心腔

1. 右心房

右心房(图 7-5)位于心的右后上部,有 3 个入口和 1 个出口。3 个入口中,位于上方的为上腔静脉口;位于下方的为下腔静脉口;在下腔静脉口与右房室口之间为冠状窦口。出口为右房室口,位于右心房的前下方,通向右心室。房间隔右侧面中下部有一卵圆形浅窝称卵圆窝,为胎儿时期卵圆孔闭锁后的遗迹,是房间隔缺损的好发部位。右心房的前下部为右房室口,右心房的血液由此流入右心室。

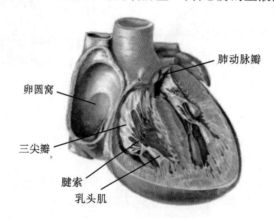

图 7-5　右心房的结构

2. 右心室

右心室位于右心房的左前下方,构成胸肋面的大部分,有 1 个入口和 1 个出口。入口即右房室口,其周缘有 3 片三角形的瓣膜,称三尖瓣(右房室瓣)。瓣膜的游离缘借数条细丝状的腱索与右心室内的乳头肌相连。腱索由结缔组织构成,乳头肌是心肌形成的乳头状隆起。当心室收缩时,血液推动三尖瓣相互对合,关闭房室口,由于有乳头肌的收缩和腱索的牵拉,瓣膜不会向心房内翻转,从而防止血液由右心室逆流回右心房。出口为肺动脉口,位于该室腔的左上部,通向肺动脉干。该口周缘附有 3 个游离缘向上的半月形瓣膜,称肺动脉瓣。当心室舒张时,肺动脉瓣被倒流的血液充满后,可相互贴紧而封闭肺动脉口,防止血液逆流。

3. 左心房

左心房(图 7-6)位于右心房的左后方,构成心底的大部分,有 4 个入口和 1 个出口。入口为肺静脉口,位于左心房后部两侧,左、右各 1 对。出口是左房室口,通向左心室。

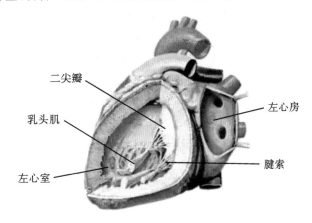

图 7 - 6　左心房的结构

4. 左心室

左心室大部分位于右心室的左后方,呈圆锥状,构成心尖及心的左缘,有 1 个入口和 1 个出口。入口即左房室口,其周缘有 2 片三角形瓣膜,称二尖瓣(左房室瓣),瓣的游离缘借数条腱索与心室壁上的乳头肌相连;出口为主动脉口,通向主动脉。主动脉口周围附有 3 个游离缘向上的半月形瓣膜,称主动脉瓣。

考点提示:右心房有 3 个入口(上腔静脉口、下腔静脉口、冠状窦口),1 个出口(右房室口);右心室有 1 个入口(右房室口),1 个出口(肺动脉口,口周缘附有肺动脉瓣);左心房有 4 个入口(肺静脉口,左、右各 1 对),1 个出口(左房室口);左心室有 1 个入口(左房室口,周缘有二尖瓣),1 个出口(主动脉口,口周围附有主动脉瓣)。

三、心壁的结构

心壁由内向外依次分为心内膜、心肌膜和心外膜。

1. 心内膜

心内膜是衬在心腔内面的一层光滑的薄膜,其内皮与血管的内皮相连续。心内膜在房室口和动脉口处折叠形成心瓣膜。心内膜内有浦肯野纤维。浦肯野纤维体积较普通的心肌纤维大,染色较浅。

2. 心肌膜

心肌膜最厚,主要由心肌构成。其中,心房肌较薄,心室肌较厚,左心室肌最厚。在各房室口和动脉口周围,有致密结缔组织形成的纤维环,构成了心壁的支架。心房肌和心室肌分别附着于纤维环上,互不连续。因此,心房肌的兴奋不能直接传给心室肌。

室间隔的大部分由心肌构成,称肌部;其上部靠近心房处,有一缺乏心肌的卵圆形区域,称膜部,它是室间隔缺损的好发部位。

3. 心外膜

心外膜为心壁外面的一层浆膜,即浆膜性心包的脏层。

四、心的传导系统

心肌细胞按形态和功能可分为两类:普通心肌细胞和特殊心肌细胞。前者构成心房壁和心室壁的主要部分,主要功能是收缩;后者具有自律性和传导性,其主要功能是产生和传导兴奋,控制心的节律性活动。心的传导系统(图 7 -7)由特殊心肌细胞构成,包括窦房结、结间束、房室交界区、房室束、左束支、右束支和浦肯野纤维网。

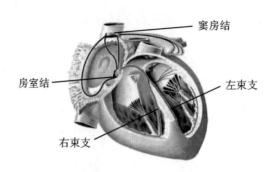

图7-7　心的传导系统

(1)窦房结:位于上腔静脉与右心耳之间的心外膜深面,呈长梭形。窦房结可自律性地发生兴奋,是心的正常起搏点。

考点提示:识记窦房结的位置和它是心的正常起搏点。

(2)房室交界区:又称房室结区,是心的传导系统在心房与心室相连接部位的特化心肌结构,位于房室隔内。房室交界区由三部分组成,即房室结、房室结的心房扩展部和房室束近侧部,各部之间无截然的分界。房室结位于冠状窦口与右房室口之间的心内膜深面,呈扁椭圆形。房室结的功能是将窦房结传来的兴奋传向心室。房室结也能产生兴奋,但频率较窦房结低,所以正常情况下其兴奋不表现出来。

(3)房室束及其分支:房室束起于房室结,在室间隔上部分为左、右束支。左、右束支分别沿室间隔两侧心内膜深面下行,逐渐分为许多细小的浦肯野纤维,浦肯野纤维交织成网并与心室肌纤维相连。

五、心的血管

心的血液供应来自左、右冠状动脉;回流的静脉血绝大部分经冠状窦汇入右心房,一部分直接流入右心房,极少部分流入左心房和左、右心室。心本身的循环称为冠状循环。

1.动脉

营养心的动脉是左、右冠状动脉(图7-8),它们均起自升主动脉的根部,经冠状沟分布到心的各部。其中,右冠状动脉主要分布于右心房、右心室、左心室后壁、室间隔的后下部、窦房结及房室结,左冠状动脉主要分布于左心房、左心室、右心室前壁和室间隔的前上部。右冠状动脉的主要分支是后室间支,左冠状动脉的主要分支是前室间支和旋支。

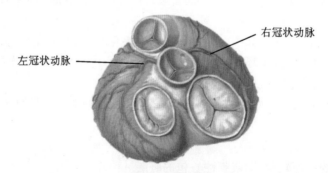

图7-8　冠状动脉

2.静脉

心的静脉多与动脉伴行,最终在冠状沟后部汇合成冠状窦,经冠状窦口注入右心房。

考点提示:识记营养心的动脉是左、右冠状动脉,它们均起自升主动脉的根部。心的静脉在冠状沟后部汇合成冠状窦,经冠状窦口注入右心房。

六、心包

心包(图7-9)是包裹心和出入心的大血管根部的纤维浆膜囊,分内、外两层,外层为纤维心包,内层为浆膜心包。

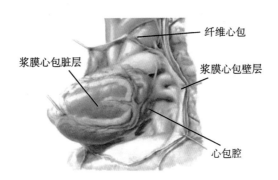

图7-9　心包

1. 纤维心包

纤维心包是坚韧的纤维性结缔组织囊,上方与大血管的外膜相续,下方附着于膈的中心腱。纤维心包能防止心过度扩大,以保持循环血量的相对稳定。

2. 浆膜心包

浆膜心包为纤维心包内密闭的浆膜性囊,分脏、壁两层。脏层即心外膜。壁层衬于纤维心包内面。浆膜心包的脏、壁两层在出入心的大血管根部相互移行,两层之间的腔隙称心包腔,内含少量浆液,起润滑作用,可减少心搏动时的摩擦。

七、心的体表投影

成人心在胸前壁的体表投影(图7-10),一般可用下列四点及其间的弧线连接来表示。

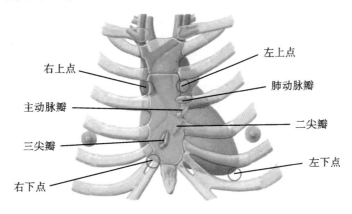

图7-10　心的体表投影

(1)左上点:在左侧第2肋软骨下缘,距胸骨左缘1.2cm处。
(2)右上点:在右侧第3肋软骨上缘,距胸骨右缘1cm处。
(3)右下点:在右侧第6胸肋关节处。
(4)左下点:在左侧第5肋间隙锁骨中线内侧1~2cm处。
考点提示:心尖搏动最强的部位在左侧第5肋间隙锁骨中线内侧1~2cm处,也是二尖瓣的听诊区。

第三节　动　脉

输送血液离开心的血管均称为动脉。由左心室发出的主动脉及各级分支运送动脉血;而由右心室发出的肺动脉干及其分支则输送静脉血。动脉干的分支离开主干进入器官前的一段称为器官外动脉,入器官后的一段称为器官内动脉。

　　器官外动脉分布的一些基本规律如下：①动脉的配布与人体的结构相适应，人体左、右对称，动脉的分支亦左、右对称。②每一大局部（头颈、躯干和上、下肢）都有1或2条动脉干。③躯干部在结构上有体壁和内脏之分，动脉亦分为壁支和脏支，其中壁支仍保留着原始的分节状态，如肋间后动脉、腰动脉等。④动脉常有静脉和神经伴行，构成血管神经束，有的还包有结缔组织鞘，四肢的血管神经束的行程多与长骨平行。⑤动脉在行程中多居于身体的屈侧、深部或安全隐蔽的部位，如由骨、肌和筋膜所形成的沟或管内，因此不易受到损伤。⑥动脉常以最短的距离到达它所分布的器官，但也有个别的例外，如睾丸动脉，此种特殊情况可以从胚胎发生中得到解释。⑦动脉分布的形式与器官的形态有关。容积经常发生变化的器官如胃、肠等，其动脉多先在器官外形成弓状的血管吻合，再分支进入器官内部。一些位置较固定的实质性器官如肝、肾等，动脉常从其凹侧穿入，血管出入的这些部位常称为"门"。⑧动脉的管径有时不完全取决于它所供血器官的大小，而与该器官的功能有关。例如，肾动脉的管径就大于营养绝大部分小肠和部分结肠的肠系膜上动脉，这与肾的泌尿功能有关。

一、肺循环的动脉

　　肺动脉干短而粗，起于右心室，在升主动脉的前方向左后上方斜行，至主动脉弓的下方分为左、右肺动脉（图7-11）。左肺动脉较短，在左主支气管的前方横行，而后分上、下两支进入肺的上、下叶。右肺动脉较长且粗，经升主动脉和上腔静脉的后方向右横行，至右肺门处分为上、中、下三支分别进入右肺的上、中、下叶。在肺动脉干分叉处稍左侧与主动脉弓下缘之间有一条结缔组织索，称动脉韧带，它是胎儿时期动脉导管闭锁后的遗迹。若动脉导管在出生后6个月尚未闭锁，则称动脉导管未闭，是常见的先天性心脏病之一。

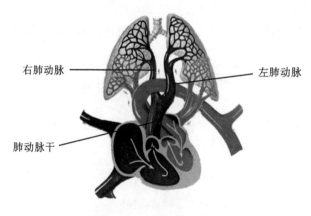

右肺动脉　　　　　　　　　　　左肺动脉

肺动脉干

图7-11　肺循环的动脉

　　考点提示：肺动脉干起于右心室，至主动脉弓的下方分为左、右肺动脉。动脉韧带是胎儿时期动脉导管闭锁后的遗迹。

二、体循环的动脉

　　体循环的动脉主干是主动脉。主动脉由左心室发出，向右前上方斜行，再弯向左后，沿脊柱左前方下行，穿膈的主动脉裂孔入腹腔，至第4腰椎体下缘处分为左、右髂总动脉。以胸骨角平面为界将主动脉分为升主动脉、主动脉弓和降主动脉三部分。①升主动脉在其起始处，发出左、右冠状动脉。②主动脉弓自右前向左后依次发出头臂干、左颈总动脉和左锁骨下动脉三个分支。头臂干向右上方行至右胸锁关节后方，分为右颈总动脉和右锁骨下动脉。主动脉弓壁内有压力感受器，其具有调节血压的作用。主动脉弓下方，靠近动脉韧带处有2或3个粟粒状小体，称主动脉小球，是化学感受器，参与调节呼吸。③降主动脉以膈为界，又将其分为胸主动脉和腹主动脉。（图7-12、图7-13）

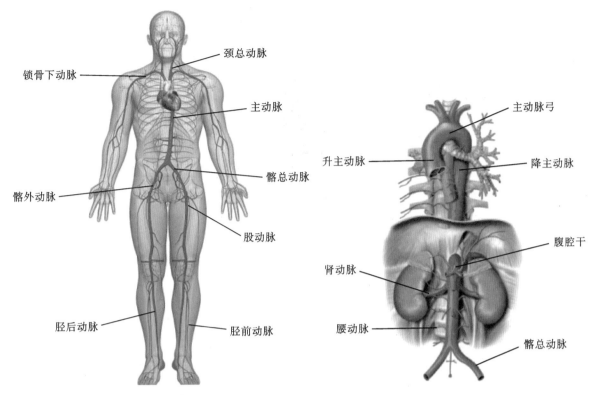

图7-12　全身的动脉分布　　　　　　图7-13　主动脉的走行及分布概况

考点提示:识记体循环的动脉主干是主动脉;主动脉的走行及分部;主动脉的分支,注意区分左向右还是右向左。

1.头颈部的动脉

头颈部的动脉主干是颈总动脉。两侧颈总动脉均在胸锁关节的后方沿气管、喉和食管的外侧上行,至甲状软骨上缘分为颈内动脉和颈外动脉。在颈总动脉分叉处有颈动脉窦和颈动脉小球。

颈动脉窦是颈总动脉末端和颈内动脉起始部的膨大部分,壁内有压力感受器,其具有调节血压的作用。颈动脉小球是位于颈内、外动脉分叉处后方的扁椭圆形小体,属化学感受器,参与调节呼吸。

(1)颈外动脉(图7-14):由颈总动脉发出后,沿胸锁乳突肌的深面上行,在腮腺实质内分为上颌动脉和颞浅动脉两个终支。其主要分支如下。①甲状腺上动脉起自颈外动脉起始处,行向内下方,分布于甲状腺上部和喉。②面动脉在平下颌角处自颈外动脉发出,向前经下颌下腺深面,至咬肌前缘绕过下颌骨下缘到达面部,再经口角的外侧和鼻翼的外侧上行至眼的内侧,改称为内眦动脉。面动脉沿途分布于面部、下颌下腺和腭扁桃体等处。③颞浅动脉经外耳门前方上行,越过颧弓根上行至颅顶,分布于腮腺、颞部和颅顶。④上颌动脉在腮腺内发出后,经下颌支的深面行向前内,分布于鼻腔、口腔和硬脑膜等处。其中,分布于硬脑膜的分支称脑膜中动脉,自上颌动脉发出后穿棘孔入颅腔,紧贴翼点内面走行。当颞部骨折时,易损伤该血管,引起硬膜外血肿。

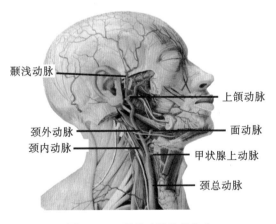

图7-14　颈外动脉及其分支

考点提示:颈外动脉的主要分支有甲状腺上动脉、面动脉、颞浅动脉、上颌动脉。

(2)颈内动脉:由颈总动脉发出后,在咽的外侧垂直上升穿颈动脉管进入颅腔,分布于脑和视器。

2. 锁骨下动脉

两侧锁骨下动脉(图7－15)起点不同,左锁骨下动脉起自主动脉弓,右锁骨下动脉起自头臂干,二者均经胸锁关节的后方斜向外行至颈根部,继而行向外侧至第1肋的外侧缘,移行为腋动脉。

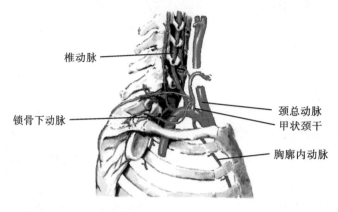

图7－15 锁骨下动脉

锁骨下动脉的主要分支:①椎动脉由锁骨下动脉上壁发出,上行穿过上位6个颈椎(第6颈椎至第1颈椎)横突孔及枕骨大孔入颅腔,分布于脑和脊髓。②胸廓内动脉由锁骨下动脉向下发出,进入胸腔,沿肋软骨的后面下行,最后进入腹直肌鞘内,移行为腹壁上动脉。胸廓内动脉分布于胸前壁、乳房、心包、腹直肌和膈。③甲状颈干为一短干,起自锁骨下动脉,分为数支至颈部和肩部。其主要分支为甲状腺下动脉,分布于甲状腺下部和喉等处。

考点提示:左锁骨下动脉起自主动脉弓,右锁骨下动脉起自头臂干。锁骨下动脉的主要分支有椎动脉、胸廓内动脉、甲状颈干(主要分支为甲状腺下动脉)。

3. 上肢的动脉

上肢的动脉(图7－16):①腋动脉为上肢的动脉主干,由锁骨下动脉延续而成,在第1肋的外侧缘续于锁骨下动脉,经腋窝的深部至背阔肌的下缘移行为肱动脉。腋动脉的分支主要分布于肩部、胸前外侧壁和乳房等处。②肱动脉为腋动脉的直接延续,沿肱二头肌内侧缘下行至肘窝深部,分为桡动脉和尺动脉。肱动脉沿途分支分布于臂部及肘关节。在肘窝稍上方肱二头肌腱内侧,肱动脉位置表浅可触到其搏动,此处是测量血压时听诊的部位。③桡动脉由肱动脉分出后,沿前臂前群肌的桡侧下行,经腕部到达手掌。其下段仅被皮肤和筋膜覆盖,是临床触摸脉搏的常用部位,可在桡骨茎突的内上方触摸到其搏动。其主要分支有掌浅支、拇主要动脉。④尺动脉由肱动脉分出后,在前臂前群肌的尺侧下行,经腕部到达手掌。桡动脉与尺动脉沿途分布于前臂和手。其主要分支有骨

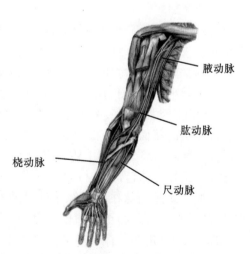

图7－16 上肢的动脉

间总动脉、掌深支。⑤掌浅弓位于掌腱膜深面,由尺动脉终末支与桡动脉掌浅支吻合而成,由弓的凸侧发出小指尺掌侧动脉和3支指掌侧总动脉。指掌侧总动脉行至掌指关节附近,各分为2支指掌侧固有动脉,分别分布于第2~5手指相对缘。掌深弓位于屈指肌腱深面,由桡动脉终末支与尺动脉掌深支吻合形成,约平腕掌关节高度,其凸侧发出3条掌心动脉,行至掌指关节附近,分别汇入相应的指掌侧总动脉。

考点提示:腋动脉为上肢的动脉主干,由锁骨下动脉延续而成。肱动脉分出桡动脉、尺动脉。

4. 胸部的动脉

胸部的动脉(图7－17):胸主动脉是胸部的动脉主干,分支有壁支和脏支。壁支包括肋间后动脉和

肋下动脉,沿肋沟走行,分布于胸壁、腹壁上部和脊髓等处。脏支细小,主要有支气管支、食管支和心包支,分布于各级支气管、食管和心包等处。

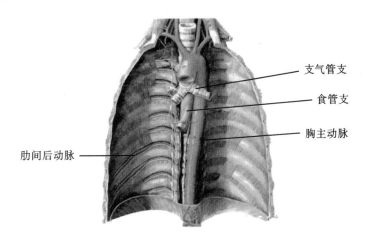

图 7 – 17　胸部的动脉

5. 腹部的动脉

腹部的动脉(图 7 – 18):腹主动脉是腹部的动脉主干,其分支也分壁支和脏支。壁支较细小,主要是4 对腰动脉,分布于脊髓、腹后壁和腹前外侧壁。脏支数量多且粗大,分成对脏支和不成对脏支两种。

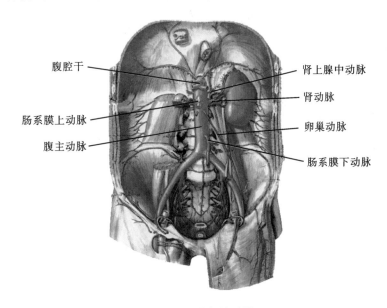

图 7 – 18　腹部的动脉

(1)成对的脏支:①肾上腺中动脉在平对第 1 腰椎平面处发出,横行向外,分布于肾上腺。②肾动脉较粗,约在平对第 1 ~ 2 腰椎椎间盘的高度起于腹主动脉,横行向外经肾门入肾。③睾丸动脉细长,在肾动脉的稍下方发出,沿腹后壁斜向外下,继而经腹股沟管入阴囊,分布于睾丸。在女性则称卵巢动脉,分布于卵巢。

考点提示:腹部的动脉主干是腹主动脉,成对的脏支主要有肾上腺中动脉、肾动脉、睾丸动脉(男性)、卵巢动脉(女性)。

(2)不成对的脏支:①腹腔干粗而短,在主动脉裂孔稍下方由腹主动脉前壁发出,立即分为胃左动脉、肝总动脉和脾动脉。胃左动脉分支分布于胃小弯侧的胃壁和食管的腹段。肝总动脉行向右前方,于十二指肠上部的上方分为肝固有动脉和胃十二指肠动脉。肝固有动脉在起始处发出胃右动脉,本干在肝十二指肠韧带内上行达肝门处分左、右支入肝,右支入肝前发出胆囊动脉。胃十二指肠动脉在十二指肠上部的后方下行分为数支,其中主要的是胃网膜右动脉。脾动脉沿胰的上缘左行至脾门入脾,沿途发出胰支分布于胰,在脾门附近,还发出胃短动脉和胃网膜左动脉。②肠系膜上动脉在腹腔干的稍下方由腹主动脉前壁发出,在胰头后方下行,进入肠系膜,分支分布于空肠、回肠、盲肠、阑尾、升结肠、横结肠。③肠系膜下动脉约平第3腰椎高度发自腹主动脉前壁,分支分布于降结肠、乙状结肠和直肠上部。

考点提示:不成对的脏支主要有腹腔干(分支有胃左动脉、肝总动脉和脾动脉)、肠系膜上动脉、肠系膜下动脉。

6.盆部的动脉

盆部的动脉(图7-19):主干是髂总动脉。髂总动脉在第4腰椎体下缘由腹主动脉发出,斜向外下方走行,至骶髂关节前方,分为髂内动脉和髂外动脉。

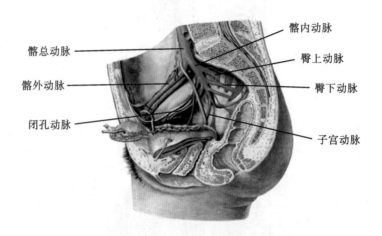

图7-19 女性盆部的动脉

(1)髂内动脉:为一短干,沿盆腔侧壁下行,分壁支和脏支。①壁支主要有闭孔动脉、臀上动脉和臀下动脉。闭孔动脉经闭孔出盆腔,分布于大腿内侧部及髋关节。臀上动脉和臀下动脉分别经梨状肌上、下孔穿出骨盆腔,分布于臀肌。②脏支主要有子宫动脉、阴部内动脉。子宫动脉走行于子宫阔韧带内,在子宫颈外侧2cm处越过输尿管的前上方,沿子宫颈上行,分布于阴道、子宫、输卵管和卵巢等处。阴部内动脉自梨状肌下孔出盆腔,进入会阴深部,分支布于肛区和外生殖器。

(2)髂外动脉:沿腰大肌内侧缘下行,经腹股沟韧带中点深面至股前部,移行为股动脉。其主要分支为腹壁下动脉。

考点提示:盆部动脉的主干是髂总动脉,在骶髂关节前方,分为髂内动脉和髂外动脉。

7.下肢的动脉

下肢的动脉(图7-20):①股动脉为髂外动脉的延续,是下肢动脉的主干。在股三角内下行,并逐渐转向背侧,进入腘窝移行为腘动脉。其分支分布于大腿肌和髋关节。在腹股沟韧带中点下方可触及股动脉的搏动,此处是临床上抽取动脉血和介入插管常选用的部位。②腘动脉行于腘窝深部,至腘窝下缘处分为胫前动脉和胫后动脉。③胫后动脉沿小腿后面的浅、深层肌之间下行,分布于小腿肌后群和外侧群。胫后动脉经内踝的后方进入足底,分为足底内侧动脉和足底外侧动脉。④胫前动脉自腘动脉发出后,向前穿小腿骨间膜至小腿前面,在小腿前群肌之间下行至踝关节前方,移行为足背动脉。胫前动脉分支分布于小腿前群肌。

8.足背动脉

足背动脉是胫前动脉的直接延续,经踇长伸肌腱和趾长伸肌腱之间前行,至第1跖骨间隙的近侧,发出第1趾背动脉和足底深支两终支。

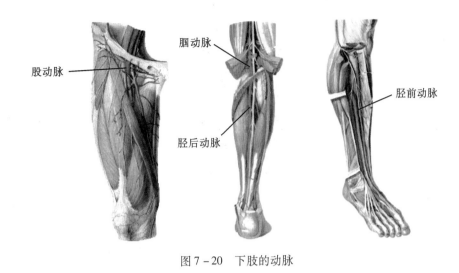

图 7 - 20 下肢的动脉

第四节 静 脉

静脉是运送血液回心的血管,起始于毛细血管,止于心房,在向心汇集的过程中,接受各级属支,逐渐增粗。静脉的数量比动脉多,与伴行的动脉相比,静脉管壁薄而柔软,管径较粗,弹性也小,压力较低,血流缓慢。标本上的静脉管壁塌陷,常含有瘀血。在结构和配布方面,静脉有下列特点:①静脉数量多,管腔较大,管壁薄,吻合比较丰富。②静脉管壁内有半月形向心开放的静脉瓣。静脉瓣是防止血液逆流的重要结构,四肢的静脉瓣较多,但大静脉、肝门静脉及头颈部的静脉一般没有静脉瓣。③体循环静脉分为浅静脉、深静脉两类。浅静脉位于皮下浅筋膜内,又称皮下静脉,其不与动脉伴行,最后注入深静脉。深静脉多与同名动脉伴行。④特殊结构的静脉包括板障静脉和硬脑膜窦。板障静脉位于颅顶扁骨的板障内,借导静脉与头皮静脉和硬脑膜窦相通。硬脑膜窦为颅内硬脑膜两层之间形成的管腔,没有平滑肌和静脉瓣,故外伤时止血困难。

全身的静脉分为肺循环的静脉和体循环的静脉。

一、肺循环的静脉

肺静脉每侧两条,分别为左上、左下肺静脉和右上、右下肺静脉。肺静脉起自肺门,向内穿过纤维心包,注入左心房后部。肺静脉将含氧量高的血液输送到左心房。左肺上、下静脉分别收集左肺上、下叶的血液,右肺上静脉收集右肺上、中叶的血液,右肺下静脉收集右肺下叶的血液。

二、体循环的静脉

体循环的静脉(图 7 - 21)包括上腔静脉系、下腔静脉系和心静脉系。

1. 上腔静脉系

上腔静脉系由上腔静脉及其属支(图 7 - 22)构成,收集头颈部、上肢、胸部(心、肺除外)等上半身的静脉血,其主干为上腔静脉。

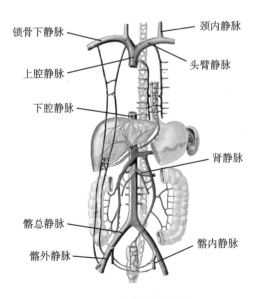

图 7 - 21 体循环的静脉

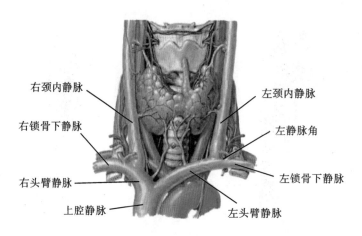

图7－22　上腔静脉及其属支

上腔静脉由左、右头臂静脉合成，沿升主动脉的右侧下行，注入右心房。

头臂静脉由同侧的颈内静脉和锁骨下静脉合成，汇合处的夹角称静脉角，其为淋巴导管的注入部位。

考点提示：头臂静脉的合成会涉及考点，要注意理解，同时要识记淋巴导管的注入部位是静脉角。

（1）头颈部的静脉（图7－23）：①头皮静脉分布于颅顶软组织内，表浅易见，为婴幼儿静脉输液常用的血管，主要有颞浅静脉、滑车上静脉（额静脉）、耳后静脉、眶上静脉。②颈外静脉是颈部最大的浅静脉，由下颌后静脉后支和耳后静脉在下颌角处的腮腺内合成。沿胸锁乳突肌的表面下行，注入锁骨下静脉。颈外静脉常用于静脉穿刺和插管。右心衰竭的患者，因静脉回流不畅，在锁骨上方可见颈外静脉膨隆，临床上称为颈静脉怒张。③颈内静脉在颈静脉孔处续于颅内的乙状窦，下行至胸锁关节的后方与锁骨下静脉汇合成头臂静脉。颈内静脉的属支有颅内支和颅外支两种。颅内支通过颅内静脉和硬脑膜窦收集脑膜、脑、视器等处的静脉血。颅外支主要收集面部、颈部等处的静脉血。颅外支属支有面静脉和下颌后静脉。面静脉起自内眦静脉，与面动脉伴行斜向外下，到舌骨平面注入颈内静脉。面静脉借内眦静脉、眼静脉与颅内的海绵窦交通，而且面静脉在口角平面以上缺乏静脉瓣。将鼻根到两侧口角之间的三角形区域称危险三角。当面部尤其是危险三角区域内发生感染时，若处理不当（如挤压），病菌可经上述途径逆流入颅内，引起颅内感染。下颌后静脉分前、后两支。④锁骨下静脉是腋静脉的直接延续，位于颈根部，在胸锁关节的后方与颈内静脉汇合成头臂静脉。由于该静脉管腔大、位置恒定，临床上常选取锁骨下静脉作为静脉穿刺插管、心血管造影等的穿刺静脉。锁骨下静脉的主要属支是颈外静脉。

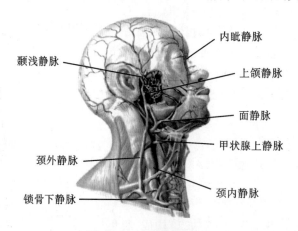

图7－23　头颈部的静脉

（2）上肢的静脉：富有瓣膜，分深、浅两种。①上肢的深静脉与同名动脉伴行，收集同名动脉分布区域的静脉血，经腋静脉续于锁骨下静脉。②上肢的浅静脉（图7－24）位于皮下，有3条较为恒定，肉眼容易辨认，即头静脉、贵要静脉和肘正中静脉。头静脉起于手背静脉网的桡侧，转至前臂前面，沿肱二头肌外侧缘上行,经三角肌、胸大肌之间,穿深筋膜注入腋静脉或锁骨下静脉。贵要静脉起于手背静脉网的尺侧,转至前臂尺侧,沿肱二头肌内侧缘上行至臂中部,穿深筋膜注入肱静脉。肘正中静脉斜行于肘窝皮下,为一短粗的静脉干,连于头静脉和贵要静脉之间。

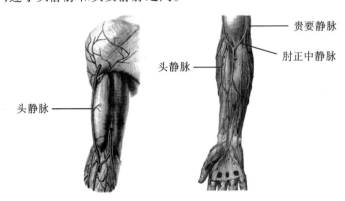

图 7 - 24　上肢的浅静脉

考点提示:上肢的 3 条浅静脉会涉及考点,要注意头静脉和贵要静脉的起点和注入部位。

(3)胸部的静脉(图 7 - 25):主要有胸后壁的奇静脉及其属支和椎静脉丛。①奇静脉起自右腰升静脉,穿膈沿脊柱右侧上行,在平第 4 胸椎高度呈弓形向前跨过右肺根上方,注入上腔静脉。奇静脉沿途收集肋间后静脉、支气管静脉、食管静脉和半奇静脉的血液。②椎静脉丛位于椎管内外,是沟通上、下腔静脉系和颅内、外静脉的重要通道之一。

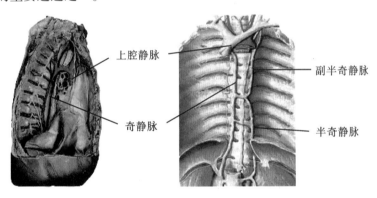

图 7 - 25　胸部的静脉

2. 下腔静脉系

下腔静脉系由下腔静脉及其属支组成,主要收集下肢、盆部和腹部的静脉血,其主干是下腔静脉。下腔静脉在第 5 腰椎右前方由左、右髂总静脉汇合而成,沿腹主动脉右侧上行,穿膈的腔静脉孔入胸腔,注入右心房。

(1)下肢的静脉(图 7 - 26):分为深、浅静脉两种。由于下肢静脉位置低、离心远,血液回流相对困难,所以下肢静脉内的瓣膜也较上肢多。①下肢的深静脉与同名动脉伴行,收集同名动脉分布区域的静脉血,经股静脉续于髂外静脉。②下肢的浅静脉主要有大隐静脉和小隐静脉。大隐静脉起自足背静脉弓的内侧,经内踝前方沿小腿内侧、大腿前内侧上升,在腹股沟韧带稍下方注入股静脉。大隐静脉在内踝前方位置恒定且表浅,是临床上静脉穿刺、注射或大隐静脉切开的常选部位。此外,大隐静脉表浅,且行程较长,故为静脉曲张的好发部位。小隐静脉起自足背静脉弓的外侧,经外踝后方沿小腿后面上行至腘窝,穿深筋膜注入腘静脉。

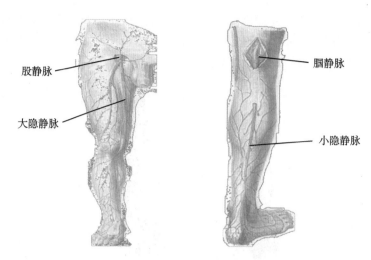

图7-26 下肢的静脉

考点提示：下肢的两条浅静脉会涉及考点，要注意两条浅静脉的起点和注入部位。

（2）盆部的静脉（图7-27）：①髂内静脉短而粗，与髂内动脉伴行，在骶髂关节前方与髂外静脉汇合成髂总静脉。髂内静脉的属支有壁支和脏支两种，收集同名动脉分布区的静脉血。盆内脏器的静脉在器官壁内或表面形成丰富的静脉丛，男性有膀胱静脉丛和直肠静脉丛，女性除有这些静脉丛外，还有子宫静脉丛和阴道静脉丛。②髂外静脉是股静脉的延续，与同名动脉伴行，收集下肢及腹前壁下部的静脉血。③髂总静脉由髂内静脉和髂外静脉在骶髂关节的前方汇合而成。

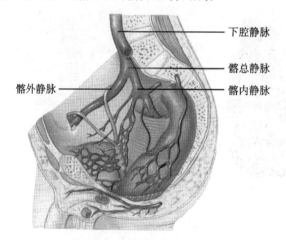

图7-27 盆部的静脉

（3）腹部的静脉（图7-28）：直接或间接地注入下腔静脉，分壁支和脏支。①壁支主要是腰静脉，与同名动脉伴行，直接注入下腔静脉。②脏支主要有肾静脉、睾丸静脉和肝静脉等。肾静脉在肾门处由3~5条静脉汇合而成，在肾动脉前方行向内侧注入下腔静脉。睾丸静脉起自睾丸和附睾，在精索内形成蔓状静脉丛，逐渐汇合成睾丸静脉。左睾丸静脉以直角汇入左肾静脉，右睾丸静脉直接汇入下腔静脉，故睾丸静脉曲张多见于左侧。该静脉在女性为卵巢静脉，起自卵巢，汇入部位与男性相同。肝静脉位于肝内，2或3条，收集肝血窦回流的静脉血，在肝的腔静脉沟处注入下腔静脉。

考点提示：要注意区分左、右睾丸静脉的注入部位。

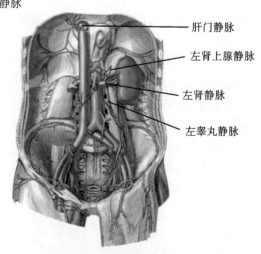

图7-28 腹部的静脉

（4）肝门静脉系：由肝门静脉及其属支（图7-29）组成。肝门静脉由脾静脉和肠系膜上静脉在胰头和胰体交界处的后方汇合而成，进入肝十二指肠韧带内，向右上行达肝门处分左、右两支进入肝，在肝内反复分支最后汇入肝血窦，与来自肝固有动脉的血液混合后逐级汇入肝静脉，最后注入下腔静脉。肝门静脉一般无静脉瓣，当肝门静脉压力过高时，血液可以发生逆流。

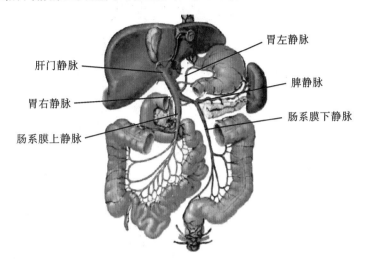

图7-29　肝门静脉及其属支

肝门静脉的主要属支有脾静脉、肠系膜上静脉、肠系膜下静脉、胃左静脉、附脐静脉、胃右静脉和胆囊静脉。肝门静脉收集腹腔内（除肝外）不成对器官的静脉血。

肝门静脉系与上、下腔静脉系之间有丰富的吻合，主要有以下3个吻合途径。①食管静脉丛：肝门静脉经胃左静脉通过食管静脉丛与上腔静脉的属支奇静脉交通，构成了肝门静脉系与上腔静脉系之间的吻合。②直肠静脉丛：肝门静脉经直肠上静脉通过直肠静脉丛与髂内静脉的属支直肠下静脉和肛静脉交通，构成了肝门静脉系与下腔静脉系之间的吻合。③脐周静脉网：肝门静脉经附脐静脉通过脐周静脉网向上与上腔静脉系的腹壁上静脉、胸腹壁静脉交通，向下与下腔静脉系的腹壁下静脉、腹壁浅静脉交通，构成了肝门静脉系与上、下腔静脉系之间的吻合。

考点提示：识记肝门静脉的主要属支有脾静脉、肠系膜上静脉、肠系膜下静脉、胃左静脉、附脐静脉、胃右静脉和胆囊静脉。

第五节　淋巴系统

淋巴系统（图7-30）由淋巴管道、淋巴组织和淋巴器官组成。淋巴系统内流动着的无色透明液体，称淋巴。淋巴组织是含有大量淋巴细胞的网状组织，淋巴组织除分布于淋巴器官外，还广泛分布于消化道、呼吸道和泌尿生殖管道的黏膜内。

当血液流经毛细血管的动脉端时，部分血浆从毛细血管滤出到组织间隙，形成组织液。组织液与细胞进行物质交换后，大部分在毛细血管静脉端重新吸收入血液，小部分进入毛细淋巴管成为淋巴。淋巴沿各级淋巴管向心流动，途中经过若干淋巴结的过滤，最后汇入静脉。因此，淋巴系统是心血管系统的辅助系统。

淋巴系统不仅能协助静脉进行体液回流，而且淋巴器官和淋巴组织还具有产生淋巴细胞、过滤淋巴和进行免疫应答的功能。

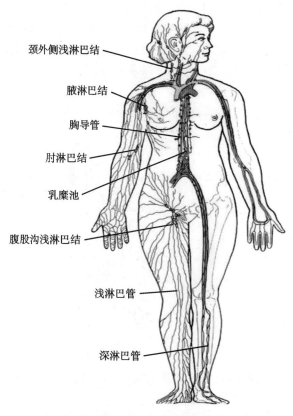

颈外侧浅淋巴结

腋淋巴结

胸导管

肘淋巴结

乳糜池

腹股沟浅淋巴结

浅淋巴管

深淋巴管

图7-30 淋巴系统

一、淋巴管道

淋巴管道包括毛细淋巴管、淋巴管、淋巴干和淋巴导管。

(一)毛细淋巴管

毛细淋巴管以盲端起始于组织间隙,彼此吻合成网,管径粗细不均,比毛细血管略粗。管壁由内皮构成,无基膜,其通透性大于毛细血管,一些大分子物质如蛋白质、细菌、癌细胞、异物等较易进入毛细淋巴管。毛细淋巴管除在脑、脊髓、骨髓、角膜、晶状体、牙釉质、上皮、软骨等处没有分布外,几乎遍布全身。

(二)淋巴管

淋巴管由毛细淋巴管汇合而成。淋巴管在向心的行程中,通常要经过一个或多个淋巴结。淋巴管分浅、深两种。浅淋巴管位于皮下,多与浅静脉伴行;深淋巴管多与深部血管伴行。淋巴管之间有丰富的吻合。

(三)淋巴干

淋巴干(图7-31)由淋巴管汇合而成,共有9条,每条淋巴干收集一定范围内的淋巴。左、右颈干收集左、右侧头颈部的淋巴;左、右锁骨下干收集左、右侧上肢和脐以上胸腹壁浅层的淋巴;左、右支气管纵隔干收集胸腔器官和脐以上胸、腹壁深层的淋巴;左、右腰干收集下肢、盆部、腹后壁及腹腔成对脏器的淋巴;单一的肠干收集腹腔内消化器官的淋巴。

(四)淋巴导管

全身9条淋巴干最后汇合成两条淋巴导管(图7-31),即胸导管和右淋巴导管。

1.胸导管

胸导管是全身最粗大的淋巴管道,由左、右腰干和肠干在第1腰椎体前方汇合而成,汇合处膨大称乳糜池。胸导管向上穿膈的主动脉裂孔进入胸腔,沿脊柱前方上行出胸廓上口至左颈根部,接受左颈干、左锁骨下干和左支气管纵隔干后注入左静脉角。胸导管引流两下肢、盆部、腹部、左胸部、左上肢和左头颈部的淋巴,即约占人体 3/4 部位的淋巴。

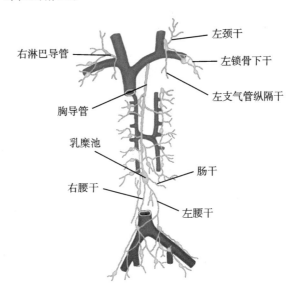

图 7 – 31　淋巴干和淋巴导管

2. 右淋巴导管

右淋巴导管位于右颈根部,为一短干,由右颈干、右锁骨下干和右支气管纵隔干汇合而成,注入右静脉角。右淋巴导管引流右头颈部、右上肢、右胸部的淋巴,即约占人体 1/4 部位的淋巴。

考点提示:识记 9 条淋巴干。胸导管由左、右腰干和肠干在第 1 腰椎体前方汇合而成,汇合处膨大称乳糜池。胸导管接受左颈干、左锁骨下干和左支气管纵隔干后注入左静脉角。右淋巴导管由右颈干、右锁骨下干和右支气管纵隔干汇合而成,注入右静脉角。

二、淋巴器官

淋巴器官是以淋巴组织为主要成分构成的器官,具有免疫功能,又称免疫器官,包括淋巴结、脾、胸腺和扁桃体等。

(一)淋巴结

1. 淋巴结的形态

淋巴结为大小不等的圆形或椭圆形小体,质软,色灰红。一侧隆凸,有多条输入淋巴管进入;另一侧凹陷,称淋巴结门,有 1 或 2 条输出淋巴管、神经和血管出入。

2. 淋巴结的功能

(1)过滤淋巴:当淋巴流经淋巴结时,淋巴窦内的巨噬细胞可以将细菌等异物及时吞噬清除,起到过滤淋巴的作用。

(2)产生淋巴细胞:淋巴结内的淋巴细胞可分裂繁殖形成新的淋巴细胞。

(3)参与免疫反应:淋巴结内的淋巴细胞和巨噬细胞都参与机体的免疫反应。

3. 人体各部主要的淋巴结

(1)头部的淋巴结(图 7 – 32):多位于头颈交界处,主要有下颌下淋巴结和颏下淋巴结。它们收纳头面部浅层和口腔器官的淋巴,直接或间接注入颈外侧深淋巴结。

(2)颈部的淋巴结(图 7 – 33):主要有颈外侧浅淋巴结和颈外侧深淋巴结。颈外侧浅淋巴结沿颈外静脉排列,收纳头部和颈浅部的淋巴管,其输出管注入颈外侧深淋巴结。颈外侧深淋巴结沿颈内静脉排列,收纳头颈部和胸壁上部的淋巴管,其输出管合成颈干。

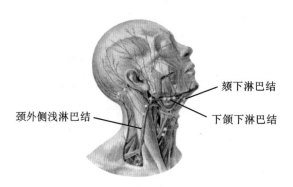

图 7 - 32 头部的淋巴结

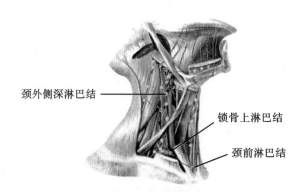

图 7 - 33 颈部的淋巴结

（3）上肢的淋巴结（图 7 - 34）：主要为腋淋巴结。腋淋巴结位于腋窝内，收纳上肢、乳房、胸壁和腹壁上部等处的淋巴管，其输出管合成锁骨下干。

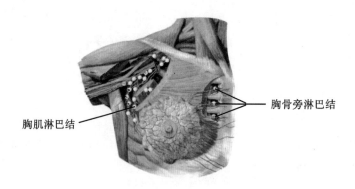

图 7 - 34 上肢的淋巴结

（4）胸部的淋巴结（图 7 - 35）：包括胸壁的淋巴结和胸腔脏器的淋巴结两部分。胸壁的淋巴结主要有胸骨旁淋巴结，其收纳胸腹前壁和乳房内侧部的淋巴；胸腔脏器的淋巴结主要为位于肺门处的支气管肺淋巴结（肺门淋巴结），其收纳肺的淋巴，输出管汇入支气管纵隔干。临床上，肺癌和肺结核患者常出现肺门淋巴结肿大。

（5）腹部的淋巴结（图 7 - 36）：位于腹后壁和腹腔脏器周围，沿血管排列。腹后壁的淋巴结主要有位于腹主动脉和下腔静脉周围的腰淋巴结，其收纳腹后壁、腹腔成对脏器和盆部、下肢的淋巴，其输出管合成左、右腰干，注入乳糜池；腹腔脏器的淋巴结主要有腹腔淋巴结、肠系膜上淋巴结和肠系膜下淋巴结，它们均位于同名动脉周围，收纳同名动脉分布区的淋巴，它们的输出管汇合成肠干，注入乳糜池。

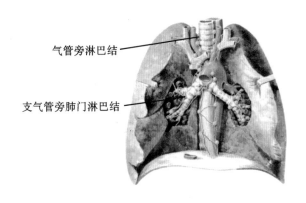

图 7 - 35　胸部的淋巴结

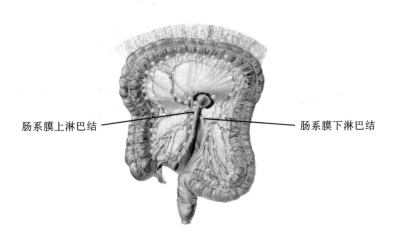

图 7 - 36　腹部的淋巴结

（6）盆部的淋巴结（图 7 - 37）：沿髂血管排列，分别称髂内淋巴结、髂外淋巴结和髂总淋巴结。髂内淋巴结收纳大部分盆壁、盆腔脏器等深淋巴管，其输出管汇入髂总淋巴结；髂外淋巴结收纳腹股沟浅、深淋巴结的输出管及腹前壁下部、膀胱、子宫颈和阴道上部或前列腺等的淋巴管，其输出管注入髂总淋巴结，髂总淋巴结的输出管注入腰淋巴结。

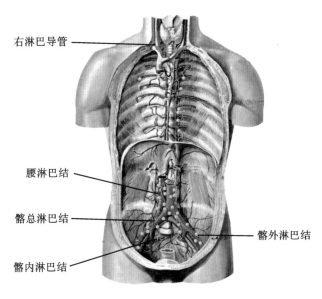

图 7 - 37　盆部的淋巴结

（7）下肢的淋巴结：主要有腹股沟浅淋巴结和腹股沟深淋巴结。腹股沟浅淋巴结位于腹股沟韧带及大隐静脉末端周围，收纳腹前壁下部、臀部、会阴部、外生殖器和下肢大部分的浅淋巴管，其输出管大部分注入腹股沟深淋巴结，小部分注入髂外淋巴结；腹股沟深淋巴结位于股静脉上部周围及股管内，收纳腹股沟浅淋巴结的输出管及下肢的深淋巴管，其输出管注入髂外淋巴结。

（二）脾

1. 脾的位置和形态

脾（图7-38）是人体最大的淋巴器官，位于左季肋区，第9～11肋的深面，其长轴与第10肋一致。正常情况下在左侧肋弓下不能触及脾。

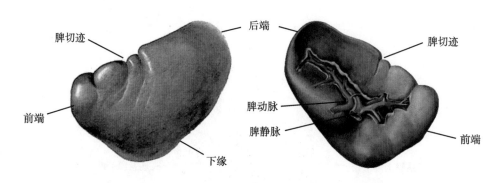

图7-38　脾

脾呈扁椭圆形，暗红色，质软而脆，受暴力打击时易破裂。脾分内、外侧两面，上、下两缘和前、后两端。内侧面又称脏面，与胃底、左肾、左肾上腺和胰尾相邻，脏面近中央处有脾门，是血管、神经等出入之处。外侧面又称膈面，与膈相贴。下缘钝圆，伸向后下方。上缘较锐，有2或3个切迹，称脾切迹，是临床上触诊脾的重要标志。

考点提示：脾的形态及位置会涉及考点，要识记脾位于左季肋区，第9～11肋的深面，其长轴与第10肋一致。

2. 脾的功能

（1）过滤血液：脾内巨噬细胞能吞噬、清除进入血液内的细菌、异物以及衰老的红细胞和血小板。

（2）造血：胚胎时期，脾能产生各种血细胞。出生后，脾只能产生淋巴细胞，但仍保持产生多种血细胞的潜能，当机体需要时，脾可恢复产生各种血细胞的功能。

（3）参与免疫反应：脾内的淋巴细胞和巨噬细胞都可参与机体的免疫反应。

（4）储存血液：红髓约可储存40mL的血液。

（三）胸腺

1. 胸腺的位置和形态

胸腺位于胸骨柄的后方，上纵隔的前部。胸腺为锥体形，分左、右两叶，色灰红，质柔软。儿童时期胸腺发达；青春期以后，胸腺开始退化萎缩；成人胸腺多被结缔组织代替。

2. 胸腺的功能

胸腺的主要功能是分泌胸腺素和产生T淋巴细胞。胸腺素由上皮性网状细胞分泌，它可使从骨髓来的造血干细胞分裂和分化，成为具有免疫活性的T淋巴细胞，再经血液迁移到淋巴结和脾等淋巴器官，成为这些器官T淋巴细胞的发生来源，因此，胸腺是人体重要的免疫器官，是T淋巴细胞分化、成熟的场所。当T淋巴细胞充分繁殖并播散到其他淋巴器官后，胸腺的重要性也就逐渐降低了。

本章小结

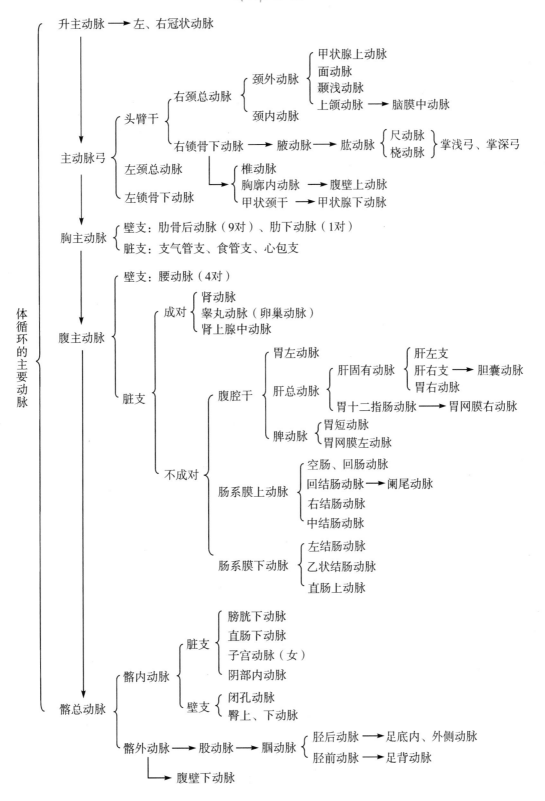

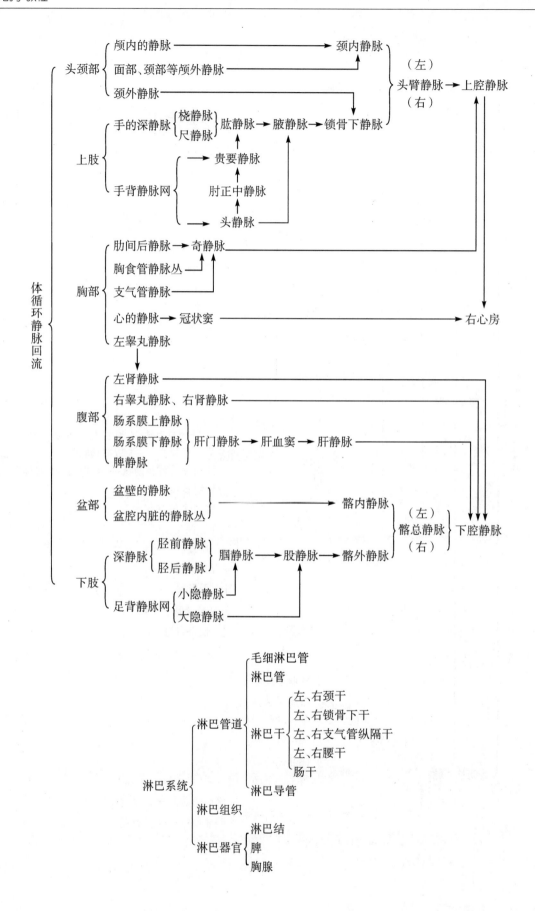

精选试题

1.胸导管( )
A.收集下半身的淋巴 B.起自乳糜池
C.由左、右腰干合成 D.起始后经膈的食管裂孔入胸腔
E.注入左锁骨下静脉

2.心尖的体表投影在( )
A.左第4肋间隙、锁骨中线内侧3~4cm B.左第4肋间隙、锁骨中线外侧1~2cm
C.左第5肋间隙、锁骨中线内侧1~2cm D.左第5肋间隙、锁骨中线外侧1~2cm
E.左第6胸肋关节

3.心的正常起搏点在( )
A.房室束 B.房室结 C.结间束 D.浦肯野纤维 E.窦房结

4.窦房结位于( )
A.下腔静脉口的右侧 B.房间隔内 C.冠状窦口
D.右肺上静脉入口处
E.上腔静脉与右心耳交界处的心外膜下

5.小隐静脉注入( )
A.股动脉 B.大隐静脉 C.腘静脉 D.胫前静脉 E.胫后静脉

6.静脉角是( )汇合处的夹角
A.左、右头臂静脉 B.上、下腔静脉
C.内、外静脉 D.锁骨下静脉、颈内静脉
E.颈外静脉、锁骨下静脉

7.构成心右缘的是( )
A.左心室 B.右心室 C.左心房 D.右心房 E.房间隔

8.左心室的入口是( )
A.左肺静脉口 B.右肺静脉口 C.左房室口 D.右房室口 E.主动脉口

9.右心室有( )
A.梳状肌 B.冠状窦口 C.卵圆窝 D.三尖瓣 E.下腔静脉开口

10.关于心腔结构的描述,正确的是( )
A.左心房有5个入口 B.右心房有2个入口
C.心房出口即心室入口 D.所有心腔出、入口都有瓣膜附着
E.室间隔仅分隔左、右心室

11.上肢浅静脉不包括( )
A.桡静脉 B.头静脉 C.贵要静脉 D.肘正中静脉 E.手背静脉网

12.有关脾位置的说法,正确的是( )
A.脾位于右季肋区 B.脾与右侧第9~11肋相对
C.脾长轴与第10肋相一致 D.与右肾相邻
E.正常情况下在左肋弓下能触及

参考答案
1.B 2.C 3.E 4.E 5.C 6.D 7.D 8.C 9.D 10.C 11.A 12.C

第八章 感觉系统

学习目标

（1）识记眼球壁的层次、各部的形态结构和功能；眼球内容物的组成、各部的形态结构和功能；眼副器的组成、各部的形态结构和功能。

（2）识记耳的组成；外耳道的形态；鼓膜的位置及形态；鼓室的位置、结构和内容物；咽鼓管的位置、开口和作用；内耳的分部；骨迷路的组成及形态结构；膜迷路的组成及形态结构；听觉感受器与位置觉感受器的名称、位置和作用。

感觉器是感受器及其附属结构的总称，是机体接受体内、外各种刺激的装置，如视器、前庭蜗器等。感受器结构和功能各不相同，广泛分布于人体全身各部。感受器的功能是接受机体内、外环境的各种不同刺激，并将其转变为神经冲动，由感觉神经传入中枢后产生感觉，再由高级中枢发出神经冲动，经传出神经传至效应器，对刺激做出反应。

第一节 视 器

视器又称为眼，包括眼球和眼副器，大部分位于眶内。眼球的功能是接受光刺激，将感受的光波刺激转变为神经冲动，经视觉传导通路传至大脑视觉中枢，产生视觉。眼副器位于眼球的周围或附近，包括眼睑、结膜、泪器、眼球外肌、眶脂体和眶筋膜等，对眼球起支持、保护和运动的作用。

一、眼球

眼球（图8-1）位于眶内，近似球形，由眼球壁和眼球内容物构成。

（一）眼球壁

眼球壁从外向内依次分为眼球纤维膜、眼球血管膜和视网膜三层。

考点提示：眼球壁的组成及功能会涉及考点，对比记忆眼球壁各部分的组成及功能。

1. 眼球纤维膜

眼球纤维膜由纤维结缔组织构成，致密而坚韧，具有支持和保护的作用。由前至后可分为角膜和巩膜两部分。

（1）角膜（图8-2）：占眼球

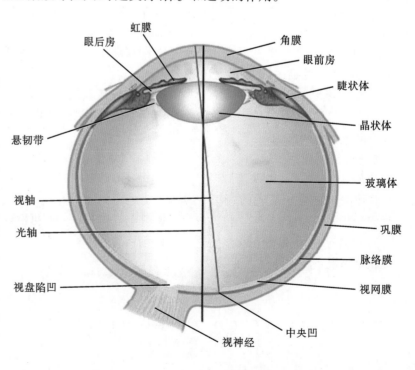

图8-1 眼球水平切面

纤维膜的前1/6,无色透明,富有弹性,具有屈光的作用,无血管,但富有感觉神经末梢,感觉敏锐。角膜的曲度较大,外凸内凹。

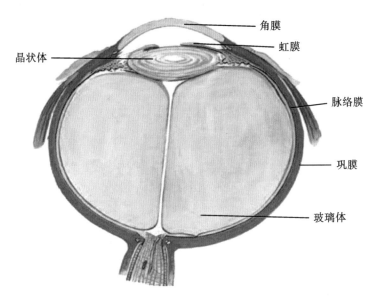

图8-2 眼球水平切面局部放大

(2)巩膜(图8-2):占眼球纤维膜的后5/6,乳白色不透明,厚而坚韧,具有保护眼球内容物和维持眼球形态的功能。巩膜与角膜交界处的巩膜实质内,有环形的巩膜静脉窦,是房水流出的通道。

2. 眼球血管膜

眼球血管膜富有血管、神经和色素,呈棕黑色,具有营养眼球及遮光的作用。眼球血管膜由前至后分为虹膜、睫状体和脉络膜三部分。

(1)虹膜:位于眼球血管膜最前部,呈圆盘形的薄膜。中央有圆形的瞳孔。角膜与晶状体之间的间隙称眼房,虹膜将眼房分为眼前房和眼后房,前、后房借瞳孔相互交通。在眼前房的周边,虹膜与角膜交界处的环形区域,称虹膜角膜角。环绕瞳孔周缘呈环形排列的称瞳孔括约肌,可缩小瞳孔;瞳孔周围呈放射状排列的平滑肌称瞳孔开大肌,可开大瞳孔。瞳孔开大或缩小,可调节适量的光线进入眼球内。

(2)睫状体:是眼球血管膜中最肥厚的部分,位于巩膜与角膜移行部的内面。有许多向内突出呈放射状排列的皱襞,称睫状突。由睫状突发出的睫状小带与晶状体相连。睫状体内含平滑肌,称睫状肌,它可调节晶状体的曲度,睫状体有产生房水的作用。

(3)脉络膜:占眼球血管膜的后2/3,富有血管和色素细胞。内面紧贴视网膜的色素层,后方有视神经穿过。脉络膜的作用是营养和吸收眼内分散的光线。

3. 视网膜

视网膜位于眼球血管膜的内面,自前向后可分为视网膜盲部和视网膜视部。视网膜盲部贴附于睫状体和虹膜的内面,薄而无感光作用。视网膜视部贴附于脉络膜的内面,为视器接受光刺激并将其转变为神经冲动的部分。视网膜视部的后部有圆形白色隆起,称视神经盘(视神经乳头或视盘),有视神经、视网膜中央动脉和静脉穿过,直径约1.5mm,无感光细胞,此处不能感光,故称生理性盲点。在视神经盘颞侧稍偏下方约3.5mm处,有密集的视锥细胞构成黄色小区,称为黄斑,直径为1.8~2.0mm,其中央凹陷处称中央凹,是感光、辨色最敏锐处。

视网膜的视部可分为两层。外层是由单层色素上皮细胞构成的色素上皮层;内层为神经层,是视网膜的固有结构。两层之间连接疏松。神经层主要由三层神经细胞组成。由外向内依次为视细胞、双极细胞、节细胞。外层视细胞即感光细胞,由视锥细胞和视杆细胞组成。视锥细胞主要分布在视网膜的中央部,能感受强光和分辨颜色,在白天或明亮处视物时起主要作用;视杆细胞主要分布于视网膜的周边部,只能感受弱光刺激,在夜间或暗处视物时起主要作用。中层为双极细胞,将来自感光细胞的神经冲动传导至内层的节细胞。内层节细胞的轴突向视神经盘处汇集,穿过脉络膜和巩膜后构成视神经。

(二)眼球内容物

眼球内容物包括房水、晶状体和玻璃体。这些结构透明无血管,具有屈光作用。它们与角膜合称为眼的屈光装置,可使物体在视网膜上形成清晰的物像。

1.房水

房水为无色透明的液体,位于眼房内。房水由睫状体产生后,进入眼后房,经瞳孔至眼前房,又经虹膜角膜角进入巩膜静脉窦,最后汇入眼静脉。房水的功能是营养角膜和晶状体,并维持正常的眼内压。

2.晶状体

晶状体位于虹膜与玻璃体之间,呈双凸透镜状,无色透明,富有弹性,不含血管和神经。其具有屈光的作用。晶状体借睫状小带(晶状体悬韧带)系于睫状体。睫状小带由透明、坚硬、无弹性的纤维交错构成。晶状体的曲度随所视物体的远近不同而改变。当视近物时,睫状肌收缩,向前内牵引睫状突,睫状小带松弛,晶状体则由于本身的弹性而变凸,特别是前部凸度增大,屈光力度加强,使进入眼球的光线恰能聚焦于视网膜上。当视远物时,与此相反。随着年龄的增长,晶状体核逐渐增大、变硬、弹性减弱,以及睫状肌逐渐萎缩,致使晶状体改变曲度的调节能力减弱,出现老视。

3.玻璃体

玻璃体是无色透明的胶状物质,表面被覆玻璃体膜,位于晶状体与视网膜之间,约占眼球内腔的后4/5,对视网膜起支撑作用,使视网膜神经层与色素上皮紧贴。若支撑作用减弱,易导致视网膜脱离;若玻璃体混浊,可影响视力。此外,玻璃体还具有屈光的功能。

考点提示:识记眼球内容物的组成,各部的形态结构、功能。

二、眼副器

眼副器(图8-3)包括眼睑、结膜、泪器、眼球外肌等结构,有保护、运动和支持眼球的作用。

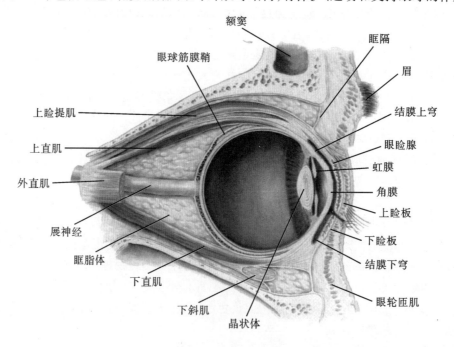

图8-3 眼眶矢状断面

(一)眼睑

眼睑位于眼球的前方,分上睑和下睑,是保护眼球的屏障。上、下睑之间的裂隙称睑裂。睑裂两侧的上、下睑结合处分别称为内眦和外眦。睑的游离缘称睑缘,睑缘有睫毛,有防止灰尘进入眼内和减弱强光照射的作用。如果睫毛长向角膜,则为倒睫,严重的可引起角膜溃疡,甚至导致失明。睫毛根部的皮脂腺称睑板腺,分泌油状物,具有润滑睑缘、防止泪液外溢的作用。当睑板腺阻塞时,可形成睑板腺囊肿(也称霰粒肿);当睑板腺化脓性感染时,临床上称为内麦粒肿。

眼睑由浅至深可分为5层:皮肤、皮下组织、肌层、睑板和睑结膜。睑的皮肤薄,皮下组织疏松,缺乏脂肪组织。肌层主要是眼轮匝肌睑部,该肌收缩闭合睑裂。在上睑还有上睑提肌,该肌以宽阔的腱膜止于上睑上部,可提起上睑。

(二)结膜

结膜是一层薄而透明、富含血管的黏膜,覆盖在眼球的前面和眼睑的内面。按所在部位可分为三部分。①睑结膜:贴覆于上、下睑内面的部分是睑结膜,与睑板结合紧密。②球结膜:覆盖在眼球前面的部分是球结膜,在近角膜缘处移行为角膜上皮。③结膜穹窿:位于睑结膜与球结膜互相移行处的部分是结膜穹窿,其反折处分别构成结膜上穹和结膜下穹。当上、下睑闭合时,整个结膜形成囊状腔隙,称结膜囊。结膜各部的组织结构不完全相同,一般病变常局限于某一部位。如沙眼易发于睑结膜、结膜穹;疱疹则多见于角膜缘部的结膜和球结膜;炎症常引起结膜充血肿胀。

(三)泪器

泪器由泪腺和泪道组成。

1. 泪腺

泪腺位于眶上壁前外侧部的泪腺窝内,可分泌泪液,排泄管开口于结膜上穹的外侧部。泪液有防止角膜干燥和冲洗微尘的作用。此外,泪液含溶菌酶,具有灭菌的作用。

2. 泪道

泪道包括泪点、泪小管、泪囊和鼻泪管。泪点分上泪点和下泪点,是泪小管的开口。泪小管是连结泪点与泪囊的小管,分为上泪小管和下泪小管。它们分别垂直向上、下行,继而几乎成直角转向内侧汇合在一起,开口于泪囊上部。泪囊位于眶内侧壁前部的泪囊窝内的膜性盲囊。上端为盲端,下部移行为鼻泪管。鼻泪管属膜性管道,其上部包埋在骨性鼻泪管中,下部在鼻腔外侧壁黏膜的深面,开口于下鼻道外侧壁的前部。

(四)眼球外肌

眼球外肌共有7块骨骼肌,包括1块上睑提肌、4块直肌、2块斜肌。上睑提肌收缩可上提上睑,开大眼裂。上直肌收缩可使瞳孔转向上内方,内直肌收缩可使瞳孔转向内侧,下直肌收缩可使瞳孔转向下内方,外直肌收缩可使瞳孔转向外侧。上斜肌收缩可使瞳孔转向下外方,下斜肌收缩可使瞳孔转向上外方。眼球的正常运动是两眼数条肌协同作用的结果。当某一肌麻痹时,可出现斜视和复视的现象。

考点提示:识记眼副器的组成,各部的形态结构、功能。眼球外肌的组成及功能会涉及考点,要注意识记。

三、眼的血管

(一)眼的动脉

眼动脉起于颈内动脉,在视神经的下方经视神经管入眶,分支分布于眼球、眼球外肌、泪腺和眼睑,其主要分支有视网膜中央动脉、脉络膜动脉等。视网膜中央动脉是供应视网膜内层的唯一动脉。它自眼动脉发出后,分布至视网膜。临床上,用检眼镜可直接观察这些血管,对动脉硬化和某些疾病的诊断有重要意义。

(二)眼的静脉

眼球内的静脉以及眶内的其他静脉,最后均汇入眼上、下静脉。眼上静脉经眶上裂注入海绵窦。眼下静脉收集附近眼肌、泪囊和眼睑的静脉血,分为两支,一支注入眼上静脉,另一支经眶下裂汇入翼静脉丛。

第二节　前庭蜗器

前庭蜗器(图8-4)又称位听器或耳,可分为外耳、中耳和内耳。外耳和中耳负责收集、传导声波,是前庭蜗器的附属器。听觉感受器和位觉感受器都位于内耳。听觉感受器感受声波刺激,位觉感受器感受头部位置变动和运动速度变化的刺激。

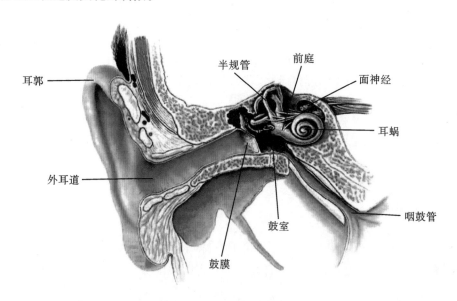

图8-4　前庭蜗器模式图

考点提示:前庭蜗器的组成及功能会涉及考点,要注意识记。

一、外耳

外耳包括耳郭、外耳道和鼓膜三部分。

(一)耳郭

耳郭位于头部的两侧,主要由弹性软骨和结缔组织构成,外覆皮肤,皮下组织少,但神经、血管丰富。耳郭下部仅含结缔组织和脂肪,称为耳垂,有丰富的神经、血管,是临床常用采血的部位。耳郭的主要功能是收集声波。

(二)外耳道

外耳道是从外耳门至鼓膜的弯曲管道,长2.0～2.5cm。外耳道外侧1/3为软骨部,内侧2/3为骨部,用来传递声波。两部交界处较为狭窄。外耳道呈"S"状,由外向内,其方向是先向前上、再向后、再斜向前下。外耳道检查时,可向后上方牵拉耳郭,使外耳道变直,从而便于观察到鼓膜。

外耳道的表面覆盖一层皮肤,皮肤内含有丰富的感觉神经末梢、毛囊、皮脂腺及耵聍腺。皮肤和软骨膜结合紧密、较薄,皮下组织少,当发生外耳道皮肤疖肿时,疼痛剧烈,并妨碍声波的传导。耵聍腺分泌的黄褐色黏稠物,称为耵聍。耵聍块可阻塞外耳道,影响听觉。

(三)鼓膜

鼓膜(图8-5)是位于外耳道底和中耳鼓室之间的椭圆形半透明薄膜,外侧面向前外下倾斜,与外耳道底成约45°的倾斜角,其功能是产生振动。小儿的鼓膜更为倾斜,几乎呈水平位。鼓膜中心向内凹陷,为锤骨柄末端的附着处,称鼓膜脐。鼓膜上1/4区域薄而松弛,为松弛部,活体呈淡红色。鼓膜下3/4的区域坚实而紧张,称为紧张部,活体呈灰白色。紧张部前下方有一个三角形的反光区,称光锥。临床上做耳镜检查时,常可窥见光锥,中耳的一些疾患可引起光锥改变或消失,严重时可致使鼓膜穿孔,影响听力。

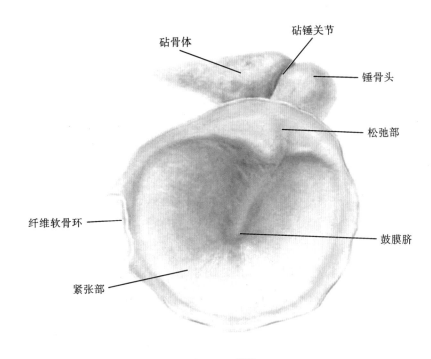

图 8 - 5　鼓膜

总结提示:外耳道的形态;鼓膜的位置及形态。

二、中耳

中耳由鼓室、咽鼓管、乳突窦和乳突小房组成,大部分位于颞骨岩部内,是声波传导的主要部分,中耳向外借鼓膜与外耳道相隔,向内与内耳毗邻,向前内借咽鼓管通向鼻咽部。

(一)鼓室

鼓室是位于颞骨岩部内含气的不规则小腔。鼓室由 6 个壁围成,内有听小骨、韧带、肌、血管和神经等。鼓室的各壁及上述各结构的表面均覆盖有黏膜,此黏膜与咽鼓管和乳突窦、乳突小房的黏膜相延续。

1. 鼓室的壁

鼓室的外侧壁大部分由鼓膜构成,故又名鼓膜壁;上壁分隔鼓室与颅中窝;下壁亦称颈静脉壁,仅为一薄层骨板,骨板将鼓室与颈静脉窝内的颈静脉球分隔;前壁也称颈动脉壁,即颈动脉管的后壁,此壁甚薄,借骨板分隔鼓室与颈内动脉;内侧壁又称迷路壁,即内耳的外侧壁,后上方有卵圆形孔,称为前庭窗,后下方有圆形的蜗窗,为第二鼓膜封闭,在前庭窗的后上方有面神经管,内有面神经,中耳的炎症或手术易伤及管内的面神经;后壁也称乳突壁,上部有乳突窦的开口,鼓室经乳突窦向后通入乳突内的乳突小房,中耳炎易侵入乳突小房而引起乳突炎。

2. 鼓室内的结构

听小骨(图 8 -6)有 3 块,由外向内依次排列为锤骨、砧骨和镫骨。由 3 块听小骨依次借关节形成听骨链。锤骨的锤骨柄连于鼓膜,镫骨底封闭前庭窗。当声波冲击鼓膜时,听小骨链相继运动,将声波的振动传入内耳。运动听小骨的肌分别称为鼓膜张肌和镫骨肌。

(二)咽鼓管

咽鼓管是连通咽与鼓室的通道。其功能是使鼓室的气压与外界的大气压相等,以保持鼓膜内、外两面的压力平衡。

(三)乳突窦和乳突小房

乳突窦是连于鼓室和乳突小房之间的腔隙。乳突小房为颞骨乳突部内的许多含气小腔隙,腔内覆盖着黏膜,并与乳突窦和鼓室的黏膜相连续。故中耳炎可经乳突窦侵犯乳突小房而引起乳突炎。

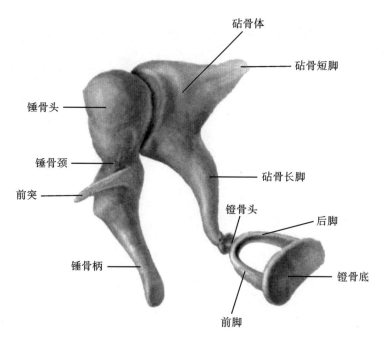

图 8-6　听小骨

考点提示:鼓室的位置、结构和内容物;咽鼓管的位置、开口和功能。

三、内耳

内耳又称迷路,位于颞骨岩部的骨质内,是前庭蜗器的主要部分,由骨迷路和膜迷路两部分组成。膜迷路套于骨迷路内,是密闭的膜性管腔或囊。膜迷路内充满内淋巴,膜迷路与骨迷路之间充满外淋巴。内、外淋巴互不相通。

(一)骨迷路

骨迷路是一套位于颞骨岩部,由腔和管组成的骨性管道系统。骨迷路由后外向前内侧沿颞骨岩部的长轴排列,依次可分为前庭、骨半规管和耳蜗,它们互相通连。

1.前庭

前庭是位于骨迷路中部的椭圆形腔隙。前部有一大孔连通耳蜗,后上部有 5 个小孔与 3 个半规管相通,外侧壁上有前庭窗和蜗窗,前庭内容纳椭圆囊和球囊。

2.骨半规管

骨半规管为 3 个相互垂直半环形的骨管。前骨半规管朝向上前外方;外骨半规管朝向后外侧;后骨半规管朝向后上外方,是 3 个半规管中最长的 1 个。每个骨半规管皆有 2 个骨脚连于前庭,其中 1 个骨脚膨大部称骨壶腹。前、外骨半规管共用 1 个骨脚,因此,3 个骨半规管只有 5 个孔开口于前庭后上部。

3.耳蜗

耳蜗位于前庭的前方,形如蜗牛壳,蜗顶朝向前外侧,蜗底向后内侧,耳蜗中央是由骨松质组成的蜗轴。耳蜗由蜗轴和蜗螺旋管构成,蜗螺旋管环绕蜗轴旋转约两周半。管腔底部较大,通向前庭,由蜗底行向蜗顶的管腔逐渐细小,以盲端终于蜗顶。蜗轴发出一薄骨片伸向蜗螺旋管内,称为骨螺旋板。与骨螺旋板游离缘延续的纤维膜,称为基底膜。在骨螺旋板外缘上方,还有一斜向上方的膜,称为前庭膜。基底膜和前庭膜将蜗螺管分成三部分,即前庭阶、蜗管和鼓阶。前庭阶和鼓阶在蜗顶处借蜗孔相通。前庭阶的一端为前庭窗,由镫骨底封闭;鼓阶一端为蜗窗,由第二鼓膜封闭。

(二)膜迷路

膜迷路是套在骨迷路内封闭的膜性小管和囊,与骨迷路形态相似但略小,由椭圆囊和球囊、膜半规管、蜗管组成。它们之间相通连,其内充满内淋巴。

1.椭圆囊和球囊

椭圆囊和球囊位于骨迷路的前庭部。椭圆囊呈椭圆形,在椭圆囊的后壁上有5个开口与3个膜半规管相通连,前壁借椭圆球囊管连接球囊,球囊较椭圆囊小。在椭圆囊和球囊壁上都具有由感觉上皮构成的椭圆囊斑和球囊斑,均属于位觉感受器,感受头部静止的位置及直线变速运动引起的刺激。

2.膜半规管

膜半规管位于同名骨半规管内,膜半规管的形态与骨半规管相似。在各骨壶腹内,膜半规管亦有相应膨大的膜壶腹。膜壶腹壁上有隆起的壶腹嵴,是位觉感受器,能感受头部变速旋转运动的刺激。

3.蜗管

蜗管位于蜗螺旋管内,蜗管盘绕蜗轴两圈半,其前庭端与球囊相连通,顶端细小,终于蜗顶,为盲端,故蜗管为盲管。在蜗管的水平断面上呈三角形,有上壁、外侧壁和下壁。下壁为基底膜,膜上有螺旋器(又称 Corti 器),其是听觉感受器。

声波传导的途径主要有两条,分别是空气传导和骨传导,正常情况下以空气传导为主。空气传导的途径是声波进入外耳道振动鼓膜,经听骨链传至前庭窗,使得耳蜗前庭阶和鼓阶内的外淋巴振动,继而引起蜗管内的内淋巴振动,刺激基底膜上的螺旋器,产生神经冲动,冲动经蜗神经传至大脑皮质听觉区,产生听觉。

考点提示:内耳的分部;骨迷路的组成及形态结构;膜迷路的组成及形态结构;听觉感受器与位置觉感受器的名称、位置和作用。

本章小结

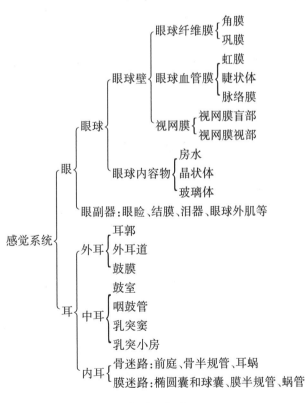

精选试题

1.前庭蜗器包括(　　)

A.骨半规管、前庭和耳蜗　　　　　B.鼓室、乳突小房和咽鼓管　　　　　C.外耳、鼓室和内耳

D.外耳、中耳和内耳　　　　　E.外耳道、鼓膜和咽鼓管

2. 小儿咽鼓管( )

    A. 较粗短平直   B. 较细短   C. 较细长   D. 较粗长   E. 腔较小

3. 听觉感受器是( )

    A. 螺旋器   B. 椭圆囊斑   C. 球囊斑   D. 壶腹嵴   E. 蜗神经节

4. 不属于膜迷路的是( )

    A. 椭圆囊   B. 球囊   C. 耳蜗   D. 膜半规管   E. 蜗管

5. 属于眼球壁结构的是( )

    A. 上直肌   B. 虹膜   C. 泪腺   D. 结膜   E. 眼睑

6. 眼球壁由外向内依次为( )

    A. 纤维膜、视网膜、血管膜   B. 血管膜、视网膜、纤维膜

    C. 血管膜、纤维膜、视网膜   D. 纤维膜、血管膜、视网膜

    E. 视网膜、血管膜、纤维膜

7. 属于眼球壁血管膜的是( )

    A. 睫状体   B. 晶状体   C. 角膜   D. 巩膜   E. 结膜

8. 属于眼球壁的是( )

    A. 玻璃体   B. 晶状体   C. 睫状体   D. 结膜   E. 眼睑

9. 视网膜由前向后分为( )

    A. 睫状体部、虹膜部、视部   B. 视部、虹膜部、睫状体部

    C. 睫状体部、视部、虹膜部   D. 视部、睫状体部、虹膜部

    E. 虹膜部、睫状体部、视部

10. 属于眼球内容物的是( )

    A. 房水   B. 瞳孔括约肌   C. 上直肌   D. 泪囊   E. 虹膜

11. 产生眼房水的器官是( )

    A. 玻璃体   B. 晶状体   C. 睫状体   D. 虹膜   E. 泪腺

12. 眼前房位于( )之间。

    A. 虹膜与角膜   B. 角膜与结膜   C. 虹膜与晶状体

    D. 角膜与晶状体   E. 睫状体与虹膜

13. 与眼球屈光作用无关的结构是( )

    A. 角膜   B. 瞳孔   C. 房水   D. 晶状体   E. 玻璃体

14. 使瞳孔转向内下方的肌是( )

    A. 内直肌   B. 外直肌   C. 上直肌   D. 下直肌   E. 下斜肌

15. 感光、变色最敏锐的部位是( )

    A. 视神经盘   B. 盲点   C. 黄斑

    D. 黄斑的中央凹陷处   E. 黄斑周围

参考答案

1. D 2. A 3. A 4. C 5. B 6. D 7. A 8. C 9. E 10. A 11. C 12. A 13. B 14. D 15. D

第九章　内分泌系统

学习目标

（1）识记垂体的形态、位置及功能。
（2）识记甲状腺的形态、位置及功能。
（3）识记肾上腺的形态、位置及功能。

　　内分泌系统（图9-1）包括内分泌器官和内分泌组织两部分。内分泌器官即内分泌腺，是由内分泌细胞所组成的形态结构独立存在的器官，如甲状腺、甲状旁腺、肾上腺和垂体等。内分泌组织是指散布在其他组织中的具有内分泌功能的内分泌细胞团块，如胰腺中的胰岛，睾丸中的间质细胞，卵巢中的黄体和卵泡，以及消化管壁内的内分泌细胞等。

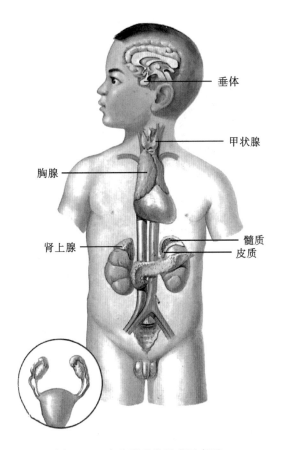

图9-1　内分泌系统组成示意图

　　内分泌腺在组织结构上有共同的特点，其体积小，重量轻，无导管（又称无管腺），腺细胞排列多呈条索状、团块状和滤泡状，周围毛细血管和淋巴管丰富。内分泌细胞分泌的激素直接进入血液，参与人体调节。一个器官一般只能分泌一种激素，任何器官和组织的功能亢进或者低下，都会引起机体功能紊乱，甚至出现疾病。

人体内的内分泌腺有垂体、甲状腺、甲状旁腺、肾上腺、松果体和胸腺等。

学习提示：内分泌系统和神经系统在结构上和功能上有着密切的联系。几乎所有内分泌腺和内分泌组织都直接或间接地受神经系统的调节和控制，而内分泌系统也可影响神经系统的功能。如神经系统可以控制甲状腺合成和分泌甲状腺素，而甲状腺素又能影响脑的发育和功能。另外，某些神经元也具有分泌激素的功能，如下丘脑的视上核和视旁核中的神经元等，这些具有分泌激素功能的神经元称分泌神经元，分泌的激素称分泌激素。

第一节 垂 体

一、垂体的位置、形态和功能

垂体（图9-2）为一灰红色的椭圆形小体，位于颅中窝的垂体窝内，成人垂体重0.6~0.7g，上借漏斗连于下丘脑，前上方紧邻视交叉的中部，后依鞍背，两侧邻海绵体。

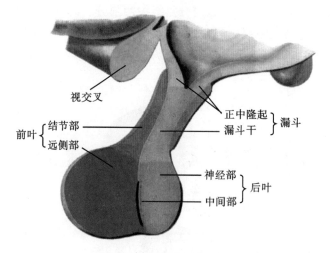

图9-2 垂体示意图

垂体表面包裹结缔组织被膜，分为腺垂体和神经垂体。腺垂体又分为远侧部、结节部和中间部三部分，远侧部最大，结节部围绕在漏斗周围，中间部位于远侧部与神经部之间。神经垂体分为神经部和漏斗两部分，漏斗与下丘脑相连，包括漏斗柄和正中隆起。

二、垂体的组织结构

（一）垂体前叶

腺垂体的远侧部和结节部又合称为垂体前叶，它能分泌许多激素。

1. 生长激素

生长激素的主要功能是促进肌肉、内脏的生长和多种代谢过程，尤其是刺激骺软骨生长，使骨增长。如果该激素分泌过多，在幼年时期可导致巨人症，在成人时期可导致肢端肥大症；若幼年时期分泌不足，可导致垂体性侏儒症。

考点提示：生长激素的功能会涉及考点，要注意激素分泌过多或者过少在不同年龄阶段会导致的疾病，同时要区分侏儒症和呆小症的特点。

2. 催乳素

催乳素的主要功能是促进乳腺发育和乳汁的分泌。

3. 黑色细胞刺激素

黑色细胞刺激素，又称促黑激素，可使皮肤黑色素细胞合成黑色素。

4.促激素

促激素种类较多,可促进其他内分泌腺分泌激素,如促甲状腺素、促肾上腺皮质激素、促性腺激素等。

(1)促甲状腺素:可促进甲状腺分泌甲状腺素。

(2)促肾上腺皮质激素:主要作用是促进肾上腺皮质激素分泌糖皮质激素。

(3)促性腺激素包括两种激素:①卵泡刺激素,在女性可促进卵泡的发育,在男性可促进精子的生成。②黄体生成素,在女性可促进黄体的形成;在男性称间质细胞刺激素,可促进睾丸间质分泌雄激素。

(二)垂体后叶

神经垂体的神经部和腺垂体的中间部合称为垂体后叶,其无分泌功能,只能储存和释放视上核、室旁核的神经内分泌细胞合成的抗利尿激素和催产素。

1.抗利尿激素

抗利尿激素,又称加压素,由视上核分泌,主要促进肾远曲小管和集合管对水的重吸收,使尿液浓缩。若抗利尿激素分泌过少,可导致尿崩症。

2.催产素

催产素由室旁核分泌,可促进妊娠子宫平滑肌的收缩,加速胎儿娩出,还可促进乳腺分泌。

学习提示:侏儒症为幼年时生长激素分泌不足所致,导致生长发育迟缓,身材特别矮小,但智力不受影响;巨人症是由于幼年时生长激素分泌过多,引起骨骼生长显著,身材异常高大。成年后,生长激素分泌过多,由于骨骺已闭合,长骨不再生长,此时主要刺激肢端骨、面骨、软组织等增生,表现为手、足、鼻、下颌、耳、舌、肝及肾等不相称的增大,称肢端肥大症。若抗利尿激素分泌过少,可导致尿崩症,常表现为口渴、大量排尿、低比重尿,青少年较多见,男性多于女性。

第二节 甲状腺

一、甲状腺的位置和形态

甲状腺(图9-3)是人体最大的内分泌腺,甲状腺质地柔软,呈"H"形,由左、右侧叶和中间的甲状腺峡组成。甲状腺侧叶位于喉下部和气管颈部的前外侧。左、右侧叶分为前后缘、上下端和前外侧面、内侧面;上端到达甲状软骨中部,下端至第6气管软骨环,后方平对第5~7颈椎高度。甲状腺峡位于第2~4气管软骨环的前方,连接甲状腺左、右侧叶。约50%的人的甲状腺峡部向上伸出一锥状叶,长者可到达舌骨平面。

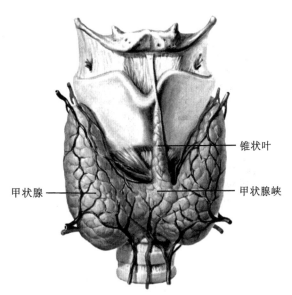

锥状叶

甲状腺峡

甲状腺

图9-3 甲状腺前面观

甲状腺的表面有纤维囊包裹,并通过筋膜形成的韧带固定于喉软骨上,故吞咽时甲状腺可随喉上下移动。

考点提示:识记甲状腺的形态、位置及功能。

二、甲状腺的组织结构

1.滤泡上皮细胞

滤泡上皮细胞位于细胞的中央,为单层排列的立方形细胞,细胞核呈球形。滤泡上皮细胞可分泌甲状腺素。甲状腺素可提高神经兴奋性,促进机体的物质代谢和生长发育,尤其是对脑和骨骼的发育影响显著。若成人甲状腺功能不足,可导致黏液性水肿;若甲状腺功能过强,甲状腺素分泌过多,致甲状腺功能亢进,新陈代谢率增高,可导致突眼及甲状腺肿大。某些地区缺碘,甲状腺素合成不足,可引起甲状腺代偿性增生,造成甲状腺肿大,颈部变粗,称为地方性甲状腺肿。为此,我国早在1995年起实施了全民食盐加碘,以预防该病的发生。

2.滤泡旁细胞

滤泡旁细胞位于滤泡上皮和滤泡之间的结缔组织内,单个或成群分布,细胞呈卵圆形或多边形,滤泡旁细胞可分泌降钙素,使血钙浓度降低。

学习提示:甲状腺合成分泌激素的异常,直接影响到人体的生理功能,甚至引起某些疾病。甲状腺功能亢进症,简称甲亢,是合成、释放了过多的甲状腺素,造成机体代谢亢进和交感神经兴奋,从而出现心悸、失眠、烦躁易怒、出汗、进食和便次增多、体重减少等表现。如果甲状腺功能低下,合成释放过少的甲状腺素,在婴儿可影响骨骼和神经系统的发育,出现身材矮小、智力低下等表现,称为呆小症。呆小症与侏儒症的表现都是身材矮小,不同的是侏儒症患者的智力是正常的。

第三节　甲状旁腺

一、甲状旁腺的位置和形态

甲状旁腺(图9-4)为棕黄色、黄豆大小的扁椭圆形腺体,位于甲状腺左、右侧叶的后面,甲状旁腺亦可埋入甲状腺实质内或位于甲状腺鞘外。一般分为上、下两对,每个重35~50mg。上甲状旁腺的位置恒定,位于甲状腺侧叶后缘的上、中1/3交界处;下甲状旁腺的位置变异较大,多位于甲状腺侧叶后缘靠近下端的甲状腺下动脉处。

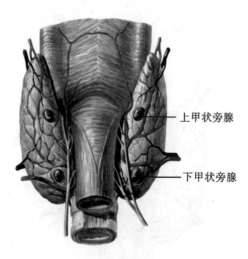

上甲状旁腺

下甲状旁腺

图9-4　甲状旁腺

二、甲状旁腺的组织结构

甲状旁腺的细胞呈索状或团块状排列,包括主细胞和嗜酸性细胞两种。

1. 主细胞

主细胞为甲状旁腺的主要细胞,细胞较小,圆形或多边形,核圆,位于细胞的中央,胞质染色较浅。主细胞可分泌甲状旁腺素,又称升钙素,其主要作用是调节体内钙和磷的代谢,使血钙浓度升高;在甲状旁腺素和降钙素的共同调节下,维持机体血钙的稳定。当甲状旁腺功能亢进时,可引起骨质疏松,易发生骨折。当甲状旁腺素分泌不足时,可引起血钙降低,机体发生酸中毒,从而导致中枢神经和肌肉的功能紊乱。

2. 嗜酸性细胞

嗜酸性细胞数量较少,细胞体积较大,胞质中含有许多嗜酸性颗粒。

第四节　肾上腺

一、肾上腺的位置和形态

肾上腺位于两肾的上端,为淡黄色、柔软的实质性器官,与肾共同包裹于肾筋膜内。左侧肾上腺形似半月形,右侧肾上腺呈三角形,重 $6.8 \sim 7.2 g$。肾上腺前面有不太明显的肾上腺门,是血管、神经和淋巴管出入之处。

二、肾上腺的组织结构

肾上腺的外面包有一层结缔组织被膜,肾上腺的实质可分为皮质和髓质两部分(图 9 - 5)。

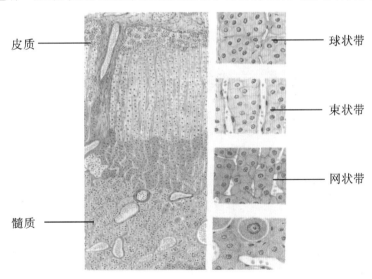

图 9 - 5　肾上腺的微细结构

(一)皮质

皮质为肾上腺的周围部。根据细胞的形态和排列,皮质分为三部分。

1. 球状带

球状带位于皮质浅层,约占皮质的 15%。细胞排列成环状或半环状,细胞团之间有血窦和结缔组织。球状带细胞较小,细胞分泌盐皮质激素,主要分泌醛固酮,可调节体内钠、钾和水的平衡。

2. 束状带

束状带位于球状带的深层,较厚,约占皮质的 78%。束状带体积大,细胞呈多边形,排列成索状,由皮质向髓质呈放射状排列,细胞索之间也有血窦。

束状带细胞分泌糖皮质激素,调节糖和蛋白质的代谢。糖皮质激素可降低机体的炎性反应,故临床上常用此种激素配合其他药物治疗严重感染和过敏性疾病。

3. 网状带

网状带位于皮质的深层,约占皮质的7%。细胞呈多边形,排列成索状,细胞索相互连接成网,网眼内有血窦。网状带细胞分泌雄激素和少量的雌激素。

(二)髓质

髓质位于肾上腺的中央,主要由髓质细胞构成。细胞排列成团状或索状,其间有结缔组织和血窦。髓质细胞呈圆形和多边形,核呈圆形,核仁明显,胞质内含有许多易被铬盐染成棕黄色的颗粒,故亦称嗜铬细胞。髓质细胞可以分泌两种激素。

1. 肾上腺素

肾上腺素主要作用于心肌,使心率加快、血管扩张。

2. 去甲肾上腺素

去甲肾上腺素主要作用于小动脉的平滑肌,使血管平滑肌收缩,血压升高。

考点提示:肾上腺的功能会涉及考点。肾上腺分泌的激素种类较多,故需要重点进行区分和记忆。

第五节　松果体

一、松果体的位置和形态

松果体(图9-6)为一灰红色的椭圆形腺体,重120~200mg,位于上丘脑的后上方,以柄附着于第三脑室顶的后部。松果体在儿童时期较发达,一般在7岁左右开始退化,青春期后松果体可有钙盐沉积,出现大小不一的脑砂,随年龄增长而增多,脑砂可作为影像诊断颅内占位性病变的定位标志。

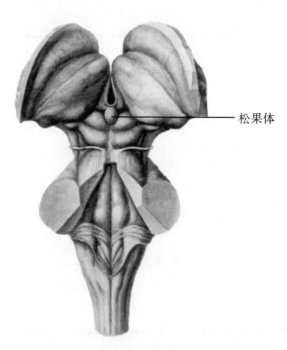

　　　　　　　　　　　　　　　　　　松果体

图9-6　松果体

二、松果体的组织结构

松果体表面包以软脑膜,结缔组织伴随血管伸入腺实质内,将实质分为许多小叶。松果体合成和分泌褪黑素,可抑制垂体促性腺激素的释放,间接影响性腺的发育。褪黑素参与调节生殖系统的发育、月经周期的节律和许多神经功能活动。在儿童期,松果体病变引起其功能不全时,可出现性早熟或生殖器官过度发育。

第六节　胸　腺

一、胸腺的位置和形态

胸腺位于胸骨柄的后方,上纵隔的前部,贴近心包上方和大血管前面,向上到达胸廓上口,向下至前纵隔。胸腺由左、右叶构成,呈不对称的扁条状,质软,两叶之间借结缔组织相连。新生儿和幼儿胸腺相对较大,性成熟后胸腺发育至最高峰,随后逐渐萎缩,多被结缔组织替代。

二、胸腺的组织结构

胸腺属于淋巴器官,兼有内分泌功能,可分泌胸腺素和促胸腺生成素,参与机体的免疫反应。胸腺素由上皮性网状细胞分泌,它可使从骨髓来的造血干细胞分裂和分化,成为具有免疫活性的 T 淋巴细胞,再经血液迁移到淋巴结和脾等淋巴器官,成为这些器官 T 淋巴细胞的发生来源,因此,胸腺是人体重要的免疫器官,是 T 淋巴细胞分化成熟的场所。当 T 淋巴细胞充分繁殖并播散到其他淋巴器官后,胸腺的重要性也就逐渐降低了。

总结提示:内分泌系统是神经系统以外的另一个重要的调节系统,它由内分泌腺和内分泌组织构成,其功能是对机体的新陈代谢、生长发育和生殖活动等进行调节。内分泌系统与神经系统相辅相成,内分泌系统的活动是在神经系统的调控下进行的,而内分泌系统的功能紊乱也会导致神经系统功能的失调,引起疾病的发生。

本章小结

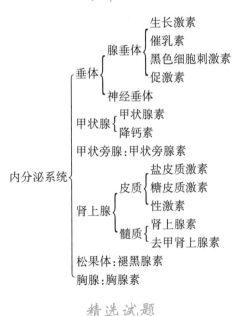

精选试题

1. 以下选项中不属于内分泌腺体的是(　　　)
　　A. 甲状腺　　　　　　B. 甲状旁腺　　　　　C. 腮腺　　　　　D. 垂体　　　　　E. 松果体
2. 成年后功能就退化的内分泌腺体是(　　　)
　　A. 甲状腺和甲状旁腺　B. 肾上腺　　　　　　C. 胸腺　　　　　D. 垂体　　　　　E. 松果体

3. 调节机体电解质和水、盐代谢的是（　　）

　　A. 肾上腺皮质束状带　　　　　　　　B. 肾上腺皮质网状带　　　　　C. 肾上腺皮质球状带

　　D. 腺垂体　　　　　　　　　　　　　E. 神经垂体

4. 甲状旁腺（　　）

　　A. 位于甲状腺侧叶前面　　　　　　　B. 位于甲状腺侧叶的后面

　　C. 为一对球体状结构　　　　　　　　D. 上一对多位于甲状腺上动脉附近

　　E. 下一对多位于甲状腺侧叶后面的中、下 1/3 交界处

5. 缺碘可引起（　　）增大。

　　A. 甲状腺　　　　　　B. 甲状旁腺　　　　　C. 垂体　　　　　　D. 肾上腺　　　　E. 睾丸

6. 关于垂体的描述，错误的是（　　）

　　A. 垂体位于蝶骨体上面的垂体窝内　　　B. 垂体前上方与视交叉相邻

　　C. 垂体分为腺垂体和神经垂体两部分　　D. 垂体借漏斗连于下丘脑

　　E. 腺垂体无内分泌功能

7. 属于内分泌器官的是（　　）

　　A. 胰腺　　　　　　　B. 卵巢　　　　　　C. 前列腺　　　　　D. 肾上腺　　　　E. 睾丸

8. 下面叙述中，正确的是（　　）

　　A. 甲状腺分泌甲状旁腺激素　　　　　　B. 肾上腺皮质分泌肾上腺素

　　C. 腺垂体分泌生长激素　　　　　　　　D. 神经垂体合成抗利尿激素

　　E. 碘是合成甲状旁腺激素的重要原料

9. 关于甲状腺的描述，正确的是（　　）

　　A. 甲状腺贴于喉的两侧　　　　　　　　B. 甲状腺两侧有颈动脉鞘相邻

　　C. 甲状腺的主要作用是合成碘　　　　　D. 甲状腺多分为两叶、甲状腺峡和锥状叶

　　E. 甲状腺峡多位于第 2~4 气管软骨环前方

10. 关于垂体的描述，正确的是（　　）

　　A. 垂体位于颅前窝内　　　　　　　　　B. 垂体合成抗利尿激素

　　C. 腺垂体分泌的激素由神经垂体贮存和释放

　　D. 神经垂体贮存和释放的激素来自下丘脑

　　E. 垂体可调节松果体的分泌

11. 小儿甲状腺功能低下，会引起（　　）

　　A. 巨人症　　　　　　　　　　　　　B. 肢端肥大症　　　　　　　　C. 侏儒症

　　D. 呆小症　　　　　　　　　　　　　E. 甲状腺功能亢进症

12. 甲状腺功能过强，会引起（　　）

　　A. 巨人症　　　　　　B. 肢端肥大症　　　　C. 侏儒症

　　D. 呆小症　　　　　　E. 甲状腺功能亢进症

13. 能使血钙浓度降低的是（　　）

　　A. 甲状腺　　　　　　B. 甲状旁腺　　　　C. 胸腺　　　　D. 垂体　　　　E. 肾上腺

14. 在幼年时，生长激素分泌过多会引起（　　）

　　A. 巨人症　　　　　　　　　　　　　B. 肢端肥大症　　　　　　　　C. 侏儒症

　　D. 呆小症　　　　　　　　　　　　　E. 甲状腺功能亢进症

15. 在成人中，生长激素分泌过多会引起（　　）

　　A. 巨人症　　　　　　　　　　　　　B. 肢端肥大症　　　　　　　　C. 侏儒症

　　D. 呆小症　　　　　　　　　　　　　E. 甲状腺功能亢进症

16. （　　）减少，会引起尿崩症。

　　A. 甲状腺素　　　　　　　　　　　　B. 降钙素　　　　　　　　　　C. 抗利尿激素

　　D. 生长激素　　　　　　　　　　　　E. 去甲肾上腺素

17. 在幼年时,生长激素分泌过少会引起( )

    A. 巨人症   B. 肢端肥大症   C. 侏儒症

    D. 呆小症   E. 甲状腺功能亢进症

参考答案

1. C 2. C 3. C 4. B 5. A 6. E 7. D 8. C 9. E 10. D 11. D 12. E 13. A 14. A 15. B
16. C 17. C

第十章 神经系统

◎ 学习目标

（1）识记神经系统的组成、分部；神经元的结构与分类；突触的概念；化学突触的结构；神经纤维的概念及分类；神经系统的常用术语。

（2）识记脊髓的位置、形态、内部结构及功能。

（3）识记脑的分部；脑干、小脑、间脑、端脑的外部形态、内部结构和功能。

（4）识记脑和脊髓的被膜及间隙；脑的动脉供应来源；端脑的动脉、分支及分布；脑脊液的产生与循环途径。

（5）识记 12 对脑神经的名称、顺序、与脑相连的部位、出入颅腔的部位、纤维性质、分支及分布。

（6）描述脊神经的组成、分支及其分布概况；颈丛、臂丛、腰丛和骶丛的组成、位置、分支及分布；胸神经前支的行程和在皮肤的节段性分布。

（7）描述内脏神经中交感神经和副交感神经低级中枢部位；交感神经节与副交感神经节的类型。

（8）描述神经传导通路：躯干和四肢的深感觉传导通路、浅感觉传导通路；头面部浅感觉传导通路；视觉传导通路；锥体系各传导通路的起止、行程和功能。

第一节 概　述

神经系统是人体各器官系统的重要组成部分，在人体各器官系统中占有十分重要的主导地位。该系统借助感受器可接受体内、外的不同刺激，引起各种反应，调节和控制全身各器官、系统的活动，使人体成为一个完整又对立的统一体。例如，当人体进行激烈体育运动时，随着骨骼肌的强烈收缩会出现呼吸加速和心跳加快等一系列变化。这些变化是在神经系统的调节和控制下，各器官、系统相互制约、相互协调，以适应机体代谢的需要，完成统一的生理功能的。

人类的神经系统，特别是脑，在经过漫长生物进化的基础上，尤其是在生产劳动、语言功能以及诸多思维的推动下，发展到了空前复杂、高级的程度，人类远远超越了一般动物的范畴，不仅能适应和认识世界，而且还能主动改造世界。因此，在人类，神经系统是起主导作用的系统。

一、神经系统的区分和功能

（一）神经系统的区分

神经系统（图 10-1）包括中枢部和周围部。中枢部包括脑和脊髓，也称中枢神经系统；周围部包括与脑相连的 12 对脑神经和与脊髓相连的 31 对脊神经，也称周围神经系统。周围部又可根据在各器官、系统中所分布对象不同，分为躯体神经和内脏神经。躯体神经分布于体表、骨、关节和骨骼肌。内脏神经分布于内脏、心血管、平滑肌和腺体。根据其功能又分为感觉神经和运动神经，感觉神经将神经冲动自感受器传向中枢，故又称传入神经；运动神经是将神经冲动自中枢传向周围的效应器，故又称传出神经。内脏神经中的传出神经即内脏运动神经，支配心肌、平滑肌和腺体，其活动不受人的主观意志控制，故又称自主神经或植物神经，它们又可分为交感神经和副交感神经。

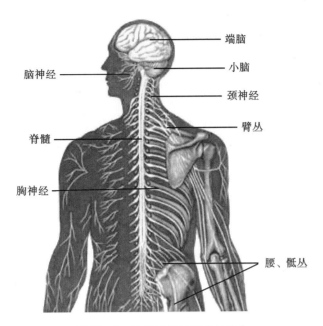

图 10-1 神经系统的组成与区分

(二)神经系统的功能

神经系统不但能控制和调节机体内各系统的功能活动,保证生命活动的正常进行,而且能维持机体与外环境的统一,使机体适应内、外环境的变化。

二、神经组织

神经组织由神经细胞和神经胶质细胞构成。神经细胞,也称神经元,是神经系统结构和功能的基本单位,可以接受刺激、整合信息和传导冲动。神经胶质细胞没有产生和传导神经冲动的功能,在神经组织内起支持、保护、营养和绝缘等的作用。

(一)神经元

1. 神经元的形态结构

神经元形态多样,但都有突起,由胞体和突起两部分组成(图 10-2)。

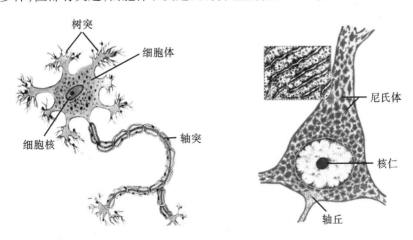

图 10-2 神经元的形态结构

(1)胞体:是神经元的代谢和营养中心,形态不一,有圆形、梭形、星形和锥体形等。小的直径仅 5～6μm,大的可达 100μm 以上。胞体可分为细胞膜、细胞质和细胞核三部分。

神经元的细胞膜内有丰富的离子通道、载体和受体蛋白,它们在感受刺激、处理信息和兴奋传递中起重要作用。细胞核位于胞体中央,染色浅,核仁大而明显。细胞质内有多种细胞器,除线粒体、高尔基复合体、溶酶体等一般细胞器外,还有丰富的嗜染质和神经原纤维。①嗜染质,又称尼氏体,光镜下嗜染质是分布于胞体及树突的嗜碱性物质,呈团块状或颗粒状。电镜观察嗜染质由粗面内质网、游离的多聚核蛋白体构成,其功能主要是合成更新细胞器所需的结构蛋白质、肽类递质、神经递质及与合成这些物质所需要的酶类。神经递质是神经元向其他神经元或效应器传递化学信息的载体。②神经原纤维,在光镜下镀银切片中,可见胞质内有很多棕黑色细丝状结构,互相交织成网,即为神经元纤维伸入到轴突或树突的神经原纤维,与突起的长轴平行排列,并贯穿突起全长。电镜下可见神经原纤维是由集合成束的神经丝和微管构成的。神经原纤维构成神经元的细胞骨架,对神经元起支持作用,并参与细胞内的物质运输。

(2)突起:①树突是由细胞体发出的树枝状分支,每个神经元有一个或多个树突,树突末梢形成的膨大,称树突棘,是神经元之间传递信息的主要部位。树突的功能是接受刺激,产生兴奋并把兴奋传向细胞体。②轴突,每个神经元只有一个轴突,由胞体发出,短者仅数微米,长者可达1m以上。轴突内的细胞质称为轴浆,轴突内有神经原纤维而无嗜染质。细胞体发出轴突的部分呈圆锥形,称为轴丘,内无嗜染质,故在光镜下呈圆锥形的透明区。轴突的末端分支较多,最终形成轴突终末,可与其他神经元的细胞体或树突接触,也可分布到组织细胞内,形成效应器。轴突的功能是传导神经冲动,将胞体传出的冲动传给另一个神经元或效应器。

2. 神经元的分类

(1)根据突起的数量分类(图10-3):①多极神经元,神经元有一个轴突,多个树突,主要分布在中枢神经系统,如脊髓前角运动细胞。②双极神经元,神经元有一个轴突和一个树突,主要分布在视网膜、嗅黏膜等处。③假单极神经元,由神经元胞体发出一个突起,在离开胞体不远处即分为两支,一支进入中枢神经系统,称为中枢突;另一支分布到周围组织或器官,称为周围突,具有接受刺激的作用。

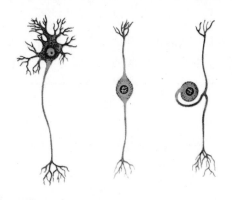

图10-3 各种形态的神经元

(2)根据神经元的功能分类:①感觉神经元,又称传入神经元,多为假单极神经元,是将体内、外环境的各种信息自周围传向中枢的神经元,如脊神经节的假单极神经元和视网膜的双极神经元。②运动神经元,又称传出神经元,一般为多极神经元,是将冲动自中枢传至周围的神经元,功能是支配肌的收缩或腺体的分泌。其胞体主要位于脑、脊髓和内脏神经节内,如脊髓前角运动神经元等。③联络神经元,又称中间神经元,主要为多极神经元,位于感觉神经元和运动神经元之间,起信息加工和传递的作用。此类神经元数量较多,约占神经元总数的99%,动物越高级,联络神经元越多。在中枢神经系统内,它构成复杂的神经元网络,是学习、记忆和思维的基础。

(3)按神经递质的化学性质分类:①胆碱能神经元位于中枢神经系统和部分内脏神经中,释放乙酰胆碱。②去甲肾上腺素能神经元释放去甲肾上腺素。③胺能神经元释放多巴胺、5-羟色胺等,广泛存在于中枢神经系统和周围神经系统。④氨基酸能神经元释放 γ-氨基丁酸、甘氨酸、谷氨酸等,主要分布在中枢神经系统。⑤肽能神经元释放脑啡肽、P物质、神经降压素等,广泛存在于中枢神经系统和周围神经系统。

3.突触

(1)突触的分类:突触是神经元之间或神经元与非神经细胞(肌细胞、腺细胞)之间的一种特化的细胞连接。根据神经冲动在突触传导的方向,突触可分为轴-树突触、轴-体突触、轴-轴突触。根据神经冲动传导方式,突触可分为电突触和化学突触。电突触是指神经元和神经元之间的缝隙连接,它可将一个神经元电位变化经缝隙连接直接影响另一个神经元的电位变化。化学突触是指一个神经元通过释放神经递质影响下一个神经元电位变化的结构。绝大多数突触为化学突触。

(2)化学突触的结构(图10-4):由三部分构成。①突触前膜为轴突末端特化的细胞膜,能释放神经递质。突触前膜的细胞质内有突触小泡,突触小泡内含有神经递质,递质种类有乙酰胆碱、单胺类或氨基酸类。突触小泡接触突触前膜时,能将神经递质释放入突触间隙。②突触间隙为突触前、后膜之间的间隙,宽15~30nm。③突触后膜为后一个神经元或效应细胞与突触前膜相接触的细胞膜增厚部分,突触后膜上存在着与神经递质结合的特异性受体及离子通道。

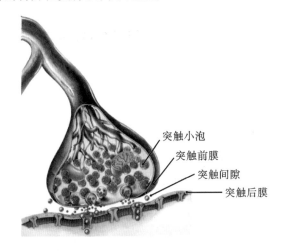

突触小泡
突触前膜
突触间隙
突触后膜

图10-4 化学突触

当神经冲动传导到突触前膜时,可引起突触前膜上的钙离子通道开放,钙离子由细胞外进入到突触前膜内。在ATP的参与下,突触小泡向突触前膜移动并与之融合,通过出胞作用将神经递质释放到突触间隙,神经递质与突触后膜上的相应受体结合,导致突触后膜上的离子通道开放,引起钠离子或氯离子内流,使突触后神经元出现兴奋或抑制效应。

(二)神经胶质细胞

神经胶质细胞,又称神经胶质,数量较多,为神经元的10~50倍。它们广泛分布在神经元之间,构成网状支架。神经元位于网眼中,彼此隔离,只在突触处相互接触。

1.中枢神经系统的胶质细胞

中枢神经系统的胶质细胞(图10-5)包括以下四种。

(1)星形胶质细胞:在HE染色标本上,胞体呈星形,核呈圆形或卵圆形,体积较大,染色质疏松,染色较浅。星形胶质细胞的胞突分支交织成网,对神经元起支持和绝缘的作用。其次,它的胞突一边与神经元密切接触,一边形成血管接触,可以作为血液和神经元进行物质交换的媒介。星形胶质细胞能分泌神经生长因子,对神经元的分化以及创伤后神经组织的修复和瘢痕形成具有重要意义。

(2)少突胶质细胞:在HE染色标本上,细胞核呈圆形,体积较小,染色质较密,故染色较深。少突胶质细胞分布在中枢神经系统白质纤维之间和灰质神经元细胞体的周围,具有形成髓鞘的作用。

(3)小胶质细胞:在HE染色标本上,细胞核呈三角形、肾形或椭圆形,体积最小,染色质较密,着色较深。在镀银标本上,可见其细胞体积很小,突起细长,有分支,表面有小棘。小胶质细胞多分布于大、小脑和脊髓的灰质内,具有吞噬功能,来源于血液中的单核细胞。

(4)室管膜细胞:在HE染色标本上,细胞为立方形或柱状,分布在脑室和脊髓中央管的墙面,形成单层上皮,称室管膜,可防止脑脊液直接进入脑和脊髓组织中,对脑和脊髓有支持和保护作用。

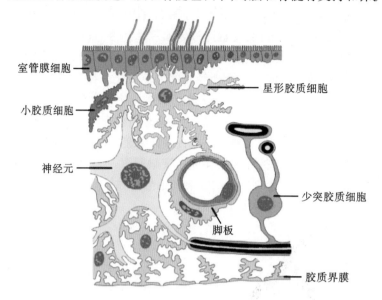

图 10 - 5　中枢神经系统神经胶质细胞与神经元和毛细血管的关系模式图

2.周围神经系统的胶质细胞

(1)施万细胞(图 10 - 6):又称神经膜细胞,包绕神经元的突起,参与周围神经成分的组成,具有形成髓鞘的作用,在神经纤维再生过程中也有重要作用。

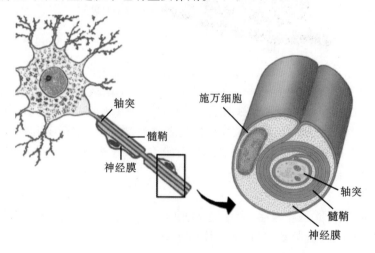

图 10 - 6　周围有髓神经纤维结构模式图

(2)卫星细胞:为神经节内包裹神经元的一层扁平或立方形细胞,故又称被囊细胞。核呈圆形或椭圆形,染色质较浓密。卫星细胞对神经元有支持和保护作用。

(三)神经纤维和神经

1.神经纤维

神经纤维是指神经元发出的细长突起,一般由运动神经元的轴突或感觉神经元的长树突(统称轴索)及其外围的神经胶质细胞(神经膜细胞或少突胶质细胞)所组成。通常将神经纤维分为有髓神经纤维和无髓神经纤维两大类。

(1)有髓神经纤维:大部分脑神经和脊神经属于有髓神经纤维。光镜下可见轴索外面有施万细胞包绕,并由神经膜细胞形成节段性的髓鞘,髓鞘的化学成分主要是髓磷脂和蛋白质,有保护和绝缘的作用。每一节相当于一个神经膜细胞,相邻两节段之间无髓鞘的狭窄处,称神经纤维结,又称郎飞结(图 10 - 7)。

相邻两个郎飞结之间的一段称结间体。郎飞结处无髓鞘,神经冲动以跳跃的方式传导,即从一个郎飞结跳到下一个郎飞结,故传导速度快。结间体越长,传导速度也就越快。

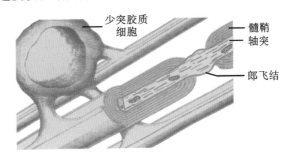

图 10 - 7　郎飞结

(2)无髓神经纤维:自主神经的节后纤维、嗅神经和部分感觉神经纤维属无髓神经纤维。此种神经纤维的直径较细,轴索外面的神经膜细胞鞘较薄,不形成髓鞘结构。无髓神经纤维传导速度比有髓神经纤维传导速度慢。

　　2.神经

周围神经系统中功能相关的神经纤维被结缔组织集合在一起,称为神经(图 10 - 8),又称神经干。包裹在神经表面的结缔组织称神经外膜;一条神经通常含若干条神经纤维束,包裹每束神经纤维的结缔组织称神经束膜;神经纤维束内的每条神经纤维又有薄层疏松结缔组织包裹,称神经内膜。

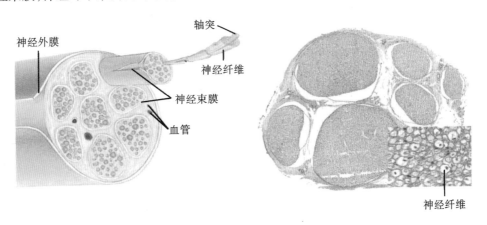

图 10 - 8　神经结构图

神经干细胞是指来源于神经组织或能分化为神经组织,具有自我更新能力和多向分化潜能的一类细胞。近年来,神经干细胞研究成为治疗神经退行性疾病和中枢神经系统损伤的热点。移植入宿主体内的神经干细胞能够向神经系统病变部位趋行、聚集,并能够存活、增殖、分化为神经元和(或)神经胶质细胞,从而促进宿主缺失功能的部分恢复。神经干细胞在临床应用中有广阔的前景,对它的研究一直是近年来的热点。

(四)神经末梢

神经末梢是周围神经纤维的末端在各组织器官内形成的特殊结构。根据功能的不同,可将它分成感觉神经末梢和运动神经末梢两类。

　　1.感觉神经末梢

感觉神经末梢又称感受器,由感觉神经元周围突的末梢形成,能感受内、外环境的刺激,并能将刺激转化为神经冲动,再经感觉神经纤维传入中枢。感觉神经末梢按其结构可分为游离神经末梢和有被囊神经末梢两类。

(1)游离神经末梢(图 10 - 9):是感觉神经纤维的末端失去髓鞘,暴露的轴索分支分布于表皮、角膜、黏膜上皮、骨膜、肌组织及结缔组织内,能够感受疼痛和冷热的刺激。

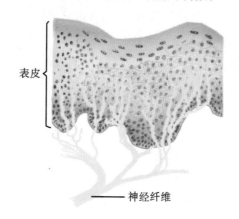

图 10-9　游离神经末梢

　　(2)有被囊神经末梢:外面都包有结缔组织被囊,神经纤维到达被囊时,失去髓鞘暴露的轴索伸入结缔组织被囊内。常见的有被囊神经末梢有 3 种。①触觉小体(图 10-10)多为卵圆形,内含少数横列的扁平细胞,暴露的轴索分支在细胞之间穿行盘绕。触觉小体主要分布于真皮乳头内,以手指掌侧皮肤内最多,具有感受触觉的功能。②环层小体(图 10-11)为卵圆形的白色小体,大小不一,大的肉眼可见。其被囊由许多同心圆排列的板层结构组成,中央为一条裸露的轴索。环层小体分布于皮肤深层、胸膜、腹膜、肠系膜和某些内脏周围的结缔组织中,可以感受压觉和振动觉刺激。③肌梭(图 10-12)外有结缔组织被囊,内有几条细小的肌纤维,细胞核集中在肌纤维的中段;裸露的神经纤维分支伸入被囊后包绕肌纤维,分布于全身骨骼肌中。其功能是感受肌纤维的伸展和收缩时牵张变化的刺激,使人体产生各部位姿势和位置状态的感觉,为本体感受器之一。

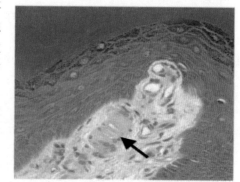

图 10-10　触觉小体光镜图

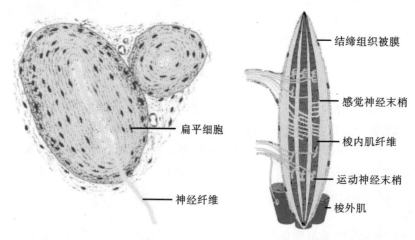

图 10-11　环层小体模式图　　　　图 10-12　肌梭结构模式图

2. 运动神经末梢

　　运动神经末梢,又称效应器,由运动神经元的轴突末端形成,分布在骨骼肌、平滑肌和腺体等处。按分布部位和来源的不同,运动神经末梢可分为躯体运动神经末梢和内脏运动神经末梢。

　　(1)躯体运动神经末梢:为支配骨骼肌的运动神经末梢,来自于脊髓灰质前角或脑干的躯体运动元胞体发出的长轴突,到达所支配的骨骼肌时失去髓鞘,发出许多分支,末端膨大呈花朵状、爪样贴附在骨骼肌细胞的表面,形成化学突触性连接,称运动终板或神经肌连接。一个运动神经元及其支配的全部骨骼肌细胞,合称为一个运动单位。

（2）内脏运动神经末梢:分布于心肌、平滑肌和腺体等处。

三、神经系统的常用术语

（1）灰质:是指中枢神经系统内,神经元胞体和树突聚集的部位,在新鲜标本上色泽灰暗,称灰质。大脑、小脑的灰质称皮质。

（2）白质:是指中枢神经系统内,神经纤维聚集的部位,在新鲜标本上色泽白亮,称白质。大脑、小脑的白质称髓质。

（3）神经核与神经节:形态和功能相似的神经元胞体聚集成团,位于中枢神经系统内的称神经核,位于周围神经系统内的称神经节。

（4）纤维束与神经:起止、行程和功能相同的神经纤维聚集成束,位于中枢神经系统内的称纤维束,位于周围神经系统内的称神经。

（5）网状结构:在中枢神经系统内,神经纤维交织成网,网眼内含有分散的神经元和较小的核团,这些区域结构称网状结构。

考点提示:识记神经系统的组成,神经元的分类,突触的概念、结构,白质（髓质）,灰质（皮质）。

第二节 中枢神经系统

一、脊髓

（一）脊髓的位置和外形

脊髓位于椎管内,上端在枕骨大孔处与脑相连,下端成人平第 1 腰椎下缘,新生儿可达第 3 腰椎下缘。

脊髓（图 10 - 13、图 10 - 14）呈前后略扁的圆柱形,有颈膨大和腰骶膨大。两处膨大的形成是由于此处脊髓节段的神经元相对较多,分别连有上、下肢的神经。下端变细形成脊髓圆锥,其向下延续的细丝称终丝。

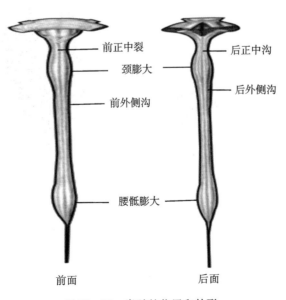

图 10 - 13 脊髓的位置和外形

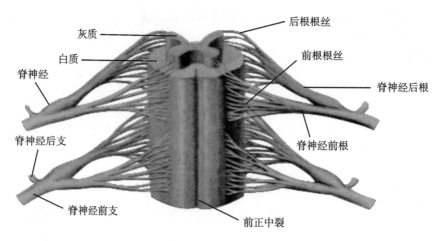

图 10 - 14　脊髓立体结构示意图

　　脊髓表面有 6 条纵形沟裂。脊髓前面正中的深沟,称前正中裂;后面正中的浅沟,称后正中沟;脊髓的两侧,有一对前外侧沟和一对后外侧沟,沟内分别连有脊神经的前根和后根。

　　脊神经前根与后根在椎间孔处合成脊神经,脊神经共有 31 对。每对脊神经所相连的一段脊髓为 1 个脊髓节段。脊髓共有 31 个节段,即颈髓 8 个、胸髓 12 个、腰髓 5 个、骶髓 5 个和尾髓 1 个(图 10 - 15)。腰、骶、尾部的脊神经根在到达相应的椎间孔之前要在椎管内下行一段距离,在脊髓圆锥以下围绕终丝形成马尾(图 10 - 16)。由于成人第 1 腰椎以下无脊髓只有马尾,故临床上常选第 3 腰椎与第 4 腰椎间或第 4 腰椎与第 5 腰椎间进行穿刺,避免损伤脊髓。

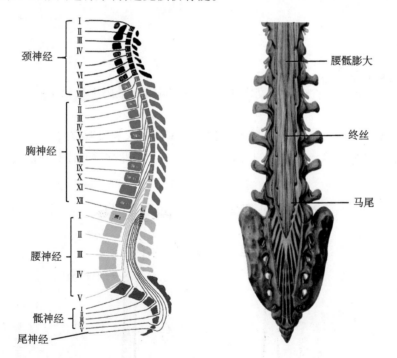

图 10 - 15　脊髓节段与椎骨的对应关系　　图 10 - 16　脊髓圆锥与马尾

(二)脊髓的内部结构

　　脊髓由灰质和白质构成。灰质中央有贯穿其全长的纵行小管,称中央管(图 10 - 17)。

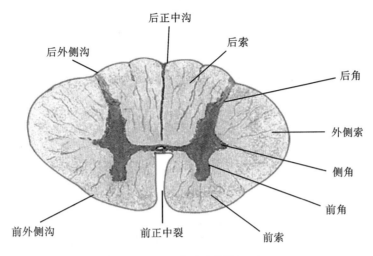

后正中沟

后索

后外侧沟

后角

外侧索

侧角

前角

前外侧沟　前正中裂　前索

图 10 - 17　脊髓胸段横切面

1. 灰质

在脊髓横断面上,灰质围绕中央管呈蝶形或"H"形,有 3 对角。灰质两侧向前突出的部分称前角,由运动神经元组成。前角运动神经元支配躯干、四肢骨骼肌运动,因此,当前角运动神经元损伤时,它所支配的骨骼肌会出现肌张力降低、代谢障碍,以致引起肌肉萎缩,称为弛缓性瘫痪。后部狭长处为后角,内含联络神经元,接受脊神经后根的传入纤维。脊髓 $T_1 \sim L_3$ 节段的前、后角之间为侧角,内含交感神经元;脊髓 $S_2 \sim S_4$ 节段,相当于侧角的部位,含副交感神经元,称骶副交感核。

2. 白质

白质位于灰质的周围,借脊髓表面的沟裂分为 3 个索,前正中裂与前外侧沟之间称前索,前、后外侧沟之间称外侧索,后正中沟与后外侧沟之间称后索。各索由密集的纵横神经纤维束组成。纤维束主要分为两类。

(1)上行(感觉)纤维束:①薄束和楔束(图 10 - 18)位于后索,薄束在内侧,纵贯脊髓全长;楔束仅见于脊髓第 4 胸椎节段以上,位于薄束的外侧。薄束和楔束传导同侧躯干、四肢深(本体)感觉(肌、腱、关节的位置觉、运动觉和震动觉)和精细触觉(如通过触摸辨别两点间的距离和物体纹理粗细等)的冲动。②脊髓丘脑束位于脊髓的外侧索和前索内,传导对侧躯干和四肢浅感觉(痛温觉、粗触觉和压觉)的冲动。

(2)下行(运动)纤维束:皮质脊髓束位于脊髓的前索和外侧索,将大脑皮质的神经冲动传至脊髓前角运动神经元,管理骨骼肌的随意运动。

(三)脊髓的功能

1. 传导功能

传导功能包括感觉和运动传导功能。脊髓内上、下行纤维束是联系脑与躯干、四肢感受器和效应器的重要结构。脊髓能将脊神经分布区的各种感觉冲动通过上行纤维束传导至脑,又能将脑产生的神经冲动通过下行纤维束和脊神经传导至效应器。

2. 反射功能

脊髓灰质内有许多躯体反射、内脏反射的低级中枢。

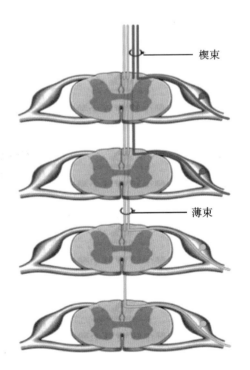

楔束

薄束

图 10 - 18　脊髓白质各传导束分布示意图

如膝反射、排尿反射等。

二、脑

脑（图10-19）位于颅腔内，成人平均重量约为1400g，包括延髓、脑桥、中脑、小脑、间脑和端脑六部分，习惯将延髓、脑桥、中脑合称为脑干。

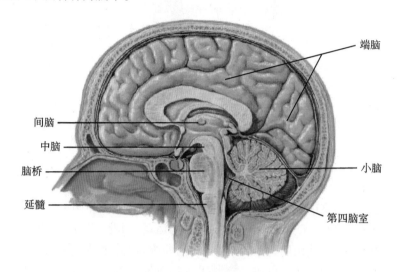

图10-19 脑的位置和分部

（一）脑干

脑干自下而上由延髓、脑桥和中脑三部分组成。上接间脑，下连脊髓，后有小脑。

1. 脑干的外形

（1）腹侧面（图10-20）：延髓腹侧面有与脊髓相续的前正中裂，裂上部两侧的纵行隆起，称锥体，内有皮质脊髓束通过。其大部分纤维在锥体的下部左右交叉，构成锥体交叉。延髓腹侧面连有舌下神经、舌咽神经、迷走神经、副神经。

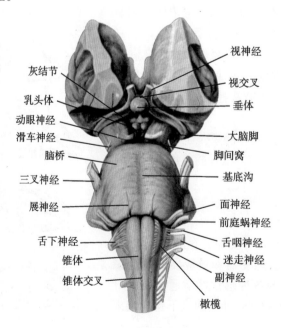

图10-20 脑干腹侧面

脑桥下缘借延髓脑桥沟与延髓分界。沟中由内侧向外侧依次连有展神经、面神经和前庭蜗神经。脑桥腹侧面正中有一纵行的浅沟,称基底沟,有基底动脉通过。基底部外侧变细称小脑中脚,上连三叉神经根。脑桥上缘与中脑的大脑脚相接。

中脑腹侧面有两个粗大的柱状结构称大脑脚,其间的凹陷称脚间窝,动眼神经由此出脑。

(2)背侧面(图10-21):延髓下部后正中沟两侧各有两个纵行隆起,分别是薄束结节和楔束结节。其深面分别含有薄束核、楔束核。延髓背侧面上部与脑桥共同形成菱形窝,构成第四脑室底。

中脑的背侧面有上、下两对隆起,分别称上丘和下丘,它们分别是视觉反射和听觉反射中枢。下丘的下方连有滑车神经。

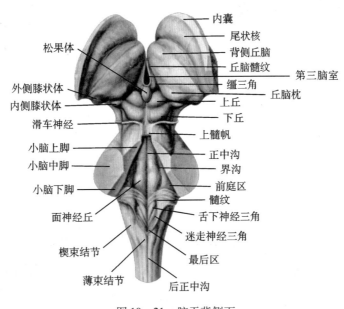

图10-21 脑干背侧面

2.脑干的内部结构

脑干的内部结构包括灰质、白质和网状结构。

(1)灰质:脑干灰质的核团分为脑神经核和非脑神经核两类。①脑神经核分为脑神经运动核和脑神经感觉核。脑神经核的名称和位置多与其相连的脑神经的名称和连脑部位大致对应,是脑神经纤维起始或终止的部位。②非脑神经核不与脑神经相连,如延髓中的薄束核、楔束核,中脑内的黑质和红核等,是传导神经冲动的结构。

(2)白质:由上、下行纤维束组成。①上行纤维束中内侧丘系传导对侧躯干和四肢深感觉与精细触觉的冲动;脊髓丘脑束传导对侧躯干和四肢浅感觉(痛温觉、粗触觉和压觉)的冲动;三叉丘系传导对侧头面部浅感觉(痛温觉、触觉和压觉)的冲动。②下行纤维束中皮质脊髓束管理躯干及对侧肢体骨骼肌的随意运动;皮质核束管理双侧头面部骨骼肌,但睑裂以下的表情肌和舌肌只接受对侧的皮质核束管理。

(3)网状结构:散布于各核团和纤维之间。网状结构构成了上、下行网状激动系统。

3.脑干的功能

(1)传导功能:大脑皮质联系小脑与脊髓的上、下行纤维束必须经过脑干。

(2)反射功能:延髓内有呼吸中枢和心血管活动中枢,合称"生命中枢";脑桥内有角膜反射中枢;中脑内有瞳孔对光反射中枢等。

(3)网状结构功能:参与控制睡眠—觉醒活动,调节骨骼肌张力和内脏活动等。

(二)小脑

1.小脑的位置和外形

小脑(图10-22)位于颅后窝内,脑桥和延髓的后上方。小脑中间较狭窄处称小脑蚓,两侧膨大称小脑半球。小脑半球下面靠近枕骨大孔的部分较膨隆,称小脑扁桃体。其前方邻近延髓,下方靠近枕骨大孔。颅脑外伤导致颅内压过高时,小脑扁桃体常被挤压而嵌入枕骨大孔形成小脑扁桃体疝,压迫延髓的生命中枢危及生命。

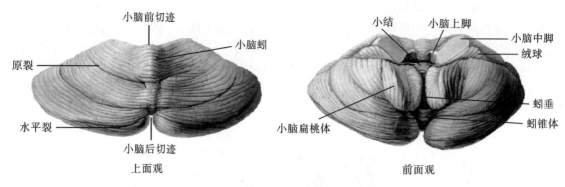

图 10 – 22　小脑的外形

2. 小脑的内部结构

小脑内部（图 10 – 23）灰质、白质的分布与脊髓不同。小脑表面被覆一层灰质，称为小脑皮质。白质在深部，也称小脑髓质。髓质内有 4 对灰质团块，称小脑核。

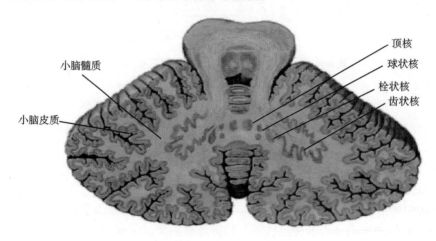

图 10 – 23　小脑的内部结构

3. 小脑的功能

小脑蚓可维持躯体平衡；小脑半球能调节肌张力，协调肌群运动。

4. 第四脑室

第四脑室为延髓、脑桥和小脑之间的腔隙。底为菱形窝，顶朝向小脑，向下通脊髓中央管，向上借中脑水管与第三脑室相通，借一个正中孔和两个外侧孔与蛛网膜下隙相通。

（三）间脑

间脑位于中脑和端脑之间，由背侧丘脑、上丘脑、下丘脑、底丘脑和后丘脑组成。背侧丘脑和下丘脑是其主要组成部分。

1. 背侧丘脑

背侧丘脑，又称丘脑，是间脑背侧的一对卵圆形灰质团块。背侧丘脑被"Y"形的白质内髓板分成前核群、内侧核群和外侧核群三部分（图 10 – 24）。外侧核群又分为背侧部和腹侧部，腹侧部由前向后可分为腹前核、腹中间核和腹后核。其中，外侧核群的腹后核是感觉传导的中继核，躯体感觉传导都经腹后核传到大脑皮质的感觉中枢。背侧丘脑后端外下方有一对隆起，分别称内侧膝状体和外侧膝状体，与听觉冲动、视觉冲动传导有关。

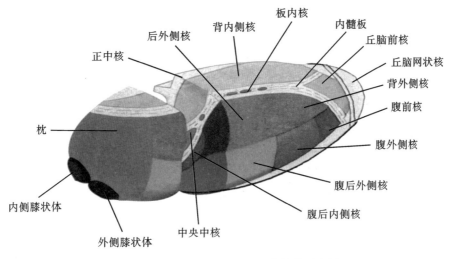

图 10 - 24　右侧丘脑核团的立体结构示意图

2. 下丘脑

下丘脑(图 10 - 25)位于背侧丘脑的前下方,主要由视交叉、灰结节和乳头体组成。灰结节向下移行为漏斗,其末端连有垂体。下丘脑具有调节体温、水盐平衡、内分泌活动和摄食、生殖等功能。

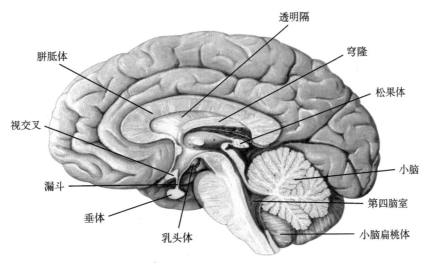

图 10 - 25　下丘脑的结构

3. 第三脑室

第三脑室为间脑中两侧背侧丘脑和下丘脑之间的狭窄腔隙,前借室间孔与侧脑室相连,后借中脑水管与第四脑室相通。

(四)端脑

端脑通常又称大脑,被大脑纵裂分为左、右大脑半球,并借胼胝体相连。大脑半球与小脑之间有大脑横裂。

1. 大脑半球的外形和分叶

大脑半球表面布满大脑沟和大脑回。每侧大脑半球分内侧面、上外侧面和下面,并借 3 条叶间沟分为 5 个叶(图 10 - 26)。

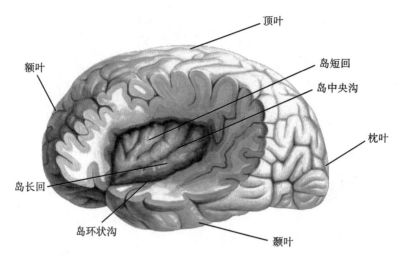

图 10 - 26 大脑半球的分叶

（1）大脑半球的叶间沟和分叶：①叶间沟有 3 条。外侧沟位于半球的上外侧面，自前下斜行向后上方。中央沟起自半球上缘中点的稍后方，沿上外侧面斜向前下方。顶枕沟位于半球内侧面后部，并转至上外侧面。②分叶有 5 个。额叶为外侧沟之上、中央沟之前的部分。顶叶为中央沟之后、顶枕沟之前的部分。颞叶为外侧沟以下的部分。枕叶位于顶枕沟后方。岛叶位于外侧沟的深部。

（2）大脑半球重要的沟、回如下。

上外侧面（图 10 - 27）：①额叶，中央沟前方有与之平行的中央前沟，两沟之间为中央前回。自中央前沟向前发出上、下两条沟，分别称额上沟和额下沟。额上、下沟将中央前回以前的部分，分为额上回、额中回、额下回。②顶叶，中央沟后方有与之平行的中央后沟，两沟之间为中央后回。围绕颞上沟末端的为角回。包绕外侧沟后端的为缘上回。③颞叶，外侧沟下方有与之平行的颞上沟，两沟之间为颞上回。在外侧沟的下壁上有两条短的颞横回。

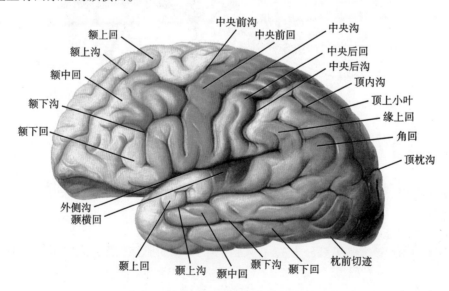

图 10 - 27 大脑半球的上外侧面（左侧）

内侧面（图 10 - 28）：胼胝体背侧和头端的脑回为扣带回；扣带回中部的上方为中央旁小叶，是中央前、后回在半球内侧面的延续部分；在胼胝体后下方，有自顶枕沟行向前下至枕叶的距状沟。距状沟的前下方，自枕叶向前伸向颞叶的沟为侧副沟。侧副沟前部上方有海马旁回，其前端向后弯曲的部分称钩。扣带回、海马旁回及钩等合称边缘叶。边缘叶与下丘脑、杏仁体、丘脑前核群等皮质下结构密切联系，共同构成边缘系统，与内脏调节、学习和记忆、情绪反映、性活动等功能有关。

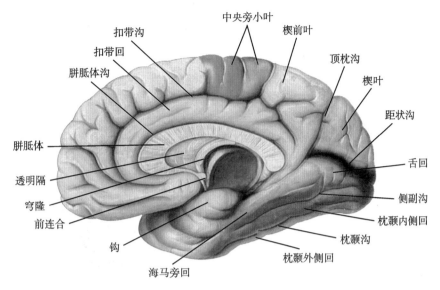

图 10 – 28 大脑半球的内侧面

下面(图 10 – 29):额叶下面有纵行的嗅束,其前端膨大称嗅球。嗅球和嗅束参与嗅觉冲动的传导。

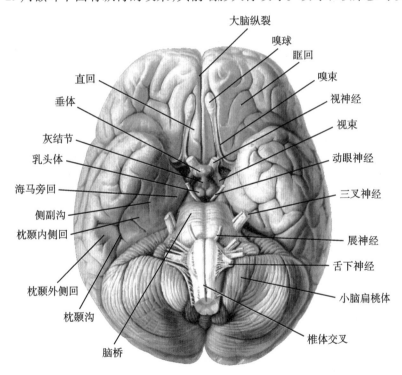

图 10 – 29 端脑下面

2. 大脑的内部结构

大脑半球表层为大脑皮质,深部为髓质,在大脑半球的基底部,包埋于白质中的灰质团块称基底核。

(1)大脑皮质的功能定位(图 10 – 30、图 10 – 31):大脑皮质是人体活动的最高中枢,其不同部位有完成某些反射活动的相对集中区,称大脑皮质的功能定位。①躯体运动区位于中央前回和中央旁小叶的前部,管理对侧半身的骨骼肌运动。②躯体感觉区位于中央后回和中央旁小叶的后部,接受对侧半身感觉传导纤维。③视区位于距状沟两侧的皮质。④听区位于颞横回,接受双侧的听觉冲动传入。⑤语言区包括说话、听话、书写和阅读 4 个区。说话中枢(运动性语言中枢)位于额下回后部,此区受损,丧失说话能力,称运动性失语症。听话中枢(听觉性语言中枢)位于颞上回后部,此区受损,患者虽听觉正常,但听不懂别人讲话的意思,自己说话错误、混乱而不自知,称感觉性失语症。书写中枢位于额中回后部,此区受损,虽然手的运动正常,但不能写出正确的文字,称失写症。阅读中枢(视觉性语言中枢)位于角回,此区受损时,虽视觉正常,但不能理解文字符号的意义,称失读症。

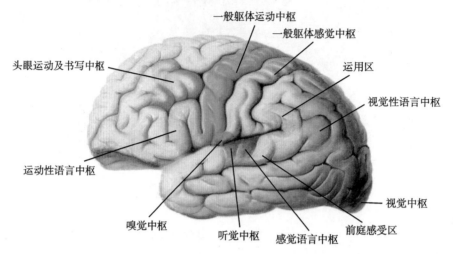

图 10 - 30　大脑皮质的功能定位(上外侧面)

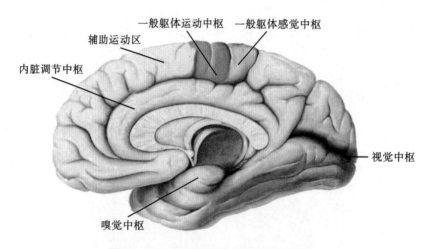

图 10 - 31　大脑皮质的功能定位(内侧面)

(2)基底核(图 10 - 32):是大脑半球髓质内灰质团块的总称,主要包括豆状核、尾状核和杏仁体等。豆状核分为壳和苍白球。豆状核和尾状核合称纹状体,纹状体具有调节肌张力和协调肌群运动等的作用。

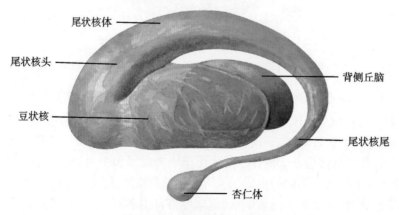

图 10 - 32　大脑基底核模式图

（3）大脑髓质：位于皮质的深面，由大量的神经纤维组成。

内囊（图10-33）：位于背侧丘脑、尾状核与豆状核之间的白质纤维板称内囊。在大脑水平切面上，内囊呈向外开放的"V"形，分三部分，即豆状核与尾状核头部之间的部分称内囊前肢；豆状核与背侧丘脑之间的部分称内囊后肢，内有皮质脊髓束、丘脑中央辐射和视辐射等通过；前、后肢的结合部称内囊膝，有皮质核束通过。

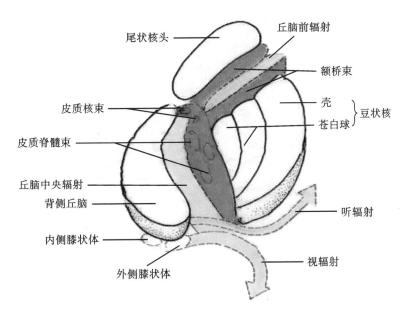

图10-33 内囊结构模式图

内囊是投射纤维高度集中的区域，所以此处病灶即使不大，也可导致严重的后果。如营养一侧内囊的小动脉破裂（通称脑溢血）或栓塞时，内囊膝和后肢受损，可导致对侧半身深、浅感觉障碍与对侧半身随意运动障碍，双眼对侧半视野偏盲，即临床所谓的"三偏"综合征。

胼胝体：位于大脑纵裂底部，为连接两侧大脑半球的白质纤维。

（4）侧脑室（图10-34）：位于大脑半球内，左、右各一，借室间孔与第三脑室相交通。

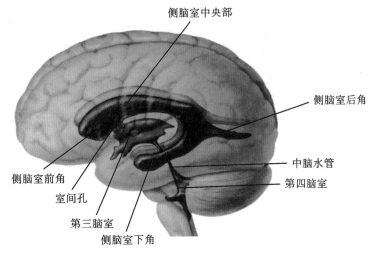

图10-34 脑室投影图

三、脊髓和脑的被膜、血管及脑脊液的循环

（一）脊髓和脑的被膜

脊髓和脑表面自外向内有硬膜、蛛网膜和软膜三层被膜，有保护、支持脊髓和脑的作用。

1. 硬膜

（1）硬脊膜（图 10-35）：为厚而坚韧的结缔组织膜，包裹脊髓，上端在枕骨大孔边缘与硬脑膜延续，下部在第 2 骶椎水平逐渐变细包裹马尾，末端附于尾骨。硬脊膜与椎管内面骨膜之间的狭窄腔隙称硬膜外隙，容纳脊神经根、脂肪、淋巴管、静脉丛和疏松结缔组织，并略呈负压。临床上进行硬膜外麻醉术，就是将麻醉药物注入此间隙，以阻滞脊神经根的传导。

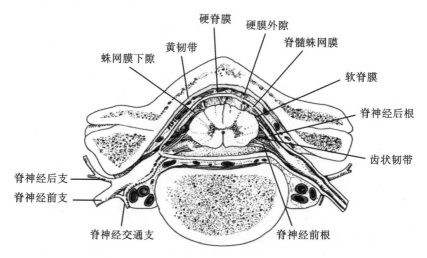

图 10-35　脊髓的被膜

（2）硬脑膜（图 10-36）：由两层构成，外层为衬于颅骨内面的骨膜，内层折叠，深入脑各部之间起固定和承托作用。硬脑膜与颅盖骨连结疏松，易于分离，而与颅底骨结合紧密。①大脑镰呈镰刀形伸入大脑纵裂，分隔两个大脑半球。②小脑幕呈半月形伸入大脑横裂，分隔大脑和小脑。前缘游离称小脑幕切迹，其前方与中脑相邻。③硬脑膜在某些部位两层分开，构成含静脉血的腔隙，称硬脑膜窦（图 10-37）。硬脑膜窦主要有上矢状窦、下矢状窦、直窦、窦汇、横窦、乙状窦和海绵窦。

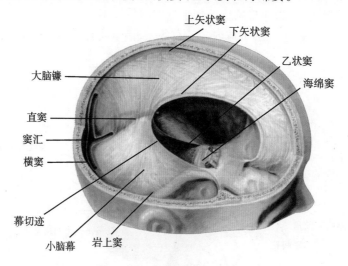

图 10-36　硬脑膜和硬脑膜窦

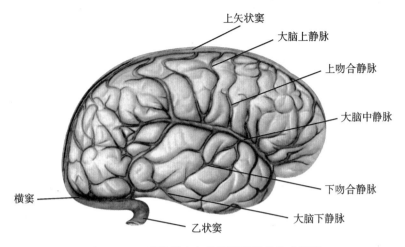

图 10 - 37　硬脑膜窦与头颈部静脉的吻合情况

上矢状窦
大脑上静脉
上吻合静脉
大脑中静脉
下吻合静脉
横窦
大脑下静脉
乙状窦

2. 蛛网膜

蛛网膜薄而透明,无血管和神经。蛛网膜与软膜之间的不规则腔隙称蛛网膜下隙,内含脑脊液。此隙在某些部位扩大形成蛛网膜下池,主要有小脑延髓池和终池。蛛网膜在上矢状窦两侧形成蛛网膜粒突入窦内,脑脊液可通过蛛网膜粒渗入上矢状窦内,回流入静脉(图 10 - 38)。

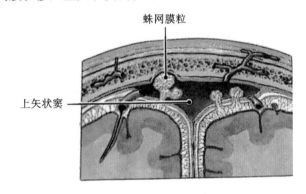

蛛网膜粒
上矢状窦

图 10 - 38　上矢状窦和蛛网膜粒

3. 软膜

软膜薄而透明,富含血管,紧贴脑和脊髓表面并深入其沟、裂中,按位置分别称为软脑膜和软脊膜。在脑室附近,软脑膜、毛细血管和室管膜上皮共同突入脑室内构成脉络丛。脉络丛是产生脑脊液的主要结构。

(二)脊髓和脑的血管

1. 脊髓的血管

(1)脊髓的动脉:来自椎动脉和节段性动脉。椎动脉发出脊髓前、后动脉,沿脊髓表面下降,与肋间后动脉、腰动脉发出的节段性动脉分支吻合成网,分支营养脊髓。

(2)脊髓的静脉:较动脉多而粗,收集脊髓内的小静脉后汇合成脊髓前、后静脉,最后注入硬膜外隙的椎内静脉丛。

2. 脑的血管

(1)脑的动脉(图 10 - 39、图 10 - 40):来自颈内动脉和椎动脉。

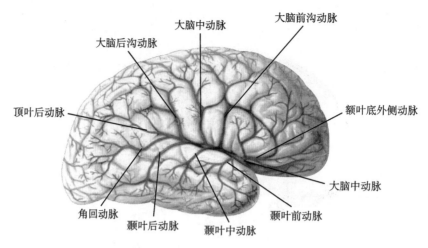

图 10 - 39　大脑半球上外侧面的动脉

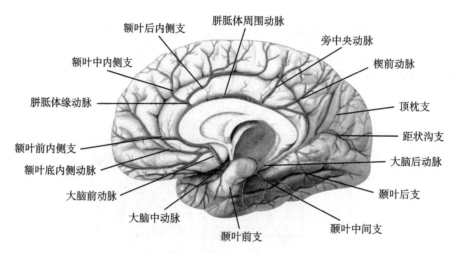

图 10 - 40　大脑半球内侧面的动脉

颈内动脉:起自颈总动脉,经颈动脉管入颅后,分出大脑前动脉、大脑中动脉等,主要供应大脑半球的前 2/3 和间脑前部。其中,大脑中动脉发出一些细小的中央支,垂直向上穿入脑实质,营养纹状体、内囊膝和内囊后肢前部。因其血流压力大,血管脆性高,在高血压动脉硬化时易发生破裂出血(故又称出血动脉)。

椎动脉:起自锁骨下动脉,经枕骨大孔入颅后合并成基底动脉,最后形成两条大脑后动脉。其主要营养脑干、小脑、间脑后部和大脑半球的后 1/3。

大脑动脉环(Willis 环):围绕视交叉、灰结节和乳头体,由前交通动脉、大脑前动脉、颈内动脉、后交通动脉和大脑后动脉吻合而成(图 10 -41)。当动脉环某处发育不良或阻断时,可通过血液重新分配,在一定程度上起代偿作用,以维持脑的血液供应。

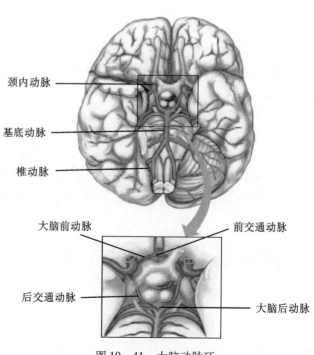

图 10 - 41　大脑动脉环

（2）脑的静脉：不与动脉伴行，分为浅静脉和深静脉，收集皮质、髓质和基底核等处的静脉血，注入邻近的静脉窦。

（三）脑脊液的产生与循环途径

1.脑脊液

脑脊液为各脑室脉络丛产生的无色透明液体，总量在成人约为150mL，流动于脑室和蛛网膜下隙内。脑脊液对脑和脊髓起缓冲、保护、运输代谢产物和调节颅内压的作用。

2.脑脊液的循环途径

脑脊液的循环途径（图10-42）：左、右侧脑室脉络丛—室间孔—第三脑室—中脑水管—第四脑室—正中孔和左、右外侧孔—蛛网膜下隙—蛛网膜粒—上矢状窦—颈内静脉。

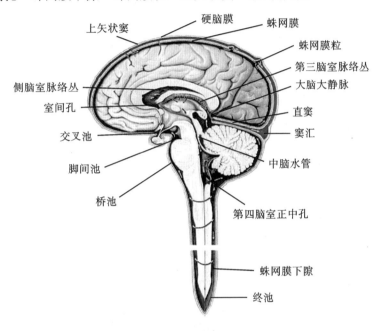

图10-42　脑脊液的循环模式图

考点提示：脊髓的位置；大脑皮质的功能定位（听、说、读、写中枢）；硬膜外隙、蛛网膜下隙的概念及临床应用；颈内动脉的分支、营养范围；大脑动脉环（Willis环）的构成；脑脊液的产生、循环、作用

第三节　周围神经系统

周围神经系统包括脊神经、脑神经和内脏神经。

一、脊神经

脊神经（图10-43）共31对，均与脊髓相连，从上到下包括颈神经8对、胸神经12对、腰神经5对、骶神经5对和尾神经1对。每对脊神经在椎间孔处由脊髓发出的前根和后根组成。前根为运动性，后根为感觉性，在后根上有一椭圆形膨大，称为脊神经节，由假单极神经元胞体聚集而成，故脊神经是混合性神经。

脊神经出椎间孔后，立即分为前支和后支。后支较细小，主要分布于项、背、腰和骶部的深层肌肉和皮肤；前支较粗大，主要分布于躯干前、外侧和四肢的肌与皮肤。除第2~11对胸神经前支外，其余脊神经前支分别交织成4对神经丛，即颈丛、臂丛、腰丛和骶丛，再由丛发出分支到相应的区域。

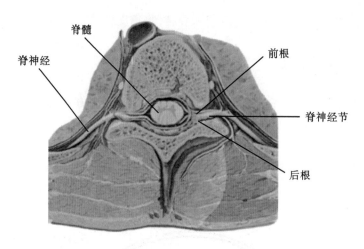

图 10 - 43　脊神经的组成

(一)颈丛

1. 组成及位置

颈丛位于颈侧部胸锁乳突肌上部的深面,由第 1~4 颈神经前支组成。

2. 颈丛的分支

颈丛的分支有皮支和肌支。

(1)皮支(图 10 - 44):较粗大,位置表浅,有枕小神经、耳大神经、颈横神经和锁骨上神经等,均自胸锁乳突肌后缘中点附近穿过深筋膜浅出,呈放射状分布于枕部、颈侧部、耳郭、肩部及胸壁上部的皮肤。做颈部表浅手术时,常在胸锁乳突肌后缘中点附近做局部阻滞麻醉。

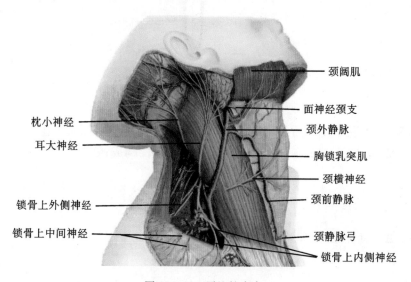

图 10 - 44　颈丛的皮支

(2)肌支:主要为膈神经(图 10 - 45),为混合性神经。自颈丛发出后经锁骨下动、静脉之间入胸腔至膈。其运动纤维支配膈;感觉纤维分布于胸膜、心包和膈下面腹膜,右膈神经的感觉纤维还分布于肝、胆囊和肝外胆道等。

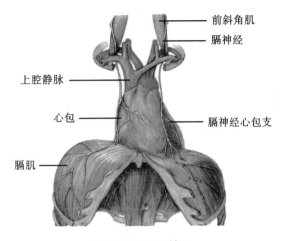

图 10 - 45 膈神经

(二)臂丛

1. 组成及位置

臂丛由第 5~8 颈神经前支和第 1 胸神经前支的大部分组成,经锁骨中点后方进入腋窝,围绕腋动脉排列。在锁骨中点后上方,臂丛较集中,且位置较浅,临床上常在此处行臂丛阻滞麻醉。

2. 臂丛的主要分支

臂丛的主要分支有腋神经、肌皮神经、正中神经、尺神经、桡神经。

(1)腋神经(图 10 - 46):沿肱骨外科颈行向后外至三角肌深面。肌支支配三角肌等,皮支分布于肩部及臂部上 1/3 外侧皮肤。肱骨外科颈骨折时易损伤此神经。腋神经损伤主要表现为肩关节不能外展,呈现"方形肩"。

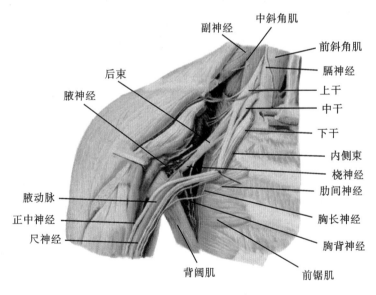

图 10 - 46 上肢前面的神经

(2)肌皮神经(图 10 - 47):沿肱二头肌深面行向外下,沿途发出肌支和皮支;终支在肘关节的外上方穿出深筋膜,续为前臂外侧皮神经。肌支支配臂前群肌,皮支分布于前臂外侧皮肤。

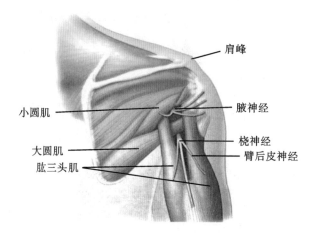

图 10 - 47 上肢后面的神经

（3）正中神经：由臂丛发出后，沿肱二头肌内侧缘伴肱动脉下行至肘窝，在前臂正中下行于浅、深屈肌之间达手掌。在前臂，发出肌支支配除肱桡肌、尺侧腕屈肌和指深屈肌尺侧半以外的前臂前群肌。在手掌，发出肌支支配手肌外侧群（拇收肌除外）及中间群的小部分。皮支分布于手掌桡侧 2/3、桡侧三个半手指掌面的皮肤及其背面中节和远节指的皮肤。正中神经主干损伤后，除皮支分布区的感觉丧失外，运动障碍主要表现为"猿手"（图 10 - 48）。

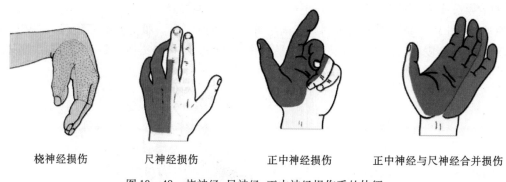

桡神经损伤　　　　尺神经损伤　　　　正中神经损伤　　　正中神经与尺神经合并损伤

图 10 - 48　桡神经、尺神经、正中神经损伤手的体征

（4）尺神经：伴随肱动脉内侧下行至臂中部，经尺神经沟进入前臂，伴尺动脉下行入手掌。在前臂，发出肌支支配尺侧腕屈肌和指深屈肌尺侧半。在手掌，发出肌支支配手肌内侧群、中间群的大部分和拇收肌。皮支分布于手掌尺侧部和尺侧一个半手指掌面的皮肤及手背尺侧半和尺侧两个半手指背面皮肤。尺神经在尺神经沟处位置表浅，骨折时易受损伤，尺神经损伤后最主要的症状为"爪形手"（图 10 - 48）。

（5）桡神经：是上肢最粗大的神经，紧贴肱骨桡神经沟行向外下，到肱骨外上髁前方分为皮支和肌支。肌支支配臂肌后群、前臂肌后群、肱桡肌和桡侧腕长伸肌。皮支分布于臂和前臂背面、手背桡侧半及桡侧两个半手指近节指背面的皮肤。桡神经在经桡神经沟时，紧贴骨面，肱骨中段骨折易损伤此神经。桡神经损伤主要表现为"垂腕征"（图 10 - 48）。

（三）胸神经前支

胸神经前支共 12 对，除第 1 对的大部分参与臂丛组成和第 12 对的小部分参与腰丛的组成外，其余均不形成神经丛。第 1 ~ 11 对胸神经前支均各自行于相应的肋间隙中，称肋间神经，第 12 对胸神经前支的大部分行于第 12 肋下方，故称肋下神经。

胸神经前支（图 10 - 49）主要分布于胸腹壁皮肤、肋间肌、腹前外侧壁肌及相应的壁腹膜等处，且在胸、腹壁皮肤呈明显的节段性分布：第 2 胸神经前支分布于胸骨角平面；第 4 胸神经前支分布于乳头平面；第 6 胸神经前支分布于剑突平面；第 8 胸神经前支分布于肋弓平面；第 10 胸神经前支分布于脐平面；第 12 胸神经前支分布于脐与耻骨联合连线中点的平面。临床施行硬膜外麻醉时，常以胸神经前支分布区来确定麻醉平面的高低。

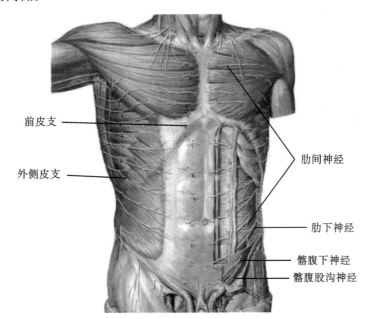

图 10 – 49　胸神经前支皮支的分布

（四）腰丛

1. 组成及位置

腰丛（图 10 – 50）位于腰大肌的深面，由第 12 胸神经前支的小部分、第 1～3 腰神经前支及第 4 腰神经前支的一部分组成。

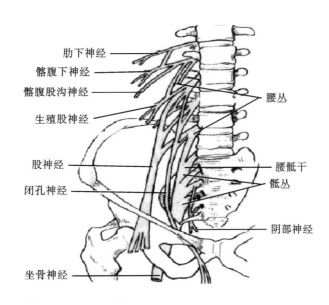

图 10 – 50　腰骶丛及其分布

2. 腰丛的主要分支

腰丛的主要分支有髂腹下神经和髂腹股沟神经、股神经和闭孔神经等。

（1）髂腹下神经和髂腹股沟神经：主要分布于腹股沟管区的肌和皮肤，髂腹股沟神经还分布于阴囊或大阴唇的皮肤。

（2）股神经（图 10 – 51）：为腰丛中最大的分支，在腰大肌外侧缘与髂肌之间下行，经腹股沟韧带中点的深面进入股三角内，于股动脉外侧分为数支。其肌支支配大腿肌前群；皮支除分布于大腿前面的皮肤外,还发出一支较长的皮支为隐神经,伴大隐静脉下行,分布于小腿内侧面及足内侧缘皮肤。股神经损伤后,不能伸小腿,行走困难。

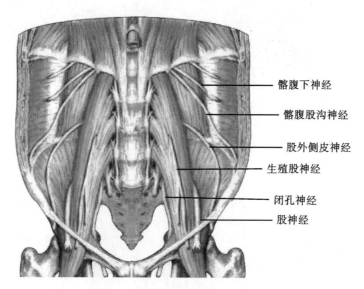

图 10 - 51　股神经与闭孔神经

(3)闭孔神经(图 10 - 51):沿骨盆侧壁向前下行,穿过闭孔至大腿内侧,分布于大腿内侧群肌和大腿内侧的皮肤。

(五)骶丛

1.组成和位置

骶丛由腰骶干(由第 4 腰神经前支的一部分和第 5 腰神经前支组成)、全部骶神经及尾神经前支组成,位于盆腔内、骶骨和梨状肌的前面,是全身最大的脊神经丛。

2.骶丛的主要分支

骶丛的主要分支有臀上神经、臀下神经、阴部神经和坐骨神经等(图 10 - 52)。

(1)臀上神经:经梨状肌上孔出盆腔,支配臀中肌和臀小肌等。

(2)臀下神经:经梨状肌下孔出盆腔,支配臀大肌。

(3)阴部神经:经梨状肌下孔出盆腔,绕坐骨棘经坐骨小孔入坐骨肛门窝,分支分布于肛门、会阴部和外生殖器的肌与皮肤。

(4)坐骨神经:是全身最粗大的神经,经梨状肌下孔出盆腔,在臀大肌深面下行,经坐骨结节与股骨大转子连线的中点下降至大腿后面,在腘窝上方处分为胫神经和腓总神经(图 10 - 53)。坐骨神经干在大腿后部发出肌支支配大腿肌后群。

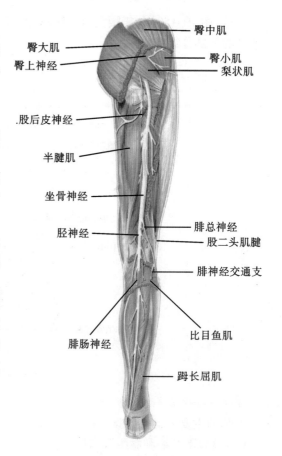

图 10 - 52　下肢后面的神经

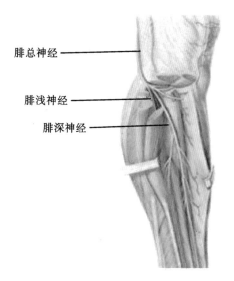

图 10 - 53　腓总神经

胫神经:沿腘窝中线下降,沿小腿三头肌深面下行,经内踝后方进入足底,分为足底内侧神经和足底外侧神经。胫神经肌支支配小腿后群肌和足底肌,皮支分布于小腿后面和足底的皮肤。胫神经损伤表现为"钩状足"畸形(图 10 - 54)。

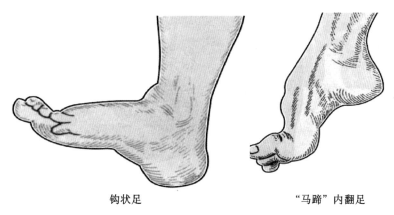

钩状足　　　　　　　　　"马蹄"内翻足

图 10 - 54　病理性足形

腓总神经:沿腘窝外侧下行,绕腓骨颈外侧向前在小腿前面,分为腓浅神经和腓深神经。腓浅神经支配小腿外侧群肌(腓骨长、短肌),皮支分布于小腿前外侧面、足背及第 2 ~ 5 趾背面相对缘的皮肤;腓深神经肌支支配小腿前群肌及足背肌,皮支分布于第 1 ~ 2 趾背面相对缘的皮肤。腓总神经损伤表现为"马蹄"内翻足(图 10 - 54)。

口诀:坐骨神经分两支,腓总神经胫神经;腓总前群外侧群,后者支配后肌群。

二、脑神经

脑神经(图 10 - 55)共 12 对,与脑相连。其名称和顺序用罗马数字表示,分别为Ⅰ嗅神经、Ⅱ视神经、Ⅲ动眼神经、Ⅳ滑车神经、Ⅴ三叉神经、Ⅵ展神经、Ⅶ面神经、Ⅷ前庭蜗神经、Ⅸ舌咽神经、Ⅹ迷走神经、Ⅺ副神经、Ⅻ舌下神经。

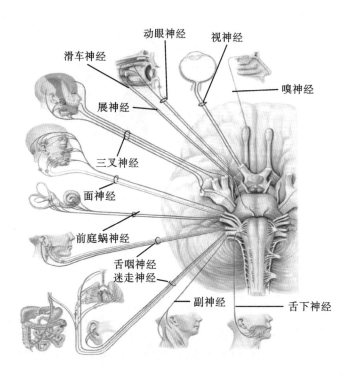

图 10 – 55　脑神经模式图

　　脑神经中含有躯体感觉纤维、内脏感觉纤维、躯体运动纤维和内脏运动纤维 4 种纤维成分。根据每对脑神经所含纤维种类的不同,将脑神经分为感觉性神经(Ⅰ、Ⅱ、Ⅷ)、运动性神经(Ⅲ、Ⅳ、Ⅵ、Ⅺ、Ⅻ)和混合性神经(Ⅴ、Ⅶ、Ⅸ、Ⅹ)三类。

　　口诀:一嗅二视三动眼,四滑五叉六外展;七面八蜗九舌咽,迷走及副舌下全。

(一)嗅神经

　　嗅神经为感觉性神经,起于鼻腔嗅区黏膜的嗅细胞,由嗅细胞的中枢突聚集成嗅丝,向上穿筛孔入颅腔终于嗅球,传导嗅觉冲动。

(二)视神经

　　视神经(图 10 – 56)为感觉性神经,由眼球视网膜的节细胞轴突在视网膜后部汇集成视神经盘后穿巩膜,经视神经管入颅腔形成视交叉,再经视束,止于外侧膝状体,传导视觉冲动。

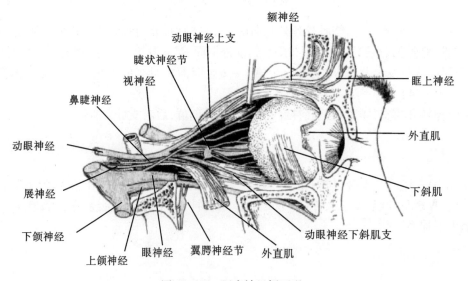

图 10 – 56　眶内神经侧面观

（三）动眼神经

动眼神经（图 10 – 57）发自中脑，为运动性神经，含有躯体运动纤维和内脏运动（副交感）纤维。动眼神经自中脑脚间窝，经眶上裂入眶。躯体运动纤维支配提上睑肌、上直肌、下直肌、内直肌和下斜肌；内脏运动纤维支配瞳孔括约肌和睫状肌。

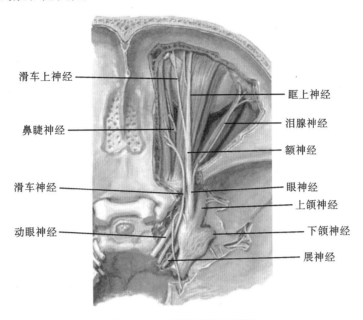

滑车上神经
鼻睫神经
滑车神经
动眼神经

眶上神经
泪腺神经
额神经
眼神经
上颌神经
下颌神经
展神经

图 10 – 57　眶内神经上面观

（四）滑车神经

滑车神经（图 10 – 57）发自中脑，为运动性神经，只含躯体运动纤维。自中脑下丘下方出脑，经眶上裂入眶，支配上斜肌。

（五）三叉神经

三叉神经（图 10 – 58、图 10 – 59）为最粗大的脑神经，属于混合性神经，大部分为躯体感觉纤维，胞体位于颞骨岩部的三叉神经节内，其周围突分为三支，即眼神经、上颌神经和下颌神经；小部分为躯体运动纤维，加入下颌神经。

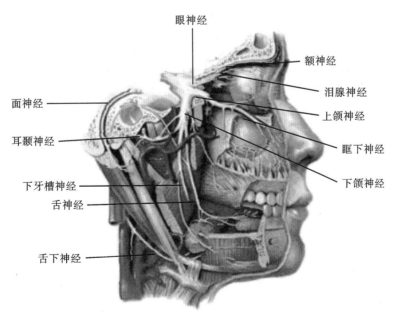

眼神经
面神经
耳颞神经
下牙槽神经
舌神经
舌下神经

额神经
泪腺神经
上颌神经
眶下神经
下颌神经

图 10 – 58　三叉神经（外侧面）

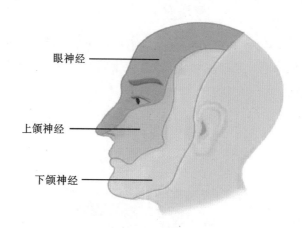

图 10 - 59　三叉神经皮支分布模式图

1. 眼神经

眼神经为感觉性神经,经眶上裂入眶,分布于泪腺、眼球、结膜及鼻背和睑裂以上的皮肤。

2. 上颌神经

上颌神经为感觉性神经,穿圆孔出颅,经眶下裂入眶,分布于上颌牙、口腔、鼻腔黏膜、上颌窦及睑裂与口裂之间的皮肤。

3. 下颌神经

下颌神经为混合性神经,经卵圆孔出颅,运动纤维支配咀嚼肌;感觉纤维分布于口腔底、舌前 2/3 黏膜、下颌牙、牙龈及颞部、耳前、口裂以下的皮肤。

(六)展神经

展神经为运动性神经,只含躯体运动纤维。自延髓脑桥沟出脑,向前穿海绵窦经眶上裂入眶,支配外直肌。

(七)面神经

面神经(图 10 - 60)为混合性神经,含躯体运动纤维、内脏运动纤维和内脏感觉纤维。内脏运动纤维和内脏感觉纤维在面神经管内分出。内脏运动纤维支配泪腺、下颌下腺和舌下腺的分泌;内脏感觉纤维分布于舌前 2/3 的味蕾,传导味觉冲动。躯体运动纤维经茎乳孔出颅后,向前穿过腮腺,在腮腺前缘呈放射状发出颞支、颧支、颊支、下颌缘支和颈支,支配面部表情肌和颈阔肌。面神经管外损伤主要表现为患侧表情肌瘫痪,额纹消失,鼻唇沟变浅,口角歪向健侧,不能闭眼等;面神经管内损伤,除上述症状外,还可出现患侧舌前 2/3 味觉障碍,泪腺、下颌下腺及舌下腺分泌障碍等。

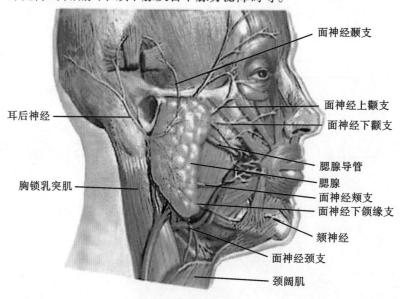

图 10 - 60　面神经

(八)前庭蜗神经

前庭蜗神经(图10-61)为感觉性神经,由前庭神经和蜗神经组成。前庭神经分布于内耳的壶腹嵴、椭圆囊斑和球囊斑,传导平衡觉冲动;蜗神经分布于内耳的螺旋器,传导听觉冲动。前庭蜗神经经内耳门入颅,在延髓脑桥沟外侧入脑桥,终止于前庭神经核和蜗神经核。

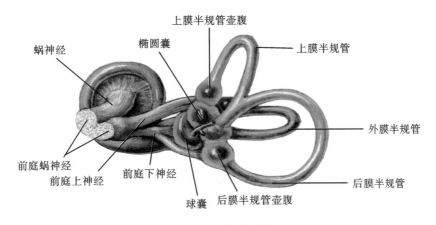

图10-61 前庭蜗神经

(九)舌咽神经

舌咽神经(图10-62)为混合性神经,含有躯体运动纤维、躯体感觉纤维、内脏运动纤维和内脏感觉纤维。舌咽神经连于延髓两侧上部,经颈静脉孔出颅,下行于颈内动、静脉之间,继而呈弓形向前入舌。舌咽神经的躯体运动纤维支配咽肌;内脏运动纤维管理腮腺的分泌;躯体感觉纤维和内脏感觉纤维分布于咽和舌后1/3的黏膜和味蕾,传导一般感觉和味觉冲动;由内脏感觉纤维组成的颈动脉窦支分布于颈动脉窦和颈动脉小球,传导这两个结构发出的冲动,以调节血压和呼吸。

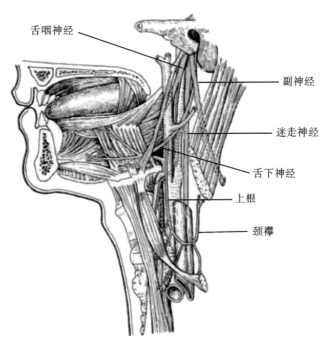

图10-62 舌咽神经、迷走神经、副神经的行程与分布

(十)迷走神经

迷走神经(图10-62)为混合性神经,是分布最广、行程最长的脑神经,含有内脏运动纤维、内脏感觉纤维、躯体运动纤维和躯体感觉纤维。内脏运动纤维管理胸、腹腔器官的运动和腺体分泌;内脏感觉纤维分布于咽、喉及胸、腹腔器官,传导内脏感觉冲动;躯体运动纤维支配软腭、咽喉肌;躯体感觉纤维分布于

硬脑膜、耳郭和外耳道等处。

迷走神经在舌咽神经下方连于延髓，穿颈静脉孔出颅，于颈内静脉和颈总动脉之间的后方下行，经胸廓上口入胸腔，左、右迷走神经分支组成食管前、后丛伴食管下降，至食管下段分别汇集成迷走神经前干和迷走神经后干，穿食管裂孔入腹腔，分布于肝、胰、脾、肾以及结肠左曲以上的肠管。迷走神经的主要分支如下。

1. 喉上神经

喉上神经（图 10 - 63）在舌骨平面处分为内、外两支。内支分布于声门裂以上的喉黏膜等处，外支支配环甲肌。

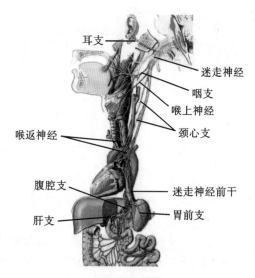

图 10 - 63　喉上神经和喉返神经

2. 喉返神经

喉返神经（图 10 - 63）是迷走神经在胸部的分支，左喉返神经绕主动脉弓下方，右喉返神经绕右锁骨下动脉下方，两者均返行向上，行于气管与食管之间的沟内，分布于声门裂以下的喉黏膜和除环甲肌以外的喉肌。

（十一）副神经

副神经（图 10 - 62）为运动性神经，连于延髓，自延髓外侧迷走神经根的下方出脑，经颈静脉孔出颅，支配胸锁乳突肌和斜方肌。

（十二）舌下神经

舌下神经为运动性神经，连于延髓，自延髓前外侧沟出脑，经舌下神经管出颅，支配舌肌。

三、内脏神经

内脏神经主要分布于内脏、心血管和腺体，包括内脏运动神经和内脏感觉神经。内脏运动神经又称自主神经或植物神经，支配平滑肌和心肌的运动及腺体的分泌。内脏感觉神经分布于内脏、心血管壁等处的内感受器。

（一）内脏运动神经

1. 内脏运动神经和躯体运动神经的比较

内脏运动神经（图 10 - 64）和躯体运动神经都在大脑皮质及皮质下各级中枢的控制下，互相协调，互相制约，以维持机体内、外环境的相互平衡。但二者在结构与功能上也有较大的区别。

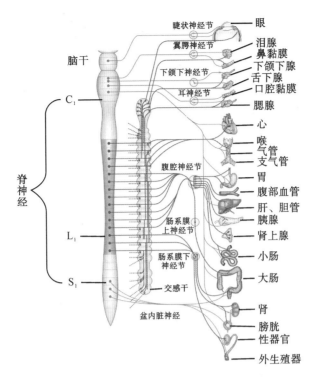

睫状神经节 —— 眼
翼腭神经节 —— 泪腺
—— 鼻黏膜
—— 下颌下腺
下颌下神经节 —— 舌下腺
—— 口腔黏膜
耳神经节 —— 腮腺
—— 心
—— 喉
—— 气管
—— 支气管
腹腔神经节 —— 胃
—— 腹部血管
—— 肝、胆管
—— 胰腺
肠系膜 上神经节 —— 肾上腺
—— 小肠
肠系膜下 神经节 —— 大肠
交感干 —— 肾
—— 膀胱
盆内脏神经 —— 性器官
—— 外生殖器

脑干

C₁

脊神经

L₁

S₁

图 10-64 内脏运动神经概况

(1)躯体运动神经支配骨骼肌受意识控制,而内脏运动神经支配平滑肌、心肌和腺体,不受意识控制。

(2)躯体运动神经自低级中枢至效应器仅需1个神经元,而内脏运动神经自低级中枢到所支配的器官需经过2个神经元。第1个神经元称为节前神经元,胞体位于脑干或脊髓,其发出的纤维称为节前纤维。第2个神经元称为节后神经元,胞体位于内脏神经节内,其发出的纤维称为节后纤维。

(3)躯体运动神经只有一种纤维成分,而内脏运动神经则有交感和副交感两种纤维成分,且多数器官同时接受交感神经和副交感神经的双重支配。

2. 交感神经

交感神经的低级中枢位于脊髓 $T_1 \sim L_3$ 节段灰质的侧角内,其周围部由交感神经节、交感干及其发出的节后纤维、交感神经丛组成。

(1)交感神经节:分为椎旁节和椎前节。椎旁节位于脊柱的两侧,共有 22~24 对。椎前节位于椎体前方,包括腹腔神经节、主动脉肾神经节和肠系膜上、下神经节,分别位于同名动脉根部附近,呈不规则的节状团块。

(2)交感干(图10-65):由椎旁节借节间支相互连接而成的串珠状结构,称为交感干。交感干位于脊柱两侧,上起自颅底,下至尾骨前面,两干下端汇合终于奇神经节。

(3)交感神经节前纤维的去向:节前纤维由脊髓灰质侧角的交感神经元发出,经脊神经前根、脊神经、白交通支进入交感干后有 3 种去向。①终止于相应的椎旁节。②在交感干内上升或下降,然后终止于该处的椎旁节。③穿过椎旁节,终止于椎前节。

(4)交感神经节后纤维的去向:节后纤维由交感神经发出,也有 3 种去向。①经交通支返回脊神经,随脊神经分布于躯干、四肢的血管、汗腺和竖毛肌等。②攀附动脉形成同名神经丛,并随动脉分支到达所支配的器官。③由交感神经节直接发出分支分布到所支配的器官。

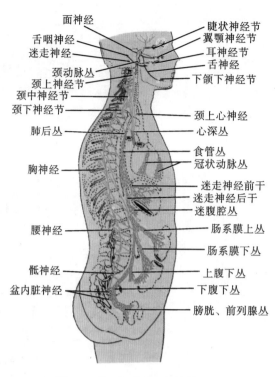

图 10 – 65　交感干和腹部神经丛

3.副交感神经

副交感神经的低级中枢位于脑干内的副交感神经核和脊髓第 2~4 节段灰质的骶副交感核。周围部的副交感神经节多位于所支配器官的附近或器官壁内,分别称为器官旁节或器官内节。脑干内的副交感神经核(动眼神经副核、上泌涎核、下泌涎核和迷走神经背核)所发出的节前纤维随第Ⅲ、Ⅶ、Ⅸ、Ⅹ对脑神经分布,其节后纤维分布于瞳孔括约肌、睫状肌、唾液腺及胸腹腔器官和结肠左曲以上的消化管;由脊髓的骶副交感核发出的节前纤维随骶神经走行,组成盆内脏神经加入盆丛,在副交感神经节内发出的节后纤维分布于结肠左曲以下的消化管、盆腔器官及外生殖器。

4.交感神经和副交感神经的区别

交感神经和副交感神经同属内脏运动神经,但两者在形态结构、分布范围和功能上又有明显区别(表10 – 1)。

表 10 –1　交感神经和副交感神经的区别

区别点	交感神经	副交感神经
低级中枢	脊髓 T_1 ~ L_3 节段灰质侧角	脑干内的副交感神经核,脊髓底部第 2~4 节段灰质的骶副交感核
周围神经节	椎旁节和椎前节	器官旁节和器官内节
节前、节后纤维	节前纤维短,节后纤维长	节前纤维长,节后纤维短
分布范围	全身血管和内脏平滑肌、心肌、腺体、竖毛肌、瞳孔开大肌等	内脏平滑肌、心肌、腺体、瞳孔括约肌和睫状肌等

(二)内脏感觉神经

内脏器官除有内脏运动神经支配外,也有内脏感觉神经分布。内脏感觉神经通过内脏感受器接受来自内脏的刺激产生的冲动,并传入中枢,产生感觉。

内脏感觉神经的特点:①内脏一般性活动不引起感觉,较强烈的内脏活动才能引起感觉(如心绞痛、饥饿等);②对切、割等刺激不敏感,而对牵拉、冷热、膨胀和痉挛等刺激较敏感;③内脏感觉传入途径分散,因而内脏痛是弥散的,定位模糊。

(三)牵涉性疼痛

当某些内脏器官发生病变时,常在体表的一定区域产生感觉过敏或疼痛的现象,称为牵涉性痛。各内脏器官引起牵涉性痛的部位有一定规律,如心绞痛时,常在左胸前区及左臂内侧皮肤感到疼痛;肝胆疾患时,常在右肩部感到疼痛。

考点提示:31 对脊神经的组成;腋神经、正中神经、尺神经、桡神经、胸神经前支、坐骨神经、胫神经、腓总神经的分布、支配范围;交感神经、副交感神经的低级中枢位置。

第四节 神经系统的传导通路

神经传导通路是指大脑皮质与感受器、效应器之间神经冲动的传导道路,包括感觉传导通路和运动传导通路。人体的感受器接受内、外环境的刺激所产生的神经冲动,由传入神经传递到大脑皮质的神经通路称为感觉(上行)传导通路;从大脑皮质发出的神经冲动到效应器的神经通路称为运动(下行)传导通路。

一、感觉传导通路

(一)躯干和四肢的本体感觉与精细触觉传导通路

本体感觉(图 10-66、图 10-67)又称为深感觉,是指肌、腱、关节等处的位置觉、运动觉和震动觉。该传导通路还传导皮肤的精细触觉(即辨别两点间的距离和感受物体的纹理粗细等),由三级神经元组成。

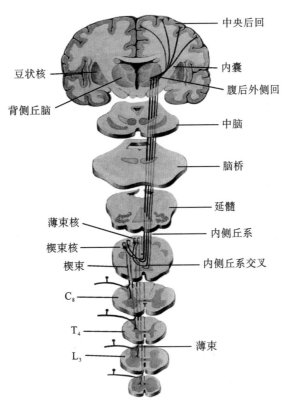

图 10-66 躯干和四肢意识性本体感觉传导通路

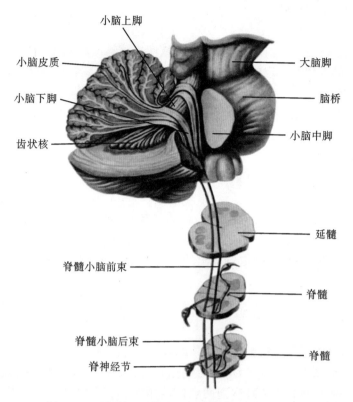

图 10 – 67　躯干和四肢非意识性本体感觉传导通路

小脑上脚

小脑皮质

小脑下脚

齿状核

大脑脚

脑桥

小脑中脚

延髓

脊髓小脑前束

脊髓

脊髓小脑后束

脊神经节

脊髓

第一级神经元胞体位于脊神经节内,其周围突随脊神经分布于躯干和四肢的肌、腱和关节等处的本体感受器及皮肤的精细触觉感受器,中枢突经脊神经后根进入脊髓后索上行。其中,来自第 5 胸节以下的纤维组成薄束,来自第 4 胸节以上的纤维组成楔束,两束上行至延髓,分别止于薄束核和楔束核。

第二级神经元胞体位于薄束核和楔束核,它们发出的纤维向前绕过中央灰质的腹侧左右交叉,称为内侧丘系交叉。交叉后的纤维在延髓中线两侧上行,称为内侧丘系,经脑桥和中脑止于背侧丘脑腹后外侧核。

第三级神经元胞体位于背侧丘脑腹后外侧核,其发出的纤维经内囊后肢投射到大脑皮质中央后回上 2/3 和中央旁小叶后部。

(二)躯干和四肢的痛觉、温度觉、粗触觉和压觉传导通路

躯干和四肢的痛觉、温度觉、粗触觉和压觉的传导通路又称为浅感觉传导通路(图 10 – 68),由三级神经元组成。

第一级神经元胞体位于脊神经节内,其周围突随脊神经分布于躯干、四肢皮肤内的痛觉、温度觉、粗触觉和压觉感受器,中枢突经脊神经后根进入脊髓,止于脊髓灰质后角。

第二级神经元胞体位于脊髓后角内,发出纤维上升 1 或 2 个脊髓节段后,经中央管前方交叉到对侧形成脊髓丘脑束,沿外侧索和前索上行,经延髓、脑桥和中脑止于背侧丘脑的腹后外侧核。

第三级神经元胞体位于背侧丘脑腹后外侧核,其发出纤维经内囊后肢投射到大脑皮质中央后回上 2/3 和中央旁小叶后部。

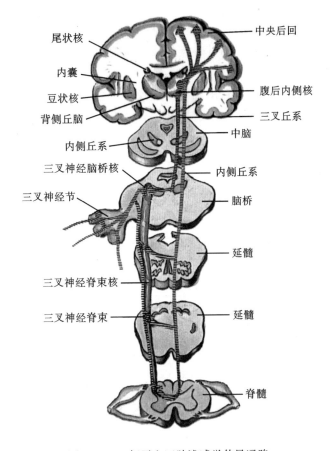

图 10-68 躯干和四肢浅感觉传导通路

（三）头面部的痛觉、温度觉和粗触觉传导通路

头面部的痛觉、温度觉和粗触觉传导通路（图 10-69）主要由三叉神经传入，传导头面部皮肤和黏膜的感觉冲动，该感觉传导通路由三级神经元组成。

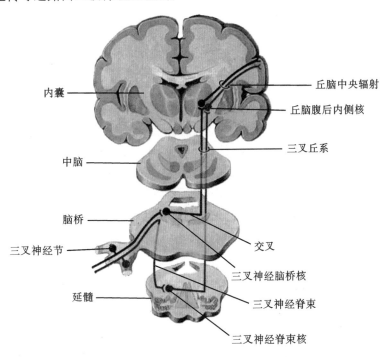

图 10-69 头面部的浅感觉传导通路

第一级神经元位于三叉神经节内,其周围突构成三叉神经感觉支,分布于头面部的皮肤和黏膜感受器,中枢突经三叉神经根进入脑桥,止于三叉神经感觉核群。

第二级神经元为三叉神经感觉核群,由其轴突组成纤维交叉至对侧形成三叉丘系,上行至背侧丘脑腹后内侧核。

第三级神经元为背侧丘脑腹后内侧核,由此核发出投射纤维,经内囊后肢上行至中央后回下 1/3 的皮质。

(四)视觉传导通路

视觉传导通路(图 10 - 70)由三级神经元组成。

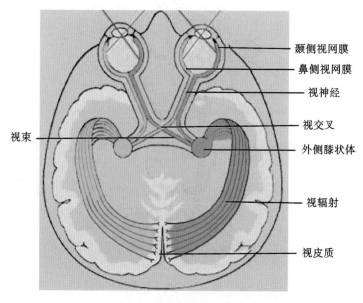

图 10 - 70　视觉传导通路

第一级神经元为视网膜内的双极细胞,其周围突与视锥细胞和视杆细胞形成突触,中枢突与节细胞形成突触。

第二级神经元为视网膜内的节细胞,其轴突在视神经盘处集聚成视神经,穿视神经管入颅腔,经视交叉后组成视束,绕过大脑脚终止于外侧膝状体。来自两眼视网膜鼻侧的纤维相互交叉,而来自两眼颞侧的纤维不交叉。因此,每侧视束内含有同侧眼视网膜的颞侧纤维和对侧眼视网膜的鼻侧纤维。

第三级神经元胞体位于外侧膝状体内,其发出的纤维组成视辐射,经内囊后肢投射到大脑皮质距状沟两侧的视觉中枢。

当眼球固定不动向前平视时,所能看到的空间范围称视野。视觉传导通路不同部位损伤,临床症状不同:①一侧视神经损伤,引起该眼全盲;②视交叉中间部(交叉纤维)损伤,如垂体瘤压迫,将造成双眼视野颞侧偏盲;③一侧视交叉外侧部(未交叉纤维)损伤,可引起患侧视野鼻侧偏盲;④一侧视束、外侧膝状体、视辐射或视觉中枢损伤,则引起双眼对侧半视野同向性偏盲(患侧眼视野鼻侧偏盲和健侧眼视野颞侧偏盲)。

二、运动传导通路

大脑皮质对躯体运动的调节是通过锥体系和锥体外系两部分传导通路来实现的。

(一)锥体系

锥体系主要管理骨骼肌的随意运动,由上、下两级神经元组成。上运动神经元是指位于大脑皮质的锥体细胞,胞体位于中央前回和中央旁小叶前部等处;下运动神经元是指脑神经运动核和脊髓前角运动神经元。锥体系分为皮质脊髓束和皮质核束。

1.皮质脊髓束

皮质脊髓束(图 10 - 71)由大脑皮质中央前回上 2/3 和中央旁小叶前部锥体细胞的轴突集聚而成,下行经内囊后肢、中脑的大脑脚、脑桥至延髓形成锥体,在锥体下部,大部分(75%~90%)纤维左、右交叉形成锥体交叉,交叉后的纤维形成皮质脊髓侧束沿对侧脊髓外侧索下降,沿途陆续终止于同侧脊髓前角运动神经元,支配躯干肌和四肢骨骼肌;小部分未交叉纤维形成皮质脊髓前束,并在脊髓胸节经白质前连合逐节交叉到对侧,终止于该侧的前角运动神经元,支配躯干肌,所以躯干肌是受双侧大脑皮质支配的。

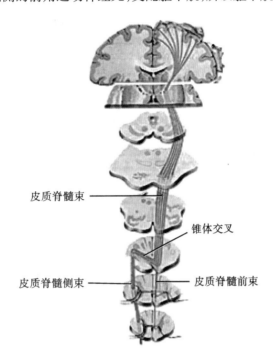

皮质脊髓束

锥体交叉

皮质脊髓侧束　　　皮质脊髓前束

图 10 - 71　椎体系皮质脊髓束

2.皮质核束

皮质核束(图 10 - 72)由中央前回下部大脑皮质的锥体细胞的轴突聚合组成,下行经内囊膝部至脑干,大部分纤维终止于双侧脑神经核(如动眼神经核、滑车神经核、三叉神经运动核、展神经核、面神经核上部、疑核和副神经核),再由这些脑神经核发出纤维支配眼球外肌、眼裂以上面肌、咀嚼肌、咽喉肌、胸锁乳突肌和斜方肌等;小部分纤维终止于对侧脑神经核(面神经核下部和舌下神经核),支配对侧眼裂以下的面肌和舌肌。一侧皮质核束损伤出现对侧眼裂以下面肌和舌肌瘫痪,表现为对侧鼻唇沟变浅或消失,口角歪向患侧,伸舌时舌尖偏向健侧。一侧面神经损伤则出现该侧面肌全部瘫痪,除表现为上述症状外,还有额纹消失、不能皱眉、不能闭眼。一侧舌下神经损伤则出现患侧舌肌全部瘫痪,伸舌时舌尖偏向患侧。

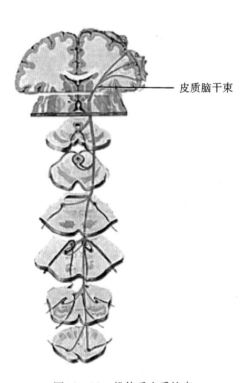

皮质脑干束

图 10 - 72　椎体系皮质核束

(二)锥体外系

锥体外系是指锥体系以外影响和控制躯体运动的传导通路。锥体外系的结构十分复杂,在种系的发生上较古老。随着大脑皮质和锥体系的发生、发展,锥体外系逐渐处于从属和协调锥体系完成运动功能的地位。锥体外系的主要功能是调节肌张力和肌群运动、维持和调整体态姿势与习惯性动作等。

考点提示：识记本体感觉,本体感觉传导通路及视觉传导通路的三级神经元。视觉传导通路的不同部位损伤,临床表现不同。

本章小结

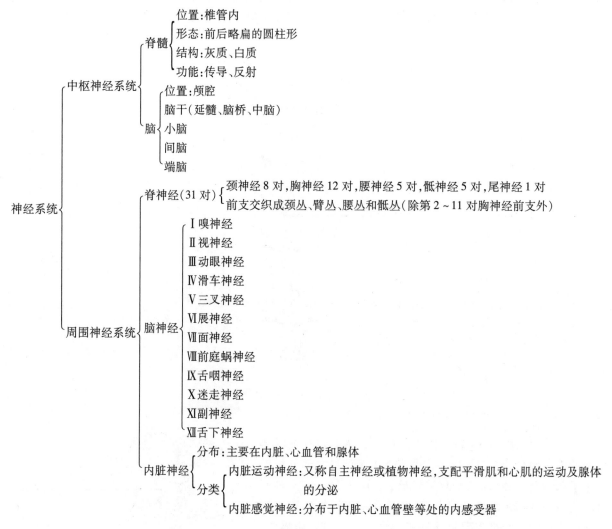

精选考题

1. 脊神经后根内含有(　　　)

　A. 特殊躯体感觉纤维　　　　B. 特殊内脏感觉纤维　　　　C. 躯体运动纤维

　D. 内脏运动纤维　　　　　　E. 躯体感觉和内脏感觉纤维

2. 关于脊神经前支的描述,正确的是(　　　)

　A. 脊神经前支具有明显节段性分布的特点

　B. 脊神经前支既分布于躯干前部,又分布于躯干背部

　C. 脊神经前支通过颈丛分布于上肢

　D. 脊神经前支通过臂丛分布于上肢

　E. 脊神经前支通过腰丛分布于上腹壁

3. 视觉反射的中枢是(　　　)

　A. 中脑上丘　　　　B. 中脑下丘　　　　C. 大脑距状沟两侧皮质　　　　D. 角膜　　　　E. 视网膜

4. 支配肱二头肌的神经是(　　　)

A.肌皮神经　　　　　　　　　B.尺神经　　　　　　　　C.腋神经

D.桡神经　　　　　　　　　　E.正中神经的分支

5.关于尺神经的描述,正确的是(　　　　)

A.尺神经发自臂丛外侧束

B.尺神经支配前臂所有屈肌

C.经肱骨下端尺神经沟下行进入前臂

D.尺神经损伤后不影响拇指的任何功能

E.肱骨外侧髁骨折时尺神经易受损

6.前臂屈肌群中受正中神经和尺神经双重支配的是(　　　　)

A.指浅屈肌　　　　　　　　　B.旋前圆肌　　　　　　　C.指深屈肌

D.尺侧腕屈肌　　　　　　　　E.拇长屈肌

7.关于正中神经的描述,正确的是(　　　　)

A.正中神经发自臂丛后束

B.正中神经发出分支支配前臂前群肌

C.正中神经发出分支支配除拇收肌以外的鱼际肌

D.正中神经损伤后影响小指功能,不能屈曲

E.正中神经损伤后可出现"爪形手"

8.关于腋神经的描述,正确的是(　　　　)

A.腋神经从臂丛后束发出,穿过三边孔到达肩胛区

B.腋神经从臂丛外侧束发出,穿过四边孔到达肩胛区

C.腋神经从臂丛后束发出,穿过四边孔到达肩胛区

D.腋神经不发出分支到小圆肌

E.腋神经支配三角肌和大圆肌

9.关于桡神经的描述,正确的是(　　　　)

A.桡神经从臂丛外侧束发出,下行穿桡神经沟至臂后区

B.桡神经从臂丛后束发出,穿四边孔到达臂后区

C.桡神经在肱三头肌深面穿桡神经沟下行至肘的前外侧

D.桡神经不支配肱桡肌

E.桡神经在臂后区不发出分支支配臂部伸肌群

10.关于胸神经前支的描述,正确的是(　　　　)

A.胸神经前支进入肋间隙形成12对肋间神经

B.胸神经前支神经纤维来自脊神经前根

C.胸神经前支支配肋间肌的运动神经

D.胸神经前支第1肋间神经的外侧皮支称为肋间臂神经

E.胸神经前支在胸、腹壁皮肤具有明显的节段性分布的特点

11.不属于腰丛分支的是(　　　　)

A.股外侧皮神经　　　　　　　B.髂腹下神经　　　　　　C.髂腹股沟神经

D.生殖股神经　　　　　　　　E.臀上神经

12.颈内动脉与椎-基底动脉的吻合支是(　　　　)

A.大脑前动脉　　　　　　　　B.大脑中动脉　　　　　　C.大脑后动脉

D.前交通动脉　　　　　　　　E.后交通动脉

13.供应枕叶的动脉是(　　　　)

A.大脑前动脉　　　　　　　　B.大脑中动脉　　　　　　C.大脑后动脉

D. 脉络丛前动脉   E. 后交通动脉

14. 供应中央旁小叶的动脉是(   )

     A. 大脑前动脉   B. 大脑中动脉   C. 大脑后动脉

     D. 脉络丛前动脉   E. 前交通动脉

15. 大脑半球深部的静脉最后注入(   )

     A. 大脑上静脉   B. 大脑中浅静脉   C. 大脑下静脉

     D. 大脑大静脉   E. 脉络丛静脉

参考答案

1. E   2. D   3. A   4. A   5. C   6. C   7. C   8. C   9. C   10. E   11. E   12. E   13. C   14. A   15. D

参考文献

［1］朱长庚.神经解剖学［M］.2 版.北京:人民卫生出版社,2009.

［2］柏树令,应大君.系统解剖学［M］.8 版.北京:人民卫生出版社,2013.

［3］赵同光,杨状来,张开泉,等.解剖学与组织胚胎学图谱［M］.北京:人民卫生出版社,1995.

［4］任晖,袁耀华.解剖学基础［M］.3 版.北京:人民卫生出版社,2017.

［5］杨状来,牟兆新.人体结构学［M］.2 版.北京:人民卫生出版社,2018.

［6］陈地龙,范真.人体解剖学［M］.北京:中国中医药出版社,2020.

［7］丁文龙,刘学政.系统解剖学［M］.9 版.北京:人民卫生出版社,2021.